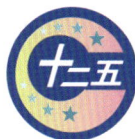

全国中医药行业高等教育"十二五"规划教材

全国高等中医药院校规划教材（第九版）

中医应用腧穴解剖学

（供中医学、中西医临床医学、针灸推拿学等专业用）

主　审　严振国（上海中医药大学）

主　编　邵水金（上海中医药大学）

副主编　张黎声（上海中医药大学）

　　　　李新华（湖南中医药大学）

　　　　孙红梅（北京中医药大学）

　　　　武煜明（云南中医学院）

　　　　罗亚非（贵阳中医学院）

　　　　梁明康（广西中医药大学）

　　　　赵学纲（山东中医药大学）

中国中医药出版社

·北　京·

图书在版编目（CIP）数据

中医应用腧穴解剖学/邵水金主编．—北京：中国中医药出版社，2014.5
全国中医药行业高等教育"十二五"规划教材
ISBN 978 - 7 - 5132 - 1872 - 6

Ⅰ.①中…　Ⅱ.①邵…　Ⅲ.①穴位 - 人体解剖学 - 中医学院 - 教材
Ⅳ.①R224.2

中国版本图书馆 CIP 数据核字（2014）第 060433 号

中 国 中 医 药 出 版 社 出 版
北京市朝阳区北三环东路 28 号易亨大厦 16 层
邮政编码　100013
传真　010 64405750
北京中艺彩印包装有限公司印刷
各地新华书店经销

*

开本 787×1092　1/16　印张 13.25　字数 287 千字
2014 年 5 月第 1 版　2014 年 5 月第 1 次印刷
书　号　ISBN 978 - 7 - 5132 - 1872 - 6

*

定价　45.00 元
网址　www.cptcm.com

社长热线　010 64405720
购书热线　010 64065415　010 64065413
书店网址　csln.net/qksd/
官方微博　http：//e.weibo.com/cptcm

全国中医药行业高等教育"十二五"规划教材
全国高等中医药院校规划教材（第九版）
专家指导委员会

李金田（甘肃中医学院院长　教授）

吴以岭（中国工程院院士）

吴咸中（天津中西医结合医院主任医师　中国工程院院士）

吴勉华（南京中医药大学校长　教授）

肖培根（中国医学科学院研究员　中国工程院院士）

陈可冀（中国中医科学院研究员　中国科学院院士）

陈立典（福建中医药大学校长　教授）

陈明人（江西中医药大学校长　教授）

范永升（浙江中医药大学校长　教授）

欧阳兵（山东中医药大学校长　教授）

周　然（山西中医学院院长　教授）

周永学（陕西中医学院院长　教授）

周仲瑛（南京中医药大学教授　国医大师）

郑玉玲（河南中医学院院长　教授）

胡之璧（上海中医药大学教授　中国工程院院士）

耿　直（新疆医科大学副校长　教授）

徐安龙（北京中医药大学校长　教授）

唐　农（广西中医药大学校长　教授）

梁繁荣（成都中医药大学校长　教授）

程莘农（中国中医科学院研究员　中国工程院院士）

谢建群（上海中医药大学常务副校长　教授）

路志正（中国中医科学院研究员　国医大师）

廖端芳（湖南中医药大学校长　教授）

颜德馨（上海铁路医院主任医师　国医大师）

秘 书 长　王　键（安徽中医药大学校长　教授）

洪　净（国家中医药管理局人事教育司巡视员）

王国辰（国家中医药管理局教材办公室主任

　　　　全国中医药高等教育学会教材建设研究会秘书长

　　　　中国中医药出版社社长）

办公室主任　周　杰（国家中医药管理局人事教育司综合处处长）

林超岱（国家中医药管理局教材办公室副主任

　　　　中国中医药出版社副社长）

李秀明（中国中医药出版社副社长）

办公室副主任　王淑珍（全国中医药高等教育学会教材建设研究会副秘书长

　　　　　中国中医药出版社教材编辑部主任）

裴　颢（中国中医药出版社教材编辑部副主任）

全国中医药行业高等教育"十二五"规划教材

全国高等中医药院校规划教材（第九版）

《中医应用腧穴解剖学》编委会

主　审　严振国（上海中医药大学）

主　编　邵水金（上海中医药大学）

副主编　张黎声（上海中医药大学）

李新华（湖南中医药大学）

孙红梅（北京中医药大学）

武煜明（云南中医学院）

罗亚非（贵阳中医学院）

梁明康（广西中医药大学）

赵学纲（山东中医药大学）

编　委　（以姓氏笔画为序）

王怀福（河北中医学院）

王海生（福建中医药大学）

牛晓军（山西中医学院）

申国明（安徽中医药大学）

刘建卫（天津中医药大学）

关建军（陕西中医学院）

许晓伍（广州中医药大学）

牟芳芳（上海中医药大学）

孙文善（复旦大学附属第五人民医院）

李良文（成都中医药大学）

汪永锋（甘肃中医学院）

张文光（福建中医药大学）

邰浩清（南京中医药大学）

国海东（上海中医药大学）

金春峰（辽宁中医药大学）

孟凡洁（长春中医药大学）

姜　俊（上海中医药大学）

袁瑶薇（黑龙江中医药大学）

高书亮（江西中医药大学）

唐柱生（云南中医学院）

徐玉英（河南中医学院）

徐国成（中国医科大学）

韩永明（湖北中医药大学）

储开博（山西中医学院）

前　言

全国中医药行业高等教育"十二五"规划教材是为贯彻落实《国家中长期教育改革和发展规划纲要（2010－2020年）》、《教育部关于"十二五"普通高等教育本科教材建设的若干意见》和《中医药事业发展"十二五"规划》，依据行业人才需求和全国各高等中医药院校教育教学改革新发展，在国家中医药管理局人事教育司的主持下，由国家中医药管理局教材办公室、全国中医药高等教育学会教材建设研究会在总结历版中医药行业教材特别是新世纪全国高等中医药院校规划教材建设经验的基础上，进行统一规划建设的。鉴于由中医药行业主管部门主持编写的全国高等中医药院校规划教材目前已出版八版，为便于了解其历史沿革，同时体现其系统性和传承性，故本套教材又可称"全国高等中医药院校规划教材（第九版）"。

本套教材坚持以育人为本，重视发挥教材在人才培养中的基础性作用，充分展现我国中医药教育、医疗、保健、科研、产业、文化等方面取得的新成就，以期成为符合教育规律和人才成长规律，并具有科学性、先进性、适用性的优秀教材。

本套教材具有以下主要特色：

1. 继续采用"政府指导，学会主办，院校联办，出版社协办"的运作机制

在规划、出版全国中医药行业高等教育"十五"、"十一五"规划教材时（原称"新世纪全国高等中医药院校规划教材"新一版、新二版，亦称第七版、第八版，均由中国中医药出版社出版），国家中医药管理局制定了"政府指导，学会主办，院校联办，出版社协办"的运作机制，经过两版教材的实践，证明该运作机制符合新时期教育部关于高等教育教材建设的精神，同时也是适应新形势下中医药人才培养需求的更高效的教材建设机制，符合中医药事业培养人才的需要。因此，本套教材仍然坚持这个运作机制并有所创新。

2. 整体规划，优化结构，强化特色

此次"十二五"教材建设工作对高等中医药教育3个层次多个专业的必修课程进行了全面规划。本套教材在"十五"、"十一五"优秀教材基础上，进一步优化教材结构，强化特色，重点建设主干基础课程、专业核心课程，加强实验实践类教材建设，推进数字化教材建设。本套教材数量上较第七版、第八版明显增加，专业门类上更加齐全，能完全满足教学需求。

3. 充分发挥高等中医药院校在教材建设中的主体作用

全国高等中医药院校既是教材使用单位，又是教材编写工作的承担单位。我们发出关于启动编写"全国中医药行业高等教育'十二五'规划教材"的通知后，各院校积极响应，教学名师、优秀学科带头人、一线优秀教师积极参加申报，凡被选中参编的教师都以积极热情、严肃认真、高度负责的态度完成了本套教材的编写任务。

4. 公开招标，专家评议，健全主编遴选制度

　　本套教材坚持公开招标、公平竞争、公正遴选主编原则。国家中医药管理局教材办公室和全国中医药高等教育学会教材建设研究会制订了主编遴选评分标准，经过专家评审委员会严格评议，遴选出一批教学名师、高水平专家承担本套教材的主编，同时实行主编负责制，为教材质量提供了可靠保证。

　　5. 继续发挥执业医师和职称考试的标杆作用

　　自我国实行中医、中西医结合执业医师准入制度以及全国中医药行业职称考试制度以来，第七版、第八版中医药行业规划教材一直作为考试的蓝本教材，在各种考试中发挥了权威标杆作用。作为国家中医药管理局统一规划实施的第九版行业规划教材，将继续在行业的各种考试中发挥其标杆性作用。

　　6. 分批进行，注重质量

　　为保证教材质量，本套教材采取分批启动方式。第一批于2011年4月启动中医学、中药学、针灸推拿学、中西医临床医学、护理学、针刀医学6个本科专业112种规划教材。2012年下半年启动其他专业的教材建设工作。

　　7. 锤炼精品，改革创新

　　本套教材着力提高教材质量，努力锤炼精品，在继承与发扬、传统与现代、理论与实践的结合上体现了中医药教材的特色；学科定位准确，理论阐述系统，概念表述规范，结构设计更为合理；教材的科学性、继承性、先进性、启发性及教学适应性较前八版有不同程度提高。同时紧密结合学科专业发展和教育教学改革，更新内容，丰富形式，不断完善，将学科、行业的新知识、新技术、新成果写入教材，形成"十二五"期间反映时代特点、与时俱进的教材体系，确保优质教育资源进课堂，为提高中医药高等教育本科教学质量和人才培养质量提供有力保障。同时，注重教材内容在传授知识的同时，传授获取知识和创造知识的方法。

　　综上所述，本套教材由国家中医药管理局宏观指导，全国中医药高等教育学会教材建设研究会倾力主办，全国各高等中医药院校高水平专家联合编写，中国中医药出版社积极协办，整个运作机制协调有序，环环紧扣，为整套教材质量的提高提供了保障机制，必将成为"十二五"期间全国高等中医药教育的主流教材，成为提高中医药高等教育教学质量和人才培养质量最权威的教材体系。

　　本套教材在继承的基础上进行了改革与创新，但在探索的过程中，难免有不足之处，敬请各教学单位、教学人员以及广大学生在使用中发现问题及时提出，以便在重印或再版时予以修正，使教材质量不断提升。

国家中医药管理局教材办公室

全国中医药高等教育学会教材建设研究会

中国中医药出版社

编写说明

《中医应用腧穴解剖学》是全国中医药行业高等教育"十二五"规划教材和全国高等中医药院校规划教材。本书是以严振国终身教授主编的《中医应用腧穴解剖学》（上海研究生教育用书，上海中医药大学出版社，2001年）为蓝本进行重新编写而成的，为上海中医药大学严振国名师工作室研究项目，供全国高等中医药院校中医学、中西医临床医学、针灸推拿学等专业本科生和研究生使用。

《中医应用腧穴解剖学》是研究腧穴的层次结构、毗邻结构以及针刺意外与预防的一门学科，是基础医学与临床医学之间的一门桥梁课程。该课程是腧穴学与局部解剖学相结合的跨学科课程，是科研成果向教学转化的成功范例，也是中西医结合领域中西医学与中医学相融合的创新性课程。本教材遵照"三基""五性"和"三特定"的教材编写原则，贯穿以学生为中心的编写理念，满足中医药高等教育事业发展和人才培养目标。在编写思路上，保持了本学科知识的系统性和完整性，体现了基础教材的科学性和先进性。在编写过程中，力求做到语句精练、层次分明、重点突出、通俗易懂，注意体现中医特色，密切联系针灸临床，具有广泛的实际应用价值。

本书分为绪论、头部、颈部、胸腹部、项背腰骶部、上肢、下肢，以及附篇。绪论包括课程的性质和任务、课程的发展历程、腧穴的解剖组织结构等内容；其余各章包括局部应用解剖和腧穴解剖结构等内容。全书约25万字，插图141幅，其中大部为彩色插图，做到了图文并茂。教材选取了151个临床常用腧穴，内容包括所属经脉、体表定位、操作方法、临床主治、进针层次、毗邻结构、针刺意外与预防，其中129幅腧穴断面解剖彩图均来源于《经穴断面解剖图解》（头颈胸部，腹盆部，上肢部分，下肢部分，共计四本；严振国主编，上海科学技术出版社出版，2002年）。学习目的在于通过全面掌握腧穴解剖结构，为后续临床课程奠定良好的基础，为提高临床针灸疗效和避免针刺意外事故提供保障。

本书由全国24所中医药院校的专家共同编写而成的。在编写过程中，得到了中国中医药出版社的大力支持，得到了全国各兄弟院校同道的热情帮助，得到了上海中医药大学严振国终身教授的细心审阅，在此一并表示真诚的谢意！由于我们的水平有限，不足之处在所难免，希望在使用过程中能得到广大师生和读者的批评指正，以便今后进一步修订和完善。

《中医应用腧穴解剖学》编委会

2014年1月

目　　录

绪　　论

　　针灸学是中医学中的一个重要组成部分，针灸治病通过刺激腧穴来疏通经络、调和气血，从而发挥其防治疾病的作用。尽管针灸疗法本身是安全的，但如果医生掌握不当，针刺某些腧穴也可能发生意外事故，轻者可能造成患者一时痛苦，重者则可能导致脏器严重损伤，甚至死亡。针对中医针灸临床发展的需要，以严振国教授为首的研究团队开展了大量的基础研究，并编写了系列教材，在国内率先开设了腧穴解剖学课程的教学。该课程是腧穴学与局部解剖学相结合的跨学科课程，是科研成果向教学转化的成功范例，也是中西医结合领域中西医学与中医学相融合的创新性课程。

一、课程的性质和任务

　　中医应用腧穴解剖学是研究腧穴的层次结构、毗邻结构以及针刺意外与预防的一门学科。该课程是高等中医药院校中医学、中西医临床医学、针灸推拿学等专业的本科生、七年制学生和研究生的专业基础课，是基础医学与临床医学之间的一门桥梁课程。学习目的在于掌握腧穴的体表定位、操作方法、临床主治、进针层次、毗邻结构、针刺意外与预防等内容，为后续临床实践奠定良好的形态学知识基础，为提高临床针刺疗效和避免针刺意外事故发生提供保障。

二、课程的发展历程

　　1975 年开始，以上海中医学院人体解剖学教研室严振国教授为首的研究团队对全身十四经 361 个经穴及 78 个经外奇穴进行了系列研究。在尸体上标经定穴，然后低温冰冻，再经过穴位做多种断面切割，以反映多种角度、深度、范围下所涉及的解剖层次结构。通过对穴位断面解剖结构的观察与分析，在不破坏断面层次结构的情况下，辨明针刺方向、角度和深度与解剖结构的关系，研究结果经整理后被编写成了第一本教学讲义《应用解剖与穴位层次结构》，首次于 1978 年、1981 年分别面向本科生、研究生开设了该课程的教学。

　　随着穴位形态研究的全面深入，研究成果进一步得到升华，于 1983 年、1986 年、1990 年、2002 年先后出版了《经穴断面解剖图解》（上肢部分、下肢部分、头颈胸部和腹盆部 4 本）等多本专著，并于 1980 年创建了上海中医学院"经穴断面解剖陈列室"。该陈列室先后接待了大量国内外学者与访问团体，得到了专家们的一致好评。其后受卫生部委托，于 1987 年举办了"全国经穴解剖高师班"，面向全国中医药院校推广该课程的教学，来自全国中医药院校的 17 名学员参与了长达半年的进修学习，在国内外产生了较大的影响。由此，南京中医药大学、北京中医药大学、黑龙江中医药大学、辽宁中医药大学、天津中医药大学、安徽中医药大学、湖南中医药大学、贵州中医学院、云南中医学院等陆续开设了本课程的教学。

1990 年，上海中医学院等多所中医药院校的教师共同编写的《常用穴位解剖基础》正式出版，成为本科生和研究生的教材。该教材基本反映了穴位解剖的新成果，科学性和实用性突出，体现出中西医结合、临床与基础医学相结合的特点；内容丰富、翔实，密切联系临床，图文并茂，具有广泛的实用价值，在教学过程中得到了学生和教师的肯定，教学效果良好。至此，"腧穴解剖学"课程初步建成。

2001 年，上海研究生教育用书《中医应用腧穴解剖学》出版，成为研究生教学的正式教材。2001 年，上海普通高校"九五"重点教材《常用穴位解剖多媒体》（光盘）出版，成为该课程的教学光盘。2005 年，全国高等中医药院校教材《中医应用腧穴解剖学》出版。2013 年，全国普通高等教育中医药类精编教材和普通高等教育"十一五"国家级规划教材《腧穴解剖学》出版。

2003 年，"经穴解剖实验室"首次经国家中医药管理局批准成为中医药科研三级实验室，多年来一直承担大量经穴解剖课题的研究，为本课程的教学提供了良好的科学研究平台，在本课程的教学中发挥了引领作用。

2005 年，上海中医药大学成立和启动了"严振国名师工作室"，传承人及其成员通过开展名师传承研究工程的研究工作，整理和研究了名师的学术思想和教学经验，继承和弘扬了名师的学术观点和教学方法，培养和造就了一支优秀的腧穴解剖学课程教学团队。

2008 年，上海中医药大学启动了"经穴断面解剖陈列室"的改扩建工作，并更名为"人体与经穴解剖标本陈列馆"。通过建设，逐步将其建成一个设施完备、功能齐全、具有较高中西医现代科技含量的腧穴解剖学教学、科研和实验展示基地，于 2010 年 7 月面向全校师生开放。

2011 年，腧穴解剖学已建设成为上海中医药大学精品课程，同年还立项为上海市教委重点课程建设项目。2012 年，腧穴解剖学已成为上海市精品课程的建设项目。该课程网上资源由课程介绍、师资队伍、申请表、教学研究、课程资源、实践教学、师生互动、名师工作室、陈列馆、三级实验室十大模块组成，教学课件、教学大纲、教学日历、课程教案、解剖图片、复习思考题、授课录像、教学光盘、教学录像等资源均可通过网络上网查阅，为学生学习本课程提供了良好的网络教学平台。

上海中医药大学还重视腧穴解剖学课程的示范和辐射效应，2001 年起在香港浸会大学中医药学院每年开课，2003 年起面向日本、韩国短期留学生每年开课，2008 年起在日本滋庆学园面向研究生开课，为中医走向世界和传播中医作出了贡献。

三、腧穴的解剖组织结构

当针刺操作时，进针由浅入深多穿过皮肤、皮下组织、深筋膜和肌肉等层次结构，在皮下至肌肉中还布有大量血管、淋巴管、神经及神经末梢等结构。

（一）皮肤

皮肤被覆于身体表面，在口、鼻、肛门、尿道口及阴道口等处，皮肤移行于体内管腔黏膜。皮肤约占体重的8%，面积为1.2~2m²，新生儿约为0.21m²，是人体面积最大的器官。皮肤的厚度因个体、性别、年龄和部位不同而有所不同。据初步测定，我国男性皮肤厚度（不包括皮下组织）通常为0.4~5mm。枕项部、背肩部和臀部皮肤都较厚，约为2.2mm；臂内侧皮肤较薄，约为0.5mm；在四肢通常是外侧较厚，内侧较薄；掌、跖部皮肤最厚。皮肤由表皮和真皮构成，具有屏障、保护、调节体温及感觉功能。此外，还有由表皮演化而成的附属器，如毛发、皮脂腺、汗腺和指（趾）甲等。

1. 表皮 位于皮肤浅层，由角化的复层扁平上皮构成。其厚度随身体的部位而异，表皮的厚度一般为0.07~0.12mm；在手掌、足跟最厚，为0.3~1.5mm。表皮由深至浅可分为基底层、棘层、颗粒层、透明层和角质层5层（图0-1）。

（1）基底层：位于表皮最深层，是一层低柱状或立方形细胞，称基底细胞。基底细胞具有活跃的分裂增殖能力，新生细胞向浅层迁移，分化成表皮其余几层的细胞。

（2）棘层：位于基底层上方，由4~10层多边形细胞组成。胞体较大，胞体向四周伸出许多细小的短棘，故称为棘细胞。

（3）颗粒层：位于棘层上方，由3~5层梭形细胞组成。胞质内含有许多透明角质颗粒，细胞核和细胞器已退化。

（4）透明层：位于颗粒层上方，由2~3层扁平细胞组成。细胞呈透明均质状，细胞界限不清，细胞核和细胞器已消失。

（5）角质层：为表皮的表层，由多层扁平的角化细胞组成。这些细胞是完全角化的死细胞，无细胞核和细胞器，胞质内充满角质蛋白。此层比较坚韧，对水、微生物、物理因素和酸碱等均有一定的防护作用。靠近表面的角化细胞之间连接松散，细胞常呈片脱落成为皮屑。

2. 真皮 位于表皮下面，由胶原纤维、网状纤维、弹性纤维、细胞和基质构成，一般厚度为1~2mm。若真皮中弹性纤维和胶原纤维退化，真皮致密度和弹性就减弱，面部表皮的舒展性和平整性也相应减退，从而出现面部皱纹。真皮上面与表皮牢固相连，深面与皮下组织相接，可分为乳头层和网织层。

（1）乳头层：是与表皮相连的薄层结缔组织，向表皮底部突出，形成许多乳头状的凸起，称为真皮乳头。它使连接面增大，连接紧密，利于表皮从真皮的血管获得营养。乳头层毛细血管丰富，有许多游离神经末梢，在手指等触觉灵敏的部位常有触觉小体。

（2）网织层：在乳头层下方，较厚，为真皮的主要部分，与乳头层无明显的分界。网织层由致密结缔组织组成，胶原纤维粗大，交织成网，还有许多弹性纤维，使皮肤有较大的韧性和弹性。此层有许多血管、淋巴管和神经，毛囊、皮脂腺和汗腺也多在此层，还可见环层小体。

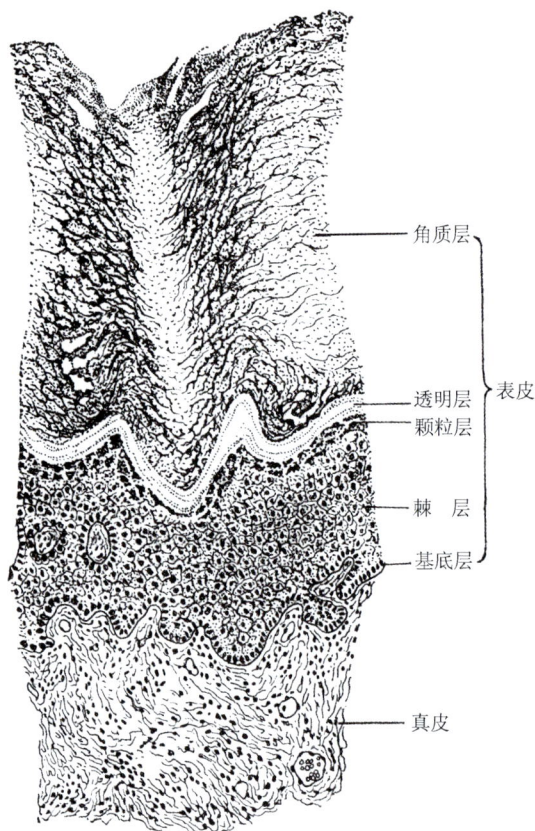

图 0 - 1　手掌皮肤结构

（二）皮下组织

皮下组织即浅筋膜，由疏松结缔组织和脂肪组织组成，内有浅静脉、浅动脉、皮神经、淋巴管等结构。皮下组织将皮肤与深部的组织连接在一起，使皮肤有一定的可动性。皮下组织的厚度因个体、性别、年龄、部位以及营养状况不同有较大的差别。血管、淋巴管和神经通过皮下组织分布到皮肤，皮肤的毛囊和汗腺也常延伸到此层组织中。人体某些部位皮下组织内缺乏脂肪，如眼睑、耳郭。某些部位的皮下组织分浅、深两层：浅层含脂肪较多；深层呈膜状，一般不含脂肪而含有较多弹性组织，如下腹部、阴茎和会阴部。皮下组织有维持体温和保护深部结构的作用。临床皮下注射，即将药液注入此层内。

1. 疏松结缔组织　又称蜂窝组织，它广泛分布于人体器官、组织和细胞之间，具有连接、营养、防御、保护、修复等作用。疏松结缔组织由细胞、纤维和基质等成分构成，其特点是细胞和纤维的含量较少，排列稀疏，而基质的含量较多（图 0 - 2）。

2. 脂肪组织　主要由大量密集的脂肪细胞构成，被少量的疏松结缔组织分隔成许多脂肪小叶（图 0 - 3）。其主要分布于皮下、肾周围、网膜、系膜和黄骨髓等处，具有贮存脂肪、支持、保护、缓冲机械压力、维持体温和参与脂肪代谢等功能。

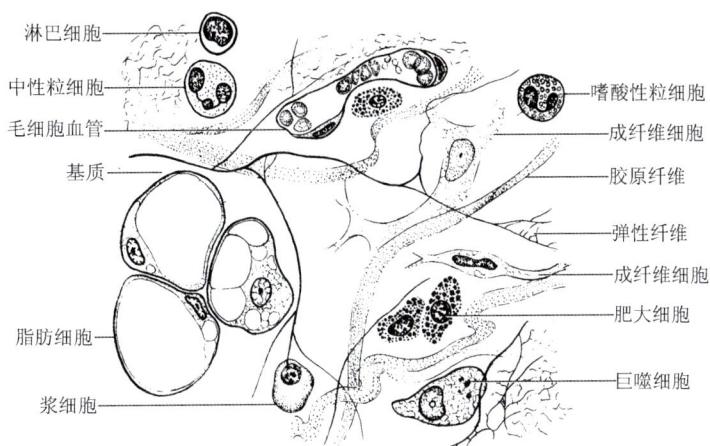

淋巴细胞
中性粒细胞
毛细胞血管
基质
脂肪细胞
浆细胞

嗜酸性粒细胞
成纤维细胞
胶原纤维
弹性纤维
成纤维细胞
肥大细胞
巨噬细胞

图 0 - 2　疏松结缔组织

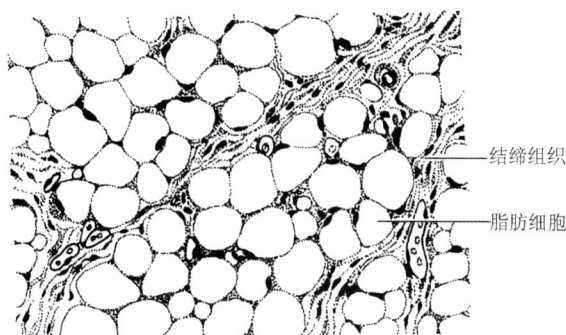

结缔组织
脂肪细胞

图 0 - 3　脂肪组织

（三）深筋膜

　　深筋膜又称固有筋膜，位于浅筋膜深面，由致密结缔组织构成，包被体壁、四肢肌和血管神经等。深筋膜与肌的关系非常密切，随肌的分层而分层。在四肢，深筋膜伸入肌群之间，并附着于骨面，构成肌间隔（图 0 - 4），将功能、发育过程和神经支配不同的肌群分隔开来，与包绕肌群的深筋膜共同构成筋膜鞘而保证其单独活动，这在临床上有很大意义。当一块肌肉由于炎症、水肿等原因肿胀时，由于筋膜限制了其体积膨胀，可出现疼痛。此外，深筋膜还包绕血管、神经形成血管神经鞘，包裹腺体形成腺体的被膜，在某些部位增厚形成韧带。

　　深筋膜的作用是多方面的：能减少肌间摩擦，保证每块肌或肌群能够单独进行运动；在腕部和踝部，深筋膜显著增厚，形成支持带，对深面的肌腱起支持和约束作用；可作为部分肌的附着点，以扩大肌的附着面积；血管、神经在深筋膜形成的筋膜鞘内走行，有利于血管扩张。在病理状态下，深筋膜有限制炎性分泌物扩散流动的作用，熟知深筋膜配布状况，还可推测炎性分泌物扩展蔓延的方向。

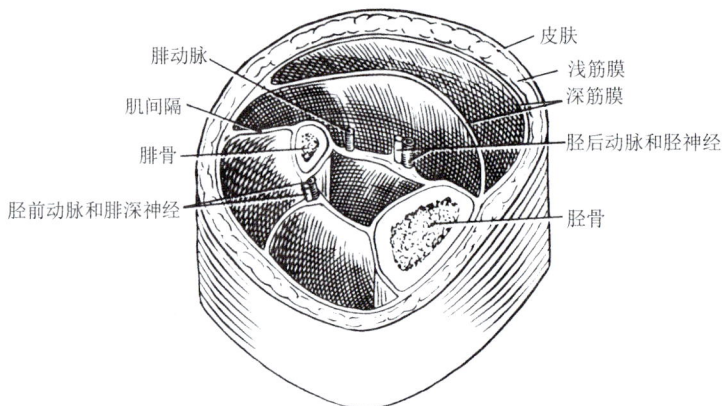

图 0 – 4　小腿中部横切面（示筋膜）

（四）骨骼肌

骨骼肌分布于头颈、躯干和四肢，绝大多数借肌腱附着于骨骼上，在神经系统的支配下，骨骼肌的收缩，牵引骨产生运动。人体骨骼肌共有 600 多块，分布广，约占体重的 40%。每块骨骼肌不论大小如何，都具有一定的形态、结构、位置和辅助装置，并有丰富的血管和淋巴管分布，受特定的神经支配，因此，每块骨骼肌都可看做是一个器官。骨骼肌有两种作用：一种是静力作用，骨骼肌具有一定的张力，使身体各部之间保持一定姿势，取得相对平衡，如站立、坐位和体操中的静止动作；另一种是动力作用，骨骼肌具有一定的收缩力，使身体完成各种动作，如伸手取物、行走和跑跳等。

1. 骨骼肌的构造　每块骨骼肌都由肌腹和肌腱两部分构成。

（1）肌腹：主要由大量的肌纤维（即肌细胞）构成，色红而柔软，有收缩能力。肌细胞呈细长圆柱状，长 $1 \sim 40\,mm$，直径 $10 \sim 100\,\mu m$。每个肌细胞内含有几十个甚至几百个细胞核，核呈扁椭圆形，位于肌膜下方。肌质内含许多与肌纤维长轴平行排列的肌原纤维，呈细丝状，直径 $1 \sim 2\,\mu m$。每条肌原纤维都有明暗相间的带，每条肌原纤维的明带和暗带都准确地排列在同一平面，因此肌纤维呈现出规则的明暗交替的周期性横纹（图 0 –5）。

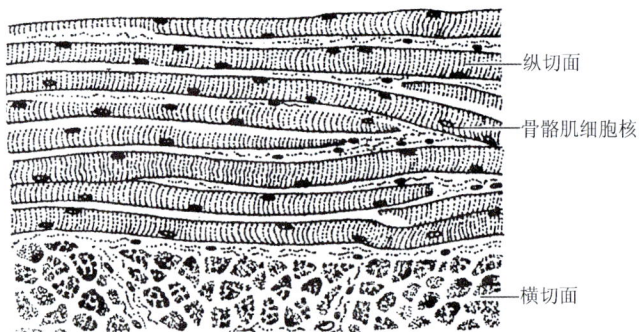

图 0 – 5　骨骼肌纤维（纵、横切面）

肌腹的外面被薄层结缔组织膜构成的肌外膜包裹。由肌外膜发出若干纤维隔进入肌内将其分割成较小的肌束，包被肌束的结缔组织膜称为肌束膜。在肌束内，每条肌纤维周围还有一层薄的结缔组织膜，称为肌内膜。肌的血管和神经均沿着这些结缔组织深入肌内。骨骼肌可有红肌与白肌之分：红肌大都由红肌纤维组成，较细小，收缩较慢，但作用持久；白肌主要由白肌纤维组成，较宽大，收缩较快，能迅速完成特定的动作，但作用不持久。每块肌大都含有这两种纤维。一般来说，保持身体姿势的骨骼肌，含红肌纤维多；快速完成动作的骨骼肌，含白肌纤维较多。

（2）肌腱：主要由腱纤维构成，为平行致密的胶原纤维束，色白而坚韧，但无收缩能力，大都位于肌腹的两端，能抵抗很大的牵引力，其抗拉力强度是肌腹的 112 ~ 233 倍。肌腹借肌腱附着于骨面。长肌的肌腹呈梭形，两端的肌腱较细小，呈条索状。有的肌腱在两个肌腹之间，称为中间腱，这种肌称为二腹肌。有的肌有数个腱，将肌腹分割成多个肌腹，这种腱称为腱划，如腹直肌。阔肌的肌腹和肌腱均呈薄片状，其肌腱称为腱膜，如腹外斜肌腱膜。位于肌的中心，呈板状的腱膜，称为中心腱。当骨骼肌受到突然暴力时，通常肌腱不致断裂而肌腹可能断裂，或肌腹与肌腱结合处或是肌腱附着处被拉开。

2. 骨骼肌的形态 骨骼肌的形态多种多样，可概括地分为长肌、短肌、阔肌和轮匝肌 4 种（图 0-6）。

（1）长肌：通常与肌的长轴平行，多呈梭形或条带状，多见于四肢，收缩时肌显著缩短而引起大幅度的运动。有的长肌有 2 个以上的起始头，然后聚成一个肌腹，依其头数被称为二头肌、三头肌或四头肌。

（2）短肌：小而短，多分布于躯干的深层，且具有明显的节段性，收缩时运动幅度较小。

（3）阔肌：扁而薄，多分布于胸、腹、盆壁，收缩时除运动躯干外，还对内脏起保护和支持作用。

（4）轮匝肌：多呈环形，位于孔裂的周围，收缩时使孔裂变小或关闭。

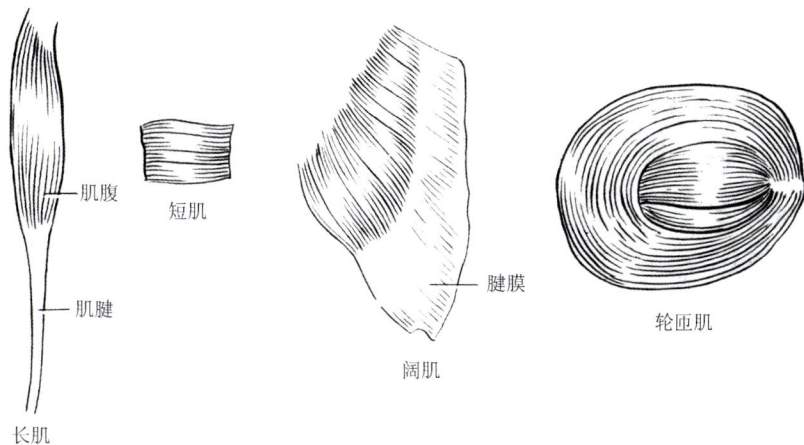

图 0-6 骨骼肌的形态

3. 骨骼肌的起止点 骨骼肌一般以两端附着于两块或两块以上的骨面上，中间跨过一个或几个关节。当肌收缩时，牵动骨骼，产生运动。骨骼肌收缩时，通常一骨的位置相对固定，另一骨的位置相对移动。通常把骨骼肌在固定骨上的附着点称为起点或定点，在移动骨上的附着点称为止点或动点。一般接近身体正中矢状面或四肢部近侧端的附着点是起点，反之是止点。但起点和止点是相对的，在一定条件下，两者可以互换，即当移动骨被固定时，在骨骼肌的收缩牵引下，固定骨则变成移动骨，如此，原来的止点变成了起点，而起点则变成了止点。

（五）血管和淋巴管

人体的血管和淋巴管都是循环系统的组成部分。循环系统是一套密闭而连续的管道系统，包括心血管系统和淋巴系统。心血管系统包括心、动脉、毛细血管和静脉。淋巴系统由淋巴管道、淋巴器官和淋巴组织组成。淋巴管道包括毛细淋巴管、淋巴管、淋巴干和淋巴导管。针刺过程中多涉及动脉、静脉、毛细血管、毛细淋巴管、淋巴管，除毛细血管和毛细淋巴管外，管壁从腔面向外依次分为内膜、中膜和外膜三层。

1. 动脉 根据管径大小和管壁结构的不同，将动脉分为大、中、小、微4级，它们之间没有明显的分界线，其中以中膜的变化最大。

（1）大动脉：包括主动脉、头臂干、颈总动脉、锁骨下动脉和髂总动脉等。主要特征是中膜最厚，由40~70层弹性膜组成，故又称弹性动脉，弹性膜之间有环形平滑肌、少量胶原纤维和大量弹性纤维（图0-7）。

（2）中动脉：除大动脉以外，凡在解剖学中有名称的动脉大多属中动脉。主要特征是中膜比较厚，由10~40层环形平滑肌组成，故又称肌性动脉，平滑肌之间有一些弹性纤维和胶原纤维。在内膜与中膜之间，以及中膜与外膜之间，分别有内弹性膜和外弹性膜（图0-8）。

（3）小动脉：管径在0.3~1mm之间的动脉称为小动脉，结构与中动脉相似，也属肌性动脉。内弹性膜明显，中膜有几层环形平滑肌，外弹性膜不明显。

（4）微动脉：管径在0.3mm以下的动脉称为微动脉。内膜无弹性膜，中膜有1~2层环形平滑肌，外膜较薄。

2. 静脉 与伴行的动脉相比，其特点是：①数量较动脉多，管壁薄，弹性较小，管腔大，在切片中常呈塌陷状；②根据管径和管壁结构的不同，亦可分大、中、小、微4级，管壁三层结构不如动脉明显，平滑肌和弹性纤维不如动脉丰富，结缔组织成分较多；③管壁内有静脉瓣（图0-9），四肢较多，尤以下肢最多，可防止血液逆流，保证血液向心流动；④可分浅、深静脉，浅静脉位于皮下，注入深静脉，深静脉一般与同名动脉伴行。

3. 毛细血管 是血液与组织之间进行物质交换的主要场所，其分布广泛，并相互吻合成网。管壁薄，由一层内皮细胞和基膜组成；管径小，一般为6~8μm，血窦可达40μm。根据毛细血管的超微结构特点，可将其分为以下三种（图0-10）。

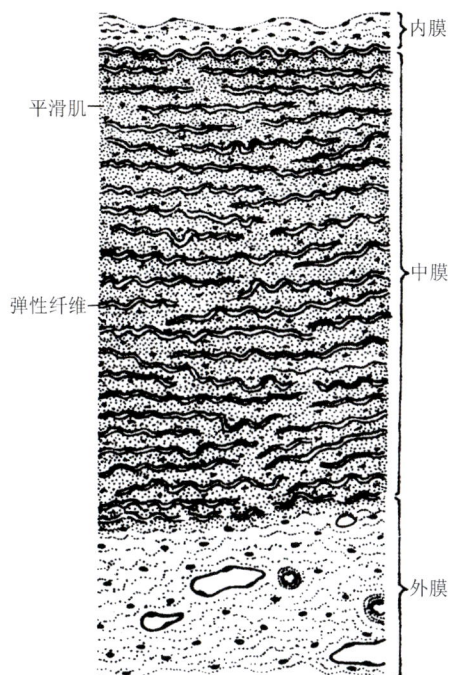

图 0 – 7 大动脉的组织结构

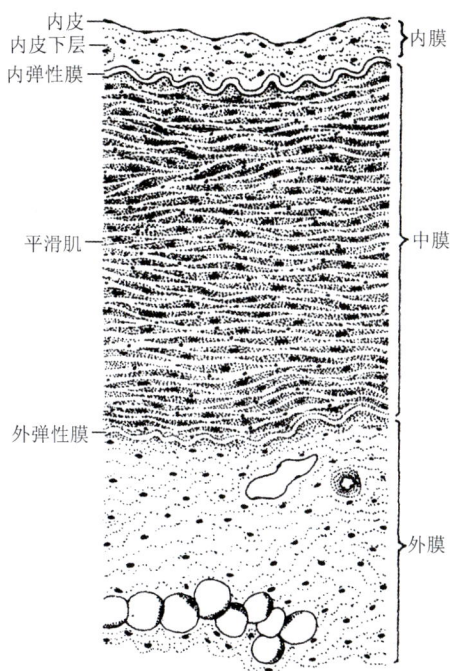

图 0 – 8 中动脉的组织结构

（1）连续毛细血管：内皮细胞较薄，胞质内有大量吞饮小泡，相邻内皮细胞间有连接复合体，基膜完整。主要分布于结缔组织、肌组织、肺、脑和脊髓等处。

（2）有孔毛细血管：内皮细胞很薄，有许多贯通细胞的小孔，小孔上或有隔膜封闭，其通透性较大。主要分布于胃肠黏膜、一些内分泌腺和肾血管球等处。

（3）血窦：又称窦状毛细血管，腔大，壁薄，形态不规则，内皮细胞之间的间隙较大，通透性大。主要分布在肝、脾、红骨髓和一些内分泌腺等处。

4. 毛细淋巴管 是淋巴管道的起始段，以膨大的盲端起于组织间隙，彼此吻合成网。分布广泛，除脑、脊髓、上皮、角膜、晶状体、牙釉质和软骨以外，遍布全身各部。管壁薄，由单层内皮细胞构成，无基膜和周细胞，内皮细胞之间多呈叠瓦状邻接，细胞间有

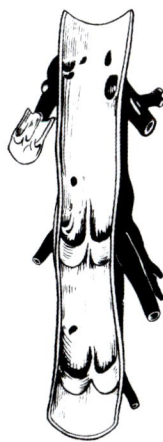

图 0 – 9 静脉瓣

$0.5\mu m$ 左右的间隙。因此，毛细淋巴管具有比毛细血管更大的通透性，一些不易透过毛细血管壁的大分子物质，如蛋白质、异物、细菌、癌细胞等较易进入毛细淋巴管。一般毛细淋巴管管径较毛细血管大，为 $0.01 \sim 0.2mm$，并可随功能状态和年龄而变化，小儿或淋巴管生成活跃时其管径增加。

5. 淋巴管 由毛细淋巴管汇合而成。管壁三层结构近似小静脉，具有大量向心方向的瓣膜，可防止淋巴逆流，瓣膜附近管腔略扩长呈窦状，使充盈的淋巴管外观呈串珠

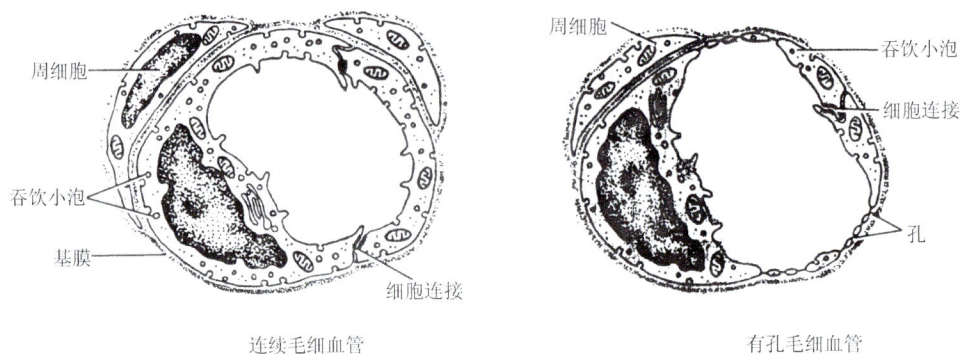

连续毛细血管　　　　　　　　　　　　　　有孔毛细血管

图 0 - 10　毛细血管结构模式图

状。当淋巴管道局部阻塞时，其远侧的管腔扩大使瓣膜关闭不全，也可造成淋巴的逆流。根据淋巴管所在位置的不同，可分为浅、深两种。浅淋巴管行于皮下组织中，多与浅静脉伴行；深淋巴管与深部血管伴行。浅、深淋巴管之间存在广泛的交通吻合支。由于淋巴回流速度缓慢，仅为静脉流速的 1/10，因此，浅、深淋巴管的数量及其瓣膜数目可为静脉的数倍，从而维持了淋巴的正常回流。

（六）神经和神经末梢

神经是由许多神经纤维集合在一起构成的。神经纤维由神经元的轴突或长突起以及包绕在其外表的神经胶质细胞构成。包裹在神经外面的结缔组织称为神经外膜。外膜的结缔组织伸入神经内把神经分隔成大小不等的神经束，包裹在神经束外面的结缔组织称为神经束膜。神经束膜的结缔组织伸入束内包绕每条神经纤维，称为神经内膜。神经内血液供应丰富，外膜的血管发出分支进入束膜，进而在内膜形成毛细血管网，并含有淋巴管。

神经遍布体内各种器官和组织中，多数神经同时含有感觉神经纤维、运动神经纤维和自主神经纤维。神经纤维的终末部分是神经末梢，终止于体内各组织或器官内。按其功能可分为感觉神经末梢和运动神经末梢两大类。

1. 感觉神经末梢　又称感受器。由感觉神经元周围突的终末部分形成，能接受体内、外环境的各种刺激，并转变为神经冲动，传向中枢，产生感觉。分布于皮肤、内脏和肌等处。常见的感觉神经末梢有游离神经末梢、触觉小体、环层小体和肌梭等（图 0 - 11）。游离神经末梢感受冷、热、疼痛和轻触觉刺激，广泛分布于表皮、角膜、浆膜、骨膜、血管外膜等处；触觉小体感受触觉，分布于皮肤真皮乳头层，多见于口唇和指尖等处；环层小体感受压觉和振动觉，广泛分布于皮下组织、腹膜、系膜、韧带和关节囊等处；肌梭位于骨骼肌内，属本体感受器，主要感受肌纤维的伸缩状态，在调控骨骼肌的活动中起重要作用。

2. 运动神经末梢　是指运动神经元轴突末梢在肌组织和腺体上的终末结构，支配肌纤维的收缩和调节腺体的分泌，又称效应器。运动神经末梢又分躯体运动神经末梢和内脏运动神经末梢两大类。躯体运动神经末梢呈葡萄样附于骨骼肌纤维的表面，形成椭

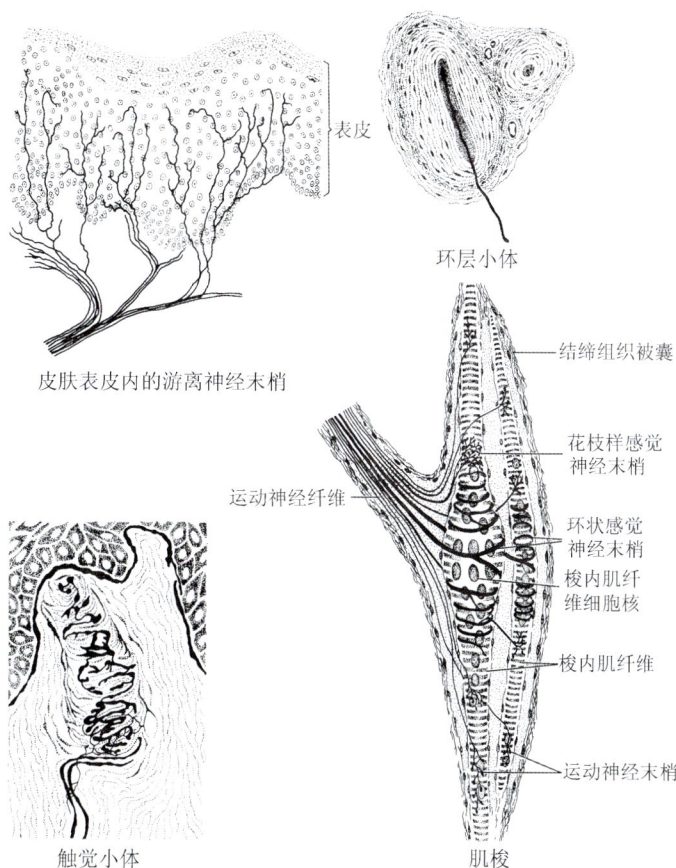

表皮

皮肤表皮内的游离神经末梢

环层小体

结缔组织被囊

花枝样感觉
神经末梢

运动神经纤维

环状感觉
神经末梢

梭内肌纤
维细胞核

梭内肌纤维

运动神经末梢

触觉小体

肌梭

图 0 - 11　各种感觉神经末梢

圆形板状隆起，称为运动终板（图 0 - 12）。一个运动神经元支配多条骨骼肌纤维，而一条骨骼肌纤维通常只接受一个轴突分支的支配。一个运动神经元及其所支配的全部骨骼肌纤维合称为一个运动单位。内脏运动神经末梢分布于内脏及血管壁的平滑肌、心肌和腺体等处，轴突终末分支呈串珠状膨大，与肌纤维或腺细胞等表面接触，建立突触连接。

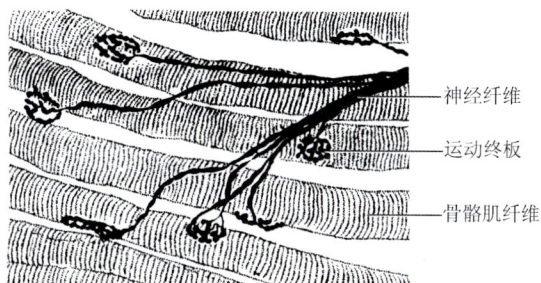

神经纤维

运动终板

骨骼肌纤维

图 0 - 12　运动终板

第一章　头　　部

第一节　局部应用解剖

头部由颅部和面部组成，以下颌骨下缘、下颌角、乳突尖端、上项线和枕外隆凸的连线与颈部分界。

一、颅部

颅部为眶上缘、颧弓上缘、外耳门上缘和乳突的连线以上的部分。这里主要介绍额顶枕区和颞区。

（一）额顶枕区

额顶枕区的前界为眶上缘，后界为枕外隆凸和上项线，两侧借上颞线与颞区分界。该区由浅入深可分为皮肤、浅筋膜、帽状腱膜与枕额肌、腱膜下疏松结缔组织和颅骨外膜5层。

1. 皮肤　厚而致密，血管丰富，外伤时出血较多。因含有大量毛囊、汗腺和皮脂腺等，较易感染，好发疖肿和皮脂腺囊肿，在施行针刺治疗时应注意消毒。

2. 浅筋膜　由致密结缔组织和脂肪组织构成，致密结缔组织形成许多纵行的纤维隔，使皮肤与帽状腱膜紧密相连，并将脂肪组织分隔成许多纤维小格，内有丰富的血管和神经通过。此层感染时，炎症渗出物不易扩散，早期即可压迫神经末梢而引起剧烈疼痛。小格内的血管多被周围结缔组织紧密固定，创伤时血管不易回缩闭合，故出血较多，常需压迫或缝合止血。浅筋膜内的血管和神经多伴行呈辐辏状走行，由四周基底部向颅顶走行，按其位置和分布范围，可分为前、外侧、后3组。

（1）前组：又分前内侧组和前外侧组。前内侧组距前正中线约2cm，有滑车上动、静脉和滑车上神经，经眶上缘内侧至额区。滑车上动脉为眼动脉的终末支，滑车上神经为三叉神经第1支眼神经的分支。前外侧组距前正中线约2.5cm，有眶上动、静脉和眶上神经，经眶上切迹（孔）至额顶区。眶上动脉起自眼动脉，眶上神经为三叉神经第1支眼神经的分支。

（2）外侧组：又分为耳前组和耳后组。耳前组有颞浅动、静脉和耳颞神经，三者伴行，出腮腺上缘，越颧弓至颞区。颞浅动脉为颈外动脉的终支之一，于下颌颈的后方起自颈外动脉；耳颞神经为三叉神经第 3 支下颌神经的分支。耳后组有耳后动、静脉和枕小神经，分布于耳郭的后部和枕区的外侧；耳后动脉起自颈外动脉，枕小神经为颈丛的皮支。

（3）后组：有枕动、静脉和枕大神经，分布于枕区。枕动脉起自颈外动脉，枕大神经为第 2 颈神经后支。

3. 帽状腱膜与枕额肌 帽状腱膜前连枕额肌的额腹，后连枕额肌的枕腹，两侧逐渐变薄，续于颞筋膜。整个帽状腱膜坚韧而致密，与浅层的皮肤、浅筋膜紧密相连，临床上统称为头皮。针刺头部穴位时，针尖刺及帽状腱膜时，针感阻力加大，若继续强行进入，患者感觉疼痛加剧。

4. 腱膜下疏松结缔组织 是位于帽状腱膜与颅骨外膜之间的薄层疏松结缔组织。头皮借此层与颅骨外膜疏松连接，故移动性较大。其内有导静脉通过，将颅外静脉经板障静脉与颅内静脉窦相沟通，故此层感染可经上述途径继发颅骨骨髓炎，也可向颅内扩散引起颅内感染，因此临床上常称此层为颅顶部的"危险区"。针刺头部穴位时，以斜刺和平刺为主，将针身刺入腱膜下疏松结缔组织内，少提插，多行捻转手法，或接通电针代替捻转手法，因此层疏松易形成大的血肿，故出针应后立即按压针孔。

5. 颅骨外膜 为一层薄而致密的结缔组织膜，借少量结缔组织与颅骨表面相连。

（二）颞区

颞区位于颅的两侧，其上界为上颞线，下界为颧弓上缘，前界为颧骨的额突和额骨的颧突，后界为上颞线的后下段。该区由浅入深分为皮肤、浅筋膜、颞筋膜、颞肌和颅骨外膜 5 层。

1. 皮肤 此处皮肤移动性较大。

2. 浅筋膜 此层脂肪组织较少，内含有耳前组的颞浅动、静脉和耳颞神经，以及耳后组的耳后动、静脉和枕小神经。

3. 颞筋膜 上方附着于上颞线，向下分浅、深两层，浅层附着于颧弓的外面，深层附着于颧弓的内面，两层之间夹有脂肪组织。

4. 颞肌 该肌深面有颞深动、静脉和颞深神经，颞深动脉起自上颌动脉，颞深神经来自下颌神经。

5. 颅骨外膜 较薄，紧贴颞骨表面，不易分离。

二、面部

（一）面部浅层结构

1. 皮肤 薄而柔软，富有弹性，含有丰富的皮脂腺、汗腺和毛囊，是疖肿和皮脂腺囊肿的好发部位。

2. 浅筋膜 由疏松结缔组织构成，其中颊部脂肪较多，聚集成团块状，称为颊脂体。浅筋膜内有神经、血管、淋巴管、面肌和腮腺管等结构。

3. 面肌 属于皮肌，较薄弱，起自筋膜或面颅骨，止于皮肤。当面肌收缩时，牵拉皮肤，呈现各种表情，故又称表情肌。某些表情肌还参与咀嚼及语言活动。面肌多位于眼裂、口裂和鼻孔周围，可分为环行肌和辐射肌两种，前者使孔裂变小，后者使孔裂开大。面肌由面神经支配，面神经受损时，可引起面瘫。

4. 血管和神经

（1）面动脉：起自颈外动脉，经下颌下腺深面，在咬肌止点前缘绕下颌体下缘，行向前上，经口角与鼻翼外侧上行至目内眦，改称内眦动脉。

（2）面静脉：起自内眦静脉，伴行于面动脉的后方，位置表浅。

（3）三叉神经：为混合性脑神经，其躯体运动纤维支配咀嚼肌，躯体感觉纤维分布于头面部的皮肤、眶内结构、鼻腔、口腔等处，管理痛温觉和触觉。三叉神经的三大分支是眼神经、上颌神经和下颌神经，分别经眶上裂、圆孔和卵圆孔出颅。其终末支穿面颅骨各孔，分布于相应区域的皮肤。主要的终末支有：①眶上神经：为眼神经的分支，与同名血管伴行，经眶上切迹（孔）至皮下，分布于额部的皮肤。②眶下神经：为上颌神经的分支，与同名血管伴行，由眶下孔穿出，分布于下睑、鼻背外侧及上唇的皮肤。③颏神经：为下颌神经的分支，与同名血管伴行，由颏孔穿出，分布于下唇及颏区的皮肤。

（4）面神经：由茎乳孔出颅，向前进入腮腺，先分为上、下两干，然后再分支并相互交织成丛，最后呈扇形分为颞支、颧支、颊支、下颌缘支和颈支5组分支，由腮腺上缘、前缘和下端穿出，支配面肌。

（二）腮腺咬肌区

腮腺咬肌区的上界为颧弓与外耳道，下界为下颌骨下缘，前界为咬肌前缘，后界为乳突和胸锁乳突肌上部前缘。此区由浅入深大致分为皮肤、浅筋膜、浅层血管及神经、腮腺管、腮腺咬肌筋膜、腮腺和穿经腮腺的血管、神经及咬肌等结构。这里重点叙述腮腺、穿经腮腺的血管和神经、咬肌等。

1. 腮腺　位于耳郭前下方，上缘邻近颧弓、外耳道和颞下颌关节，下缘平下颌角，前邻咬肌、下颌支和翼内肌的后缘，后邻乳突前缘和胸锁乳突肌上部前缘。腮腺呈不规则的锥体形，底向外侧，尖向内侧突向咽旁。腮腺的深面与茎突诸肌及深部血管神经相邻。由茎突诸肌、颈内动脉、颈内静脉、舌咽神经、迷走神经、副神经和舌下神经共同形成腮腺床，紧贴腮腺的深面，并借茎突与位于其浅面的颈外动脉分开。

2. 腮腺咬肌筋膜　此筋膜来自颈筋膜浅层，在腮腺后缘分为浅、深两层，包裹腮腺形成腮腺鞘，两层在腮腺前缘处融合，覆盖于咬肌表面，称为咬肌筋膜。

3. 穿经腮腺的血管和神经　纵行于腮腺内部的结构有颈外动脉、颞浅动脉、颞浅静脉、下颌后静脉、耳颞神经；横行于腮腺内部的结构有上颌动脉、上颌静脉、面横动脉、面横静脉、面神经及其分支。上述血管、神经的位置关系，由浅入深依次为面神经及其分支、下颌后静脉、颈外动脉及耳颞神经。

4. 咬肌　该肌后上部被腮腺覆盖，表面覆以咬肌筋膜，浅面有面横动脉、面横静脉、腮腺管、面神经颊支和下颌缘支横过。

（三）面侧深区

面侧深区位于颅底下方，口腔及咽的外侧，为顶、底和四壁围成的腔隙。其顶为蝶骨大翼的颞下面，底平下颌骨下缘，前壁为上颌骨体的后面，后壁为腮腺深部，外侧壁为下颌支，内侧壁为翼突外侧板和咽侧壁，内有翼内肌、翼外肌、上颌动脉、翼静脉丛、下颌神经及其分支等结构。

1. 翼内、外肌 位于下颌支内侧深面。其中翼内肌在颞下窝的下内侧部，翼外肌在颞下窝的上外侧部，两肌腹间有血管和神经穿行。

2. 上颌动脉 为颈外动脉的终支之一，平下颌颈处起自颈外动脉，经下颌颈的深面入颞下窝，行于翼外肌的浅面或深面，经翼外肌两头之间入翼腭窝。

3. 翼静脉丛 位于颞下窝内，在翼内、外肌与颞肌之间，由上颌静脉及其属支相互吻合而成的静脉丛。

4. 下颌神经 为三叉神经的最大分支，经卵圆孔出颅进入颞下窝，位于翼外肌的深面。下颌神经发出运动支支配咀嚼肌，包括翼内肌神经、翼外肌神经、颞深前神经、颞深后神经和咬肌神经，还发出颊神经、耳颞神经、舌神经和下牙槽神经4条感觉支。

（四）眶区

眶区包括眶、睑、眼球、眼副器和眶内神经、血管等结构，此处仅对眶内的神经、血管作简要的介绍。

1. 眼动脉 是颈内动脉入颅后的分支，走行于视神经下外侧，经视神经管入眶内，分支分布于眼球、眼球外肌、泪器等结构。

2. 眼上、下静脉 眼上静脉沿眶上壁后行，经眶上裂，与海绵窦相连。眼下静脉贴眶下壁后行，分为两支：一支与眼上静脉吻合，另一支经眶下裂与翼静脉丛相交通。

3. 视神经 连于眼球与间脑之间，经视神经管入颅内，传导视觉。

4. 眼神经 为三叉神经第1支，经眶上裂入眶，其分支有泪腺神经、鼻睫神经和额神经等，分布于泪腺、鼻黏膜（嗅部除外）、眼球、泪囊、泪阜以及额顶部和鼻背的皮肤。

5. 动眼神经 经眶上裂入眶，分支支配上直肌、下直肌、内直肌、下斜肌、提上睑肌、瞳孔括约肌和睫状肌。

6. 滑车神经 经眶上裂入眶，分支支配上斜肌。

7. 展神经 经眶上裂入眶，分支支配外直肌。

8. 上颌神经 为三叉神经第2支，经眶下裂入眶，走行于眶下沟、眶下管，再由眶下孔穿出，改称眶下神经，分支主要分布于眼裂和口裂之间的皮肤、上颌的牙齿、鼻腔和口腔的黏膜。

第二节 腧穴解剖结构

一、百会

【所属经脉】督脉。
【体表定位】在头部，前发际正中直上5寸。

【操作方法】平刺 0.5~1 寸。

【临床主治】头痛，眩晕，昏厥，癫狂痫，中风失语，久泻，脱肛，阴挺，健忘，失眠。

【进针层次】（图 1-1）

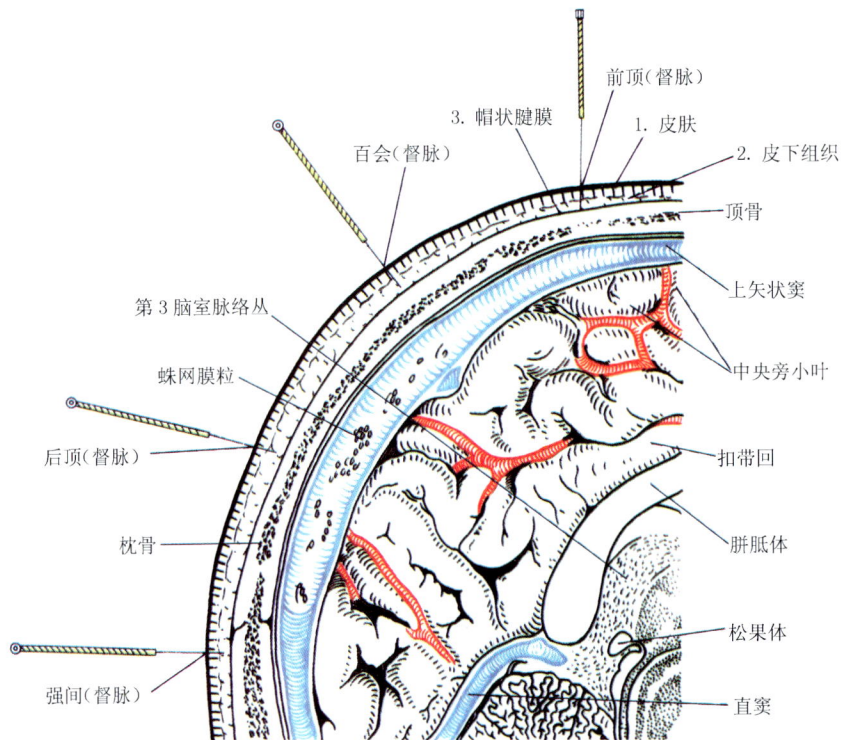

图 1-1　前顶、百会、后顶、强间穴的断面解剖（正中矢状切面）

1. 皮肤　厚而致密，长有头发，并富含皮脂腺、汗腺、血管和淋巴管。该穴皮肤由滑车上神经、枕大神经和耳颞神经分布。滑车上神经为三叉神经第 1 支眼神经的额神经的分支，枕大神经为第 2 颈神经的后支，耳颞神经为三叉神经第 3 支下颌神经的分支。

2. 皮下组织　内有上述皮神经的分支，并有丰富的纤维束和血管。针尖进入此层时，有一定的阻力，并易出血，故不宜用力提插和捻转。血管主要有颞浅动、静脉及枕动、静脉吻合网。颞浅动脉为颈外动脉的终支之一，枕动脉为颈外动脉的分支，颞浅静脉和枕静脉均为颈外静脉的属支。

3. 帽状腱膜　此腱膜致密坚韧，前连枕额肌的额腹，后连枕额肌的枕腹，并与浅层的皮肤和浅筋膜紧密相连共同构成"头皮"。

4. 腱膜下疏松结缔组织　为帽状腱膜与颅骨外膜之间的薄层疏松结缔组织。其范围很广，前至眶上缘，后达上项线，内有若干导静脉与颅内静脉相通。

该穴的深面为颅骨外膜和颅骨。

【针刺意外与预防】针刺颅顶部的腧穴（如百会、神庭、上星、头临泣等），通常将针平刺在腱膜下疏松结缔组织中，一般不提插，多采用持续捻转手法，亦可以电针代替手法捻转。若针刺入头皮（即皮肤、皮下组织和帽状腱膜3层），并继续刺入此层，针尖阻力加大，患者立感剧烈疼痛。由于皮下组织血管丰富，出针时，应缓慢退针，并用干棉球按压半分钟，以免出血。

二、上星

【所属经脉】督脉。

【体表定位】在头部，前发际正中直上1寸。

【操作方法】平刺0.5~0.8寸。

【临床主治】头痛，眩晕，癫狂，目赤肿痛，迎风流泪，鼻渊，鼻衄。

【进针层次】（图1-2）

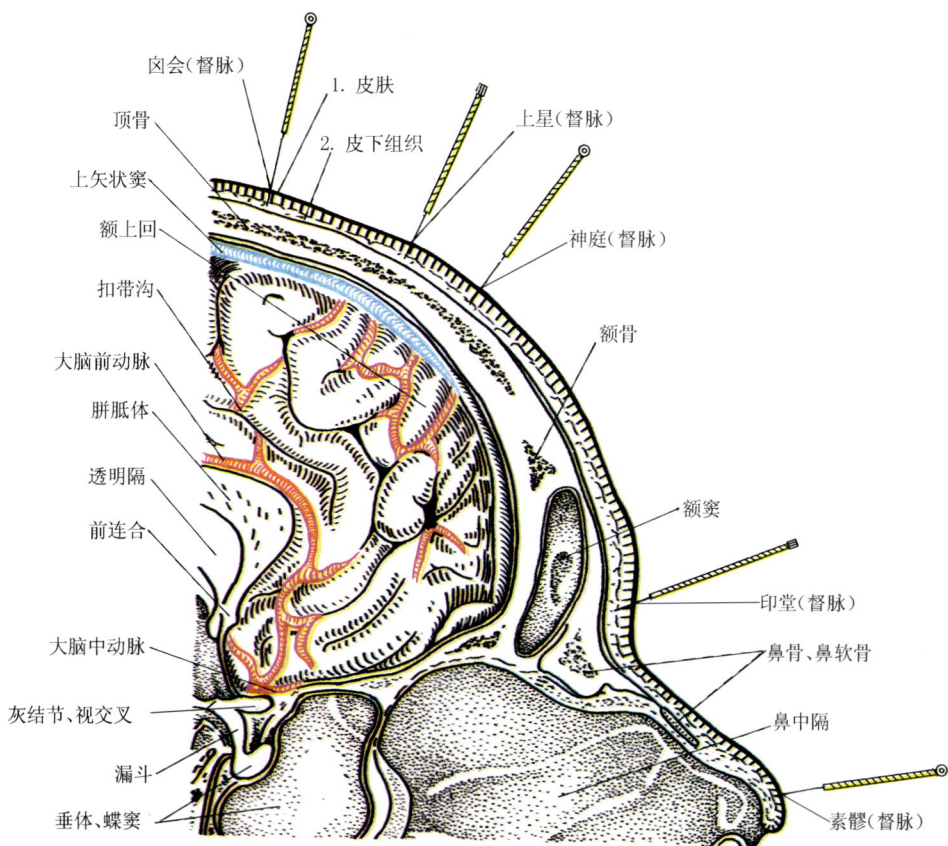

图1-2　囟会、上星、神庭、印堂、素髎穴的断面解剖（正中矢状切面）

1. 皮肤　由滑车上神经分布。

2. 皮下组织　内有滑车上神经的分支、滑车上动脉的分支和滑车上静脉的属支。此外，还有许多垂直的纤维束把脂肪分隔成许多小格，这些纤维束上连皮肤，下连帽状腱膜。滑车上动脉为眼动脉的额动脉的分支，滑车上静脉为额静脉的属支。

3. 帽状腱膜　同"百会穴"。

4. 腱膜下疏松结缔组织　同"百会穴"。

该穴的深面为颅骨外膜和额骨。

三、神庭

【所属经脉】督脉。

【体表定位】在头部，前发际正中直上0.5寸。

【操作方法】平刺0.3~0.5寸。

【临床主治】头痛，眩晕，目赤肿痛，迎风流泪，鼻渊，鼻衄，癫狂痫，失眠，健忘。

【进针层次】（图1-2）

1. 皮肤　由滑车上神经分布。

2. 皮下组织　内有滑车上神经的分支、滑车上动脉的分支和滑车上静脉的属支。

3. 左、右枕额肌额腹之间　枕额肌额腹位于额部的浅筋膜深面，宽阔而菲薄，起自帽状腱膜，止于额部皮肤，由面神经颞支支配。

4. 腱膜下疏松结缔组织　同"百会穴"。

该穴的深面为颅骨外膜和额骨。

四、头维

【所属经脉】足阳明胃经。

【体表定位】在头部，额角发际直上0.5寸，头正中线旁开4.5寸。

【操作方法】向后平刺0.5~0.8寸。

【临床主治】头痛，眩晕，目痛，迎风流泪，眼睑眴动。

【进针层次】（图1-3）

1. 皮肤　由耳颞神经分布。

2. 皮下组织　内有耳颞神经的分支、面神经颞支、颞浅动脉的分支和颞浅静脉的属支。

3. 帽状腱膜　同"百会穴"。

4. 腱膜下疏松结缔组织　同"百会穴"。

该穴的深面为颅骨外膜和顶骨。

五、角孙

【所属经脉】手少阳三焦经。

【体表定位】在头部，耳尖正对发际处。

【操作方法】平刺0.3~0.5寸，小儿疿腮宜灯火灸。

【临床主治】耳部肿痛，疿腮，目赤肿痛，齿痛，偏头痛，项强。

【进针层次】（图1-4）

头维（足阳明胃经）

1. 皮肤

2. 皮下组织

3. 帽状腱膜

4. 腱膜下疏松结缔组织

颅骨外膜

顶骨

额中回

额下回

颞肌

颞上回

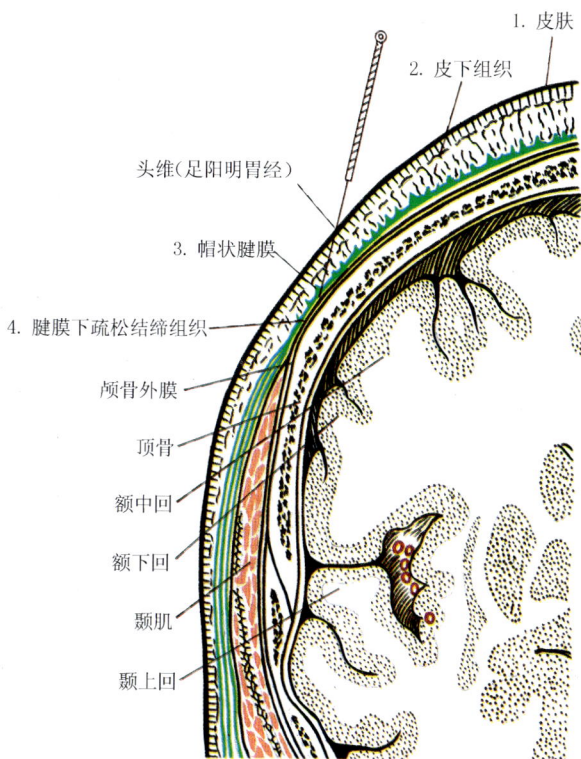

图 1-3 头维穴的断面解剖（右侧，冠状切面）

1. 皮肤 由耳颞神经分布。

2. 皮下组织 内有耳颞神经的分支、颞浅动脉的分支和颞浅静脉的属支。

3. 耳上肌 位于耳郭上方，呈三角形，肌腹阔而薄，起自帽状腱膜，止于耳郭软骨，由面神经颞支支配。

4. 颞筋膜 为坚韧强厚的腱膜状，覆盖于颞肌的表面，上方附着于上颞线，向下分为浅、深两层，浅层附着于颧弓的外面，深层附着于颧弓的内面，两层之间填有脂肪组织。

5. 颞肌 位于颞窝部的颞筋膜深面，起自颞窝骨面，肌束向下集中，通过颧弓的深面，移行于强大的腱，止于下颌骨冠突的尖端和内侧面，由三叉神经第 3 支下颌神经的颞深神经支配。

该穴的深面为颅骨外膜和颞骨。

六、率谷

【所属经脉】足少阳胆经。

【体表定位】在头部，耳尖直上入发际 1.5 寸。

【操作方法】平刺 0.5～0.8 寸。

【临床主治】头痛，眩晕，耳鸣，耳聋，小儿急、慢惊风。

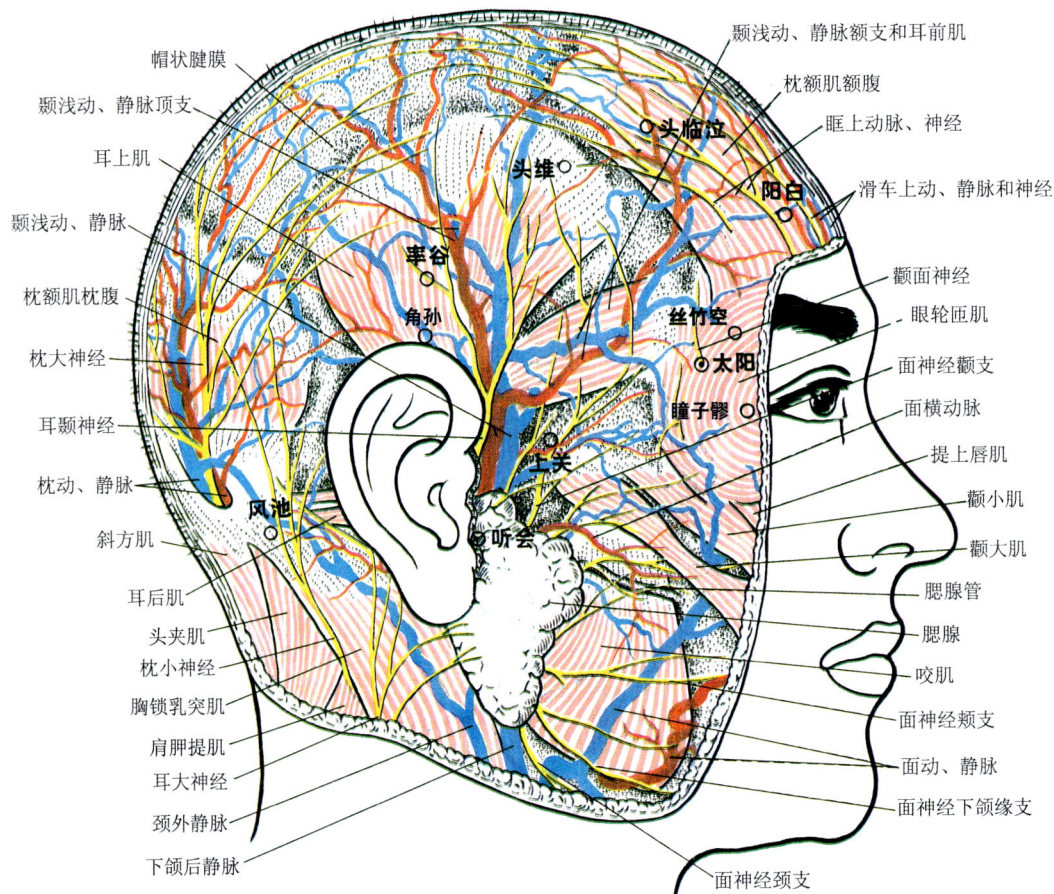

图 1-4　角孙、率谷、丝竹空、瞳子髎、太阳、阳白、头临泣、头维、风池、
上关、听会穴的层次解剖（右侧，中层）

【进针层次】（图 1-4）

1. 皮肤　由耳颞神经分布。

2. 皮下组织　内有耳颞神经的分支、颞浅动脉的分支和颞浅静脉的属支。

3. 耳上肌　同"角孙穴"。

4. 颞筋膜　同"角孙穴"。

5. 颞肌　同"角孙穴"。

该穴的深面为颅骨外膜和颞骨。

七、印堂

【所属经脉】督脉。

【体表定位】在头部，两眉头内侧端中间的凹陷中。

【操作方法】向下斜刺或平刺 0.5~1 寸，或点刺出血。

【临床主治】头痛，眩晕，失眠，小儿急、慢惊风，产后血晕，鼻渊，鼻衄，目痛。

【进针层次】（图 1 - 2）

1. 皮肤　由滑车上神经分布。

2. 皮下组织　内有滑车上神经的分支、滑车上动脉的分支和滑车上静脉的属支。

3. 降眉间肌　为枕额肌额腹的延续部分，起自鼻根部，向上止于眉间部皮肤，由面神经颞支支配。

该穴的深面为鼻骨。

八、素髎

【所属经脉】督脉。

【体表定位】在面部，鼻尖的正中央。

【操作方法】向上斜刺 0.3 ~ 0.5 寸，或点刺出血。

【临床主治】昏迷，晕厥，中风，癫痫，口噤，口㖞，唇肿，齿痛，鼻塞，鼻衄，酒渣鼻。

【进针层次】（图 1 - 2）

1. 皮肤　由筛前神经的鼻外支分布。筛前神经是三叉神经第 1 支眼神经的鼻睫神经的分支，其终支又分为鼻内支与鼻外支。鼻内支分布于鼻黏膜，鼻外支分布于鼻背下部、鼻翼和鼻尖的皮肤。

2. 皮下组织　含少量脂肪，皮下组织与皮肤结合牢固，内有筛前神经的鼻外支、面动脉的鼻背支和面静脉的鼻背支。面动脉是颈外动脉的分支，面静脉是颈内静脉的属支。

3. 鼻中隔软骨和鼻外侧软骨　均由透明软骨构成。

九、头临泣

【所属经脉】足少阳胆经。

【体表定位】在头部，前发际上 0.5 寸，瞳孔直上。

【操作方法】平刺 0.5 ~ 0.8 寸。

【临床主治】头痛，目痛，目眩，目翳，鼻塞，鼻渊，小儿惊风。

【进针层次】（图 1 - 4、图 1 - 5）

1. 皮肤　由眶上神经的外侧支分布。眶上神经为三叉神经第 1 支眼神经的额神经的分支。

2. 皮下组织　内有眶上神经的外侧支、眶上动脉的分支和眶上静脉的属支。眶上动脉是眼动脉的分支，眶上静脉汇入内眦静脉。

3. 帽状腱膜　同"百会穴"。

4. 腱膜下疏松结缔组织　同"百会穴"。

该穴的深面为颅骨外膜和额骨。

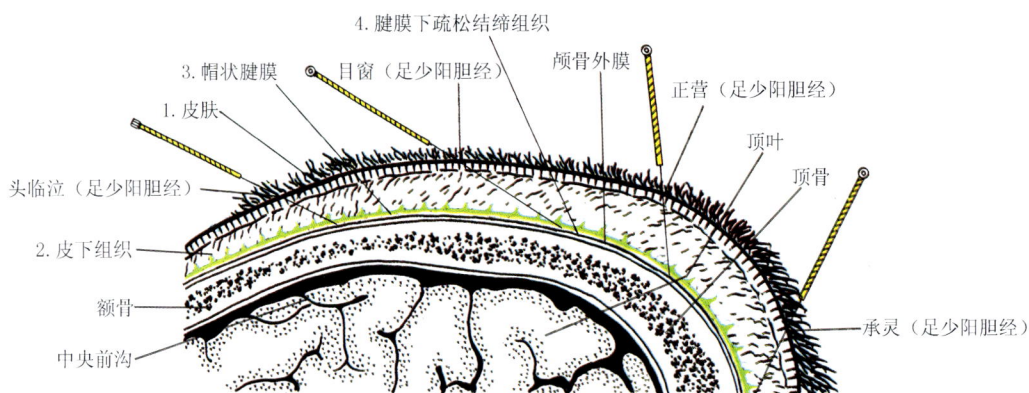

图 1 - 5　头临泣、目窗、正营、承灵穴的断面解剖（右侧，矢状切面）

十、阳白

【所属经脉】足少阳胆经。

【体表定位】在头部，眉上 1 寸，瞳孔直上。

【操作方法】平刺 0.5 ~ 0.8 寸。

【临床主治】头痛，眩晕，目痛，视物模糊，眼睑瞤动，口眼㖞斜。

【进针层次】（图 1 - 6）

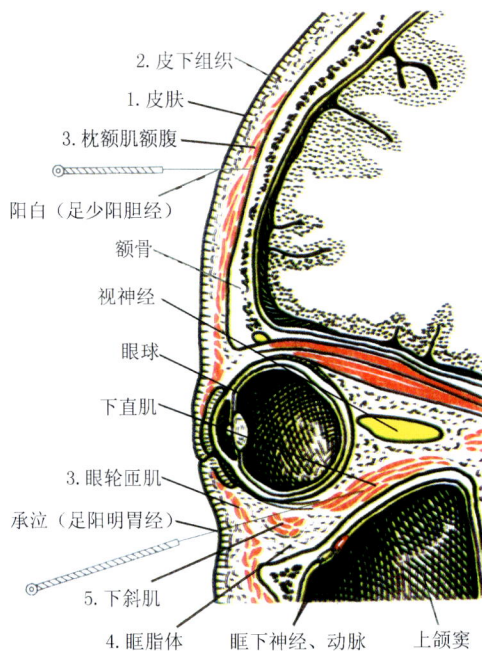

图 1 - 6　阳白、承泣穴的断面解剖（右侧，矢状切面）

1. 皮肤　由眶上神经的外侧支分布。

2. 皮下组织 内有眶上神经的外侧支、眶上动脉的分支和眶上静脉的属支。

3. 枕额肌额腹 同"神庭穴"。

该穴的深面为颅骨外膜和额骨。

十一、攒竹

【所属经脉】足太阳膀胱经。

【体表定位】在面部，眉头凹陷中，额切迹处。

【操作方法】治疗眼病可向下斜刺0.3~0.5寸，治疗头面病可平刺或向外侧透刺鱼腰穴1~1.5寸。

【临床主治】目赤肿痛，目视不明，迎风流泪，眼睑瞤动，眼睑下垂，头痛，眉棱骨痛，面痛，口眼㖞斜，呃逆，腰痛。

【进针层次】（图1–7）

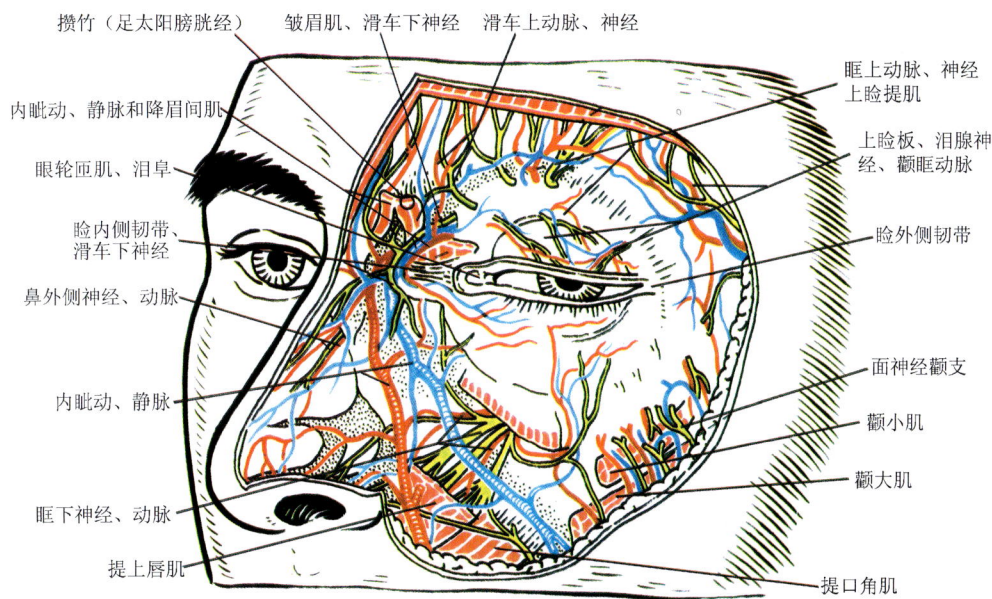

图1–7 攒竹穴的层次解剖（左侧，中层）

1. 皮肤 由滑车上神经分布。

2. 皮下组织 内有滑车上神经的分支、滑车上动脉的分支和滑车上静脉的属支。

3. 眼轮匝肌 位于眼裂周围的浅筋膜深面，属于表情肌，分为眶部、睑部和泪部。眶部为眼轮匝肌最外围的部分，起自睑内侧韧带及其周围的骨面，肌纤维弓向外侧，在外眦处上、下纤维相互交错，止于皮肤和邻近诸肌；睑部位于眼睑的浅筋膜深面，起自睑内侧韧带及其邻近的骨面，肌纤维弓向外侧，止于睑外侧韧带；泪部位于睑部的深面，起自泪骨的泪后嵴和泪囊的深面、浅面，肌纤维弓向外侧，与睑部纤维相互结合。该肌由面神经颞支和颧支支配。

4. 皱眉肌 位于眼轮匝肌眶部和枕额肌额腹的深面，两侧眉弓之间。该肌起自额骨鼻部，肌束斜向上外，止于眉内侧半皮肤，由面神经颞支支配。

该穴的深面为颅骨外膜和额骨。

【针刺意外与预防】若向下斜刺，有可能刺中内眦动、静脉，损伤严重者，可引起局部血肿；若向外侧透刺鱼腰穴，有可能刺中眶上动、静脉等，损伤严重者，可引起局部血肿。针刺时，宜采用提捏进针法，迅速刺入皮肤，然后缓慢进针。若患者呼痛时，表明针尖已触及血管，应略微退针，并改变针刺方向，然后再行刺入。若得气感不明显，也不宜提插捻转，应留针候气；留针期间一般不运针，如因治疗需要，为加强针感，只可做轻微捻转，但不能提插。出针时，应缓慢退针，并用干棉球按压半分钟，以免出血。

十二、睛明

【所属经脉】足太阳膀胱经。

【体表定位】在面部，目内眦内上方，眶内侧壁凹陷中。

【操作方法】嘱患者闭目，医者押手拇指将眼球轻推向外侧固定，刺手持针沿眼眶边缘缓缓刺入 0.3~0.5 寸，不提插，少捻转。

【临床主治】目赤肿痛，目视不明，迎风流泪，内眦痒痛，目眩，目翳，近视，夜盲，色盲，头痛，急性腰痛。

【进针层次】（图 1-8）

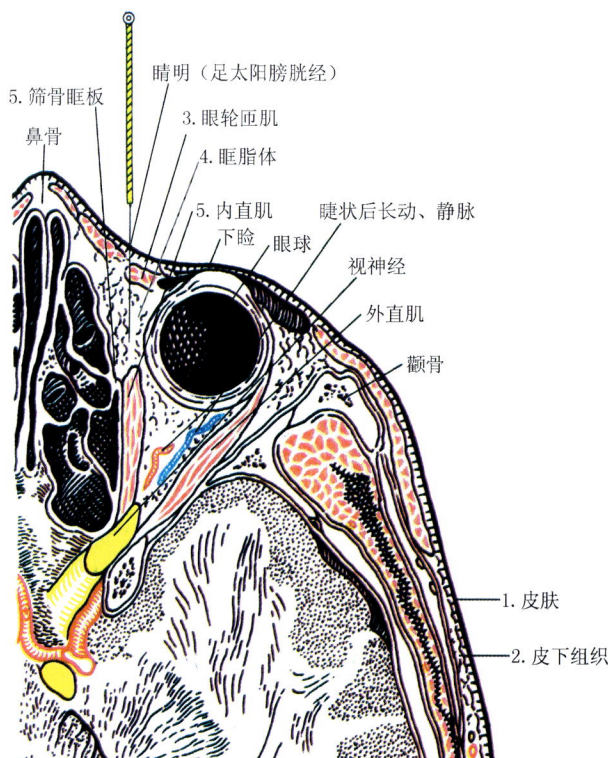

图 1-8　睛明穴的断面解剖（右侧，水平切面）

1. 皮肤 上睑皮肤极薄，约 0.1mm，由滑车上神经分布。

2. 皮下组织 内有滑车上神经的分支、内眦动脉的分支和内眦静脉的属支。内眦动脉为面动脉的终支，内眦静脉为面静脉的属支。

3. 眼轮匝肌 同"攒竹穴"。

4. 眶脂体 由填充于眶内眼球、眼肌与眶骨膜之间的脂肪组织构成。针刺入此层有空松感。

5. 内直肌与筛骨眶板之间 内直肌位于进针部位的稍外侧，筛骨眶板位于进针部位的内侧。内直肌位于眼球的内侧，起自眶尖的总腱环，向前止于巩膜内侧部赤道以前的巩膜，由动眼神经下支支配。若刺中内直肌，针尖有黏滞感，患者有酸、胀、重等感觉，有助于校正眼球外斜视。筛骨眶板为眼眶的内侧壁，此壁略呈矢状位，前部宽，后部逐渐变窄并导向眶尖。在此壁中部和后部，有前筛骨孔和后筛骨孔，孔内分别有筛前动脉、神经和筛后动脉、神经分布于筛窦。筛前、后动脉为眼动脉入眶后的分支，筛前、后神经则为三叉神经第 1 支眼神经的鼻睫神经的分支。

【毗邻结构】

1. 总腱环、视神经孔及其内容 总腱环和视神经孔位于进针部位的直后方略偏外。总腱环是围绕并附着于视神经孔和眶上裂内端的腱性结构，由运动眼球肌肉的起始腱紧密连结而成，外观呈环状。视神经孔位于眶尖，实为一骨性短管，长约 5mm，向后通入颅中窝，内有视神经和眼动脉通过。视神经是由视网膜上的神经节细胞的轴突聚集而成。视神经向后穿过眼球壁，行经眶的后部，经视神经孔，进入颅中窝，连于视交叉，再经视束连于间脑。视神经外面包裹由脑膜延续而来的 3 层被膜。眼动脉为颈内动脉的分支。

2. 眶上裂及其内容 眶上裂位于进针部位的后外侧，为眶上壁与眶外侧壁之间的裂隙，是眼眶与颅中窝的最大通道。通过眶上裂的结构有动眼神经、滑车神经、展神经、三叉神经第 1 支眼神经、三叉神经第 2 支上颌神经及眼上静脉。

【针刺意外与预防】

1. 出血 皮下组织中的内眦动脉，由于组织疏松，移动性大，只要进针时不过快则不会受到损伤；若血管损伤严重者，可引起局部血肿。若针刺超过 0.8 寸，且贴近眶内侧壁处，则易刺伤筛前、后动脉。因上述动脉在此处穿入前、后筛骨孔，位置固定，故易刺中。若刺中该血管且出血严重时，患者主诉眼球发胀，并有外突感，造成上、下眼睑的皮下瘀血。因此，进针时，针尖不要紧贴眶内侧壁，避免损伤筛前、后动脉。出针时，应缓慢退针，并用干棉球按压半分钟，以免出血。

2. 刺中眼球 进针时未按压眼球，或进针时过于贴近眼球，则有可能刺中眼球。由于眼球壁外层巩膜十分坚韧，刺中时针尖有黏滞感，只要进针不过快则不会刺入眼球。需要注意的是，眼球的"赤道"处是巩膜最薄的部位，仅有 0.4～0.5mm，若刺中此处，则有可能刺入眼球。

3. 刺中总腱环和视神经 若针刺过深，超过 1.8 寸时，在进针的直后方则易刺中总腱环和视神经。刺中总腱环，则针感黏滞；刺中视神经，患者主诉眼内冒金星（视神经受刺激)、头痛头昏(硬脑膜受刺激),严重者可有恶心、呕吐等重症出现。

4. 刺中眶上裂及其深部结构　若针尖过分朝后外方向刺入 2 寸以上,则针尖可直达眶上裂,不仅可能刺中通过眶上裂的神经和血管,进而可透过眶上裂而伤及颅中窝的海绵窦,甚至刺中大脑颞叶前端,造成颅内出血,引起剧烈头昏、头痛、恶心、呕吐,甚至休克、死亡。

十三、承泣

【所属经脉】足阳明胃经。

【体表定位】在面部,眼球与眶下缘之间,瞳孔直下。

【操作方法】嘱患者闭目,医者押手拇指向上轻推眼球固定,刺手持针紧靠眶下缘缓慢直刺 0.5 ~ 0.7 寸,不提插,少捻转。

【临床主治】目赤肿痛,迎风流泪,眼睑瞤动,夜盲,近视,口眼㖞斜,面肌痉挛。

【进针层次】(图 1 –6、图 1 –9)

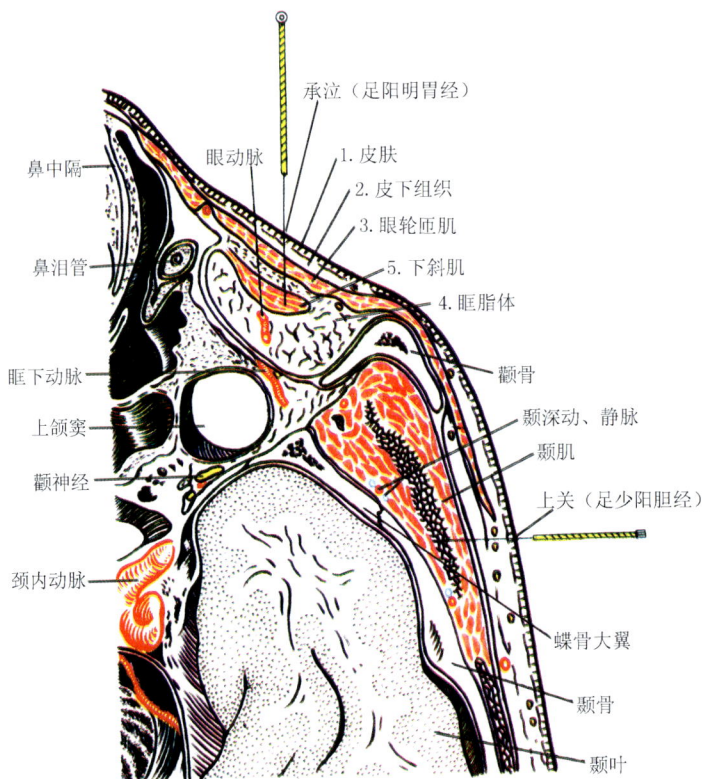

图 1 –9　承泣、上关穴的断面解剖(右侧,水平切面)

1. 皮肤　极薄,由眶下神经分布。该神经为三叉神经第 2 支上颌神经的终支。

2. 皮下组织　内有眶下神经的分支、面神经颧支、眶下动脉的分支和眶下静脉的属支。眶下动脉为上颌动脉的分支,眶下静脉汇入翼静脉丛。

3. 眼轮匝肌　同"攒竹穴"。

4. 眶脂体　同"睛明穴"。

5. 下斜肌　位于眼球的下方，起自眶下壁的前内侧，向后外止于眼球下面中纬线后方的巩膜，由动眼神经下支支配。

【毗邻结构】

1. 下直肌　位于眼球的下方，起自总腱环，止于眼球下部赤道以前的巩膜，由动眼神经下支支配。

2. 眶下沟、眶下管及其内容　在眶下壁中部，自后向前，有一纵行的眶下沟，此沟向前延续为穿通眶下壁的眶下管，开口于眶下缘下方的眶下孔。眶下动、静脉和神经均行经眶下沟、眶下管，并从眶下孔穿出至皮下。眶下神经与眶下静脉、眶下动脉伴行，三者均走行于眶下沟和眶下管中，位置十分固定，极易刺中血管。

【针刺意外与预防】若进针过于紧贴眶下壁且深度超过 0.4 寸时，有可能刺入眶下沟，伤及眶下动、静脉，可造成下眼睑的皮下瘀血。因此，进针时，针尖不要紧贴眶下壁，避免损伤血管。出针时，应缓慢退针，并用干棉球按压半分钟，以免出血。若进针过于贴紧眼球，有可能经下直肌刺中眼球壁，严重时可刺入眼球内部。若针刺深度超过 1.9 寸，可能刺中总腱环、视神经、眶上裂及其深部结构，详见"睛明穴"。

十四、四白

【所属经脉】足阳明胃经。

【体表定位】在面部，眶下孔处。

【操作方法】直刺 0.3～0.5 寸，或向下斜刺 1 寸。

【临床主治】目赤肿痛，眼睑眴动，迎风流泪，目翳，近视，口眼㖞斜，面痛，头痛，眩晕，胆道蛔虫症。

【进针层次】（图 1－10）

1. 皮肤　由眶下神经分布。

2. 皮下组织　内有眶下神经的分支、面神经颧支、面动脉的分支和面静脉的属支、眶下动脉的分支、眶下静脉的属支。

3. 眼轮匝肌和提上唇肌　眼轮匝肌同"攒竹穴"。提上唇肌位于眶下部的浅筋膜深面，上部肌束被眼轮匝肌遮盖；该肌起自上颌骨的眶下缘至眶下孔之间，向下止于上唇、鼻翼和鼻唇沟附近的皮肤，由面神经颊支支配。

4. 眶下孔或上颌骨　眶下孔位于眶下缘中点的下方约 0.8cm 处，内有眶下血管和神经穿过。

【针刺意外与预防】此穴深面正对眶下孔，向内延伸为眶下管、眶下沟。若直刺过深则经眶下孔进入眶下管，极易刺中眶下管内的眶下动、静脉，可造成眼睑下方的皮下瘀血。因此，直刺时不宜过深，以免损伤血管。出针时，应缓慢退针，并用干棉球按压半分钟，以免出血。

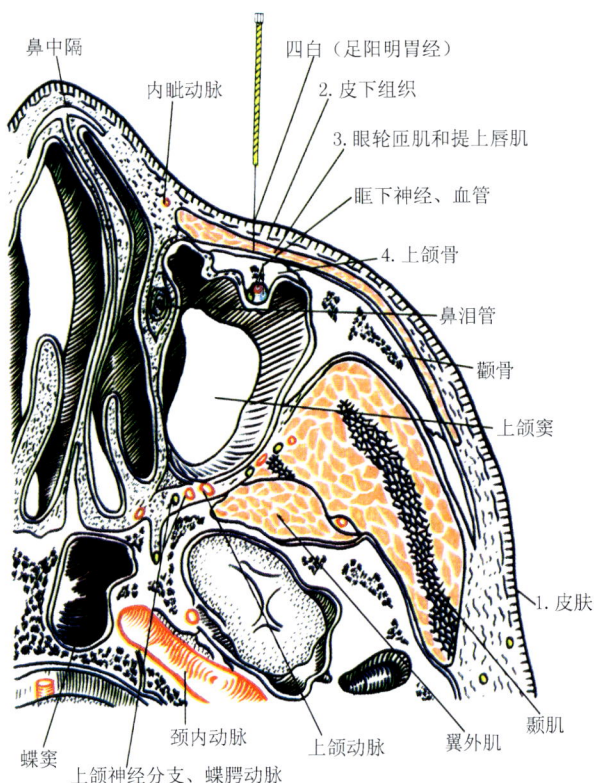

图 1 - 10　四白穴的断面解剖（右侧，水平切面）

十五、丝竹空

【所属经脉】手少阳三焦经。

【体表定位】在面部，眉梢凹陷中。

【操作方法】平刺或斜刺 0.5 ~ 1 寸。

【临床主治】目眩，目赤肿痛，眼睑瞤动，头痛，癫狂痫。

【进针层次】（图 1 - 4）

1. 皮肤　由眶上神经和颧神经分布。颧神经为三叉神经第 2 支上颌神经的分支。

2. 皮下组织　内有眶上神经的分支、颧神经的分支、颞浅动脉的分支和颞浅静脉的属支。

3. 眼轮匝肌　同"攒竹穴"。

十六、瞳子髎

【所属经脉】足少阳胆经。

【体表定位】在面部，目外眦外侧 0.5 寸凹陷中。

【操作方法】平刺 0.3 ~ 0.5 寸，或点刺出血。

【临床主治】目赤肿痛，目翳，夜盲，青光眼，口喝，头痛。

【进针层次】（图 1 - 4、图 1 - 11）

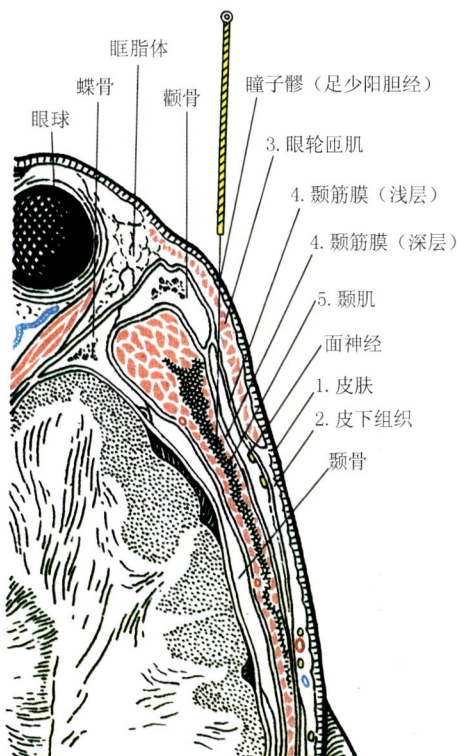

图 1 - 11　瞳子髎穴的断面解剖（右侧，水平切面）

1. **皮肤**　由颧神经分布。
2. **皮下组织**　内有颧神经的分支、颞浅动脉的分支和颞浅静脉的属支。
3. **眼轮匝肌**　同"攒竹穴"。
4. **颞筋膜**　同"角孙穴"。
5. **颞肌**　同"角孙穴"。

十七、太阳

【所属经脉】经外奇穴。
【体表定位】在头部，眉梢与目外眦之间，向后约一横指的凹陷中。
【操作方法】直刺或斜刺 0.3 ~ 0.5 寸，或点刺出血。
【临床主治】头痛，目赤肿痛，目眩，目翳，口眼㖞斜，面痛。
【进针层次】（图 1 - 4）
1. **皮肤**　由颧神经分布。
2. **皮下组织**　内有颧神经的分支、颞浅动脉的分支和颞浅静脉的属支。
3. **眼轮匝肌**　同"攒竹穴"。
4. **颞筋膜**　同"角孙穴"。
5. **颞肌**　同"角孙穴"。

十八、颧髎

【所属经脉】手太阳小肠经。

【体表定位】在面部，颧骨下缘，目外眦直下的凹陷中。

【操作方法】直刺 0.3 ~ 0.5 寸，或斜刺 0.5 ~ 1 寸。

【临床主治】口㖞，眼睑瞤动，齿痛，面痛，颊肿。

【进针层次】（图 1 – 12）

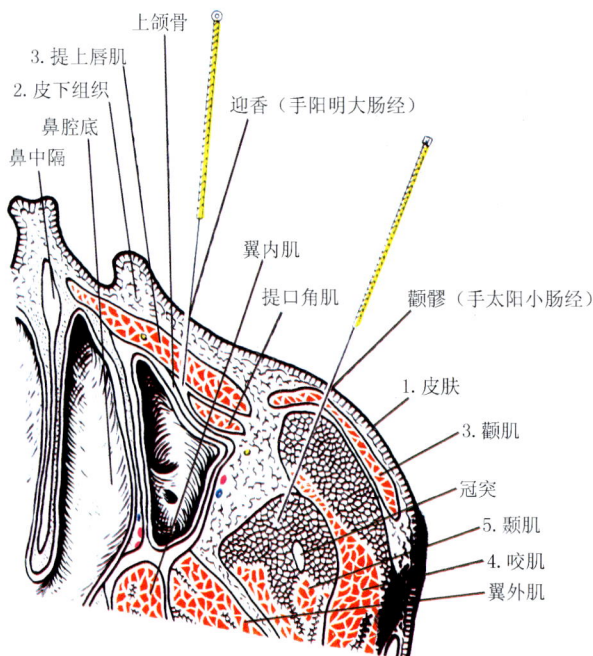

图 1 – 12 颧髎、迎香穴的断面解剖（右侧，水平切面）

1. 皮肤 由眶下神经分布。

2. 皮下组织 内有眶下神经的分支、面横动脉和面横静脉。面横动脉是颞浅动脉的分支，面横静脉为下颌后静脉的属支。

3. 颧肌 由颧大肌和颧小肌组成。该肌起自颧骨，肌束斜向内下方，止于口角的皮肤和颊黏膜，部分纤维移行于口轮匝肌，由面神经颧支支配。

4. 咬肌 位于下颌支外侧的浅筋膜深面。该肌起自颧弓下缘及内侧面，向后下止于下颌支外面的咬肌粗隆，由咬肌神经（为三叉神经第 3 支下颌神经的分支）支配。

5. 颞肌 同"角孙穴"。

十九、迎香

【所属经脉】手阳明大肠经。

【体表定位】在面部，鼻翼外缘中点旁，鼻唇沟中。

【操作方法】向内上斜刺或平刺0.3~0.5寸。

【临床主治】鼻塞，鼻衄，鼻渊，鼻息肉，口喎，面痒，胆道蛔虫症。

【进针层次】（图1-12）

1. 皮肤　由眶下神经分布。

2. 皮下组织　内有眶下神经的分支、面动脉的分支和面静脉的属支。

3. 提上唇肌　同"四白穴"。

该穴的深面为上颌骨。

二十、水沟

【所属经脉】督脉。

【体表定位】在面部，人中沟的上1/3与下2/3交点处。

【操作方法】向上斜刺0.3~0.5寸，或用指甲按掐。

【临床主治】昏迷，晕厥，中风，癫痫，抽搐，齿痛，唇肿，口喎，口噤，鼻塞，鼻衄，闪挫腰痛。

【进针层次】（图1-13）

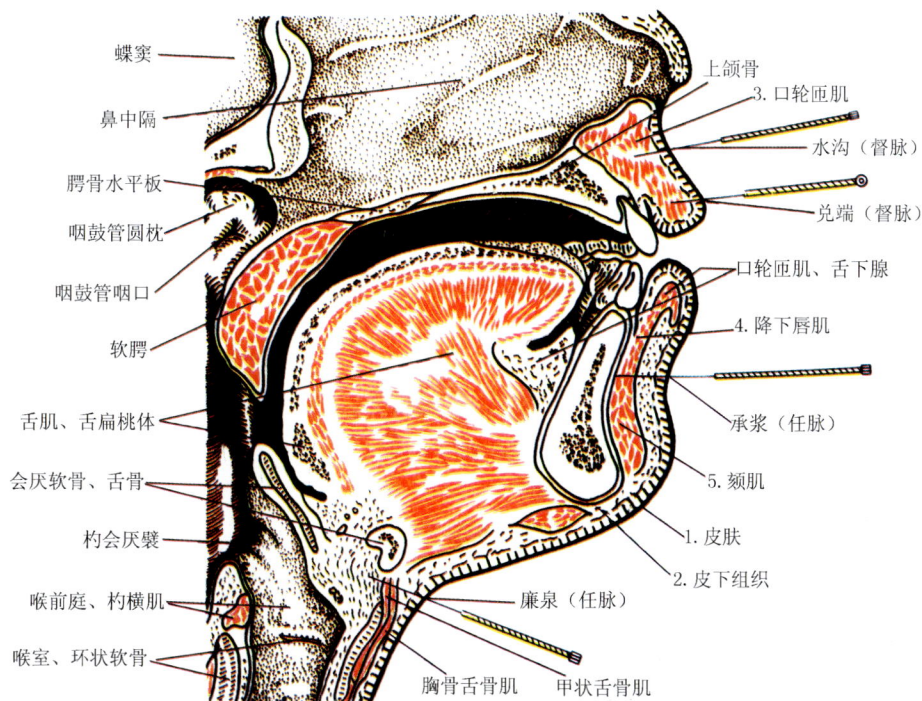

图1-13　水沟、兑端、承浆、廉泉穴的断面解剖（正中矢状切面）

1. 皮肤　由眶下神经分布。

2. 皮下组织　内有眶下神经的分支、上唇动脉和上唇静脉。上唇动脉是面动脉在口角处发出的分支，上唇静脉为面静脉的属支。

3. 口轮匝肌 位于口裂周围的口唇内。该肌起自下颌骨、下颌骨的切牙窝、口角附近的黏膜及皮肤内，部分肌束为颊肌、切牙肌、颧肌及降口角肌的延续，由面神经颊支和下颌缘支支配。

二十一、承浆

【所属经脉】任脉。

【体表定位】在面部，颏唇沟的正中凹陷处。

【操作方法】斜刺 0.3~0.5 寸。

【临床主治】口㖞，唇紧，齿痛，齿衄，流涎，口舌生疮，暴瘖，面肿。

【进针层次】（图 1-13）

1. 皮肤 由下牙槽神经的终末支颏神经分布。下牙槽神经为三叉神经的第 3 支下颌神经的分支。

2. 皮下组织 内有颏神经、颏动脉和颏静脉。颏动脉为下牙槽动脉的终支，下牙槽动脉为下颌动脉的分支，颏静脉与颏动脉伴行。

3. 口轮匝肌 同"水沟穴"。

4. 降下唇肌 位于口角下部的浅筋膜深面，为菱形扁肌。该肌起自下颌体前面的斜线（即颏孔至颏结节之间的斜线），肌纤维斜向内上方，止于下唇的皮肤和黏膜，由面神经下颌缘支支配。

5. 颏肌 位于降下唇肌的深面，呈锥形。该肌起自下颌骨侧切牙和中切牙的牙槽轭部，肌纤维向内下方，止于颏部皮肤，由面神经下颌缘支支配。

二十二、地仓

【所属经脉】足阳明胃经。

【体表定位】在面部，口角旁开 0.4 寸。

【操作方法】斜刺或平刺 0.5~0.8 寸，或向迎香、颊车方向透刺 1~2 寸。

【临床主治】口㖞，流涎，眼睑瞤动，唇缓不收，齿痛，颊肿。

【进针层次】（图 1-14、图 1-15）

1. 皮肤 由眶下神经和颊神经分布。颊神经为三叉神经第 3 支下颌神经的分支。

2. 皮下组织 内有眶下神经的分支、颊神经的分支、面动脉的分支和面静脉的属支。

3. 口轮匝肌 同"水沟穴"。

4. 降口角肌或颊肌 若直刺，针的深面为降口角肌；若斜刺或平刺，针的深面则为颊肌。降口角肌位于口角下部的浅筋膜深面，起自下颌骨的下缘（自颏结节至第 1 磨牙之间），肌束斜向上内方，止于口角皮肤，部分移行于切牙肌和口轮匝肌，由面神经颊支和下颌缘支支配。颊肌位于口角两侧面颊深部，紧贴于口腔侧壁的黏膜外面，起自下颌骨颊肌嵴、上颌骨牙槽突的后外面及翼突下颌缝，向前至口角，止于口角皮肤，部分移行于上、下唇，由面神经颊支支配。

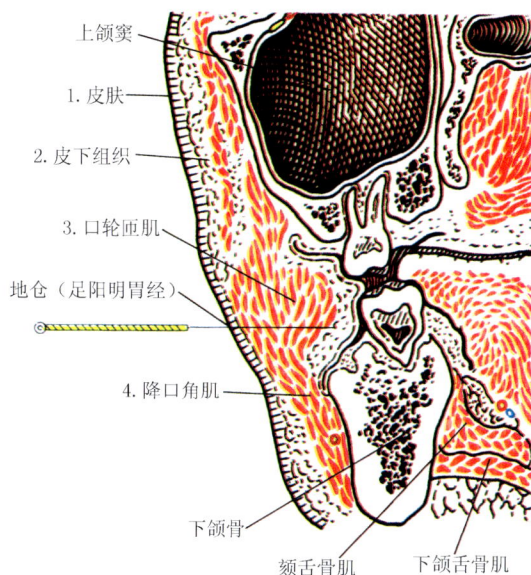

图 1 - 14   地仓穴的断面解剖（右侧，矢状切面）

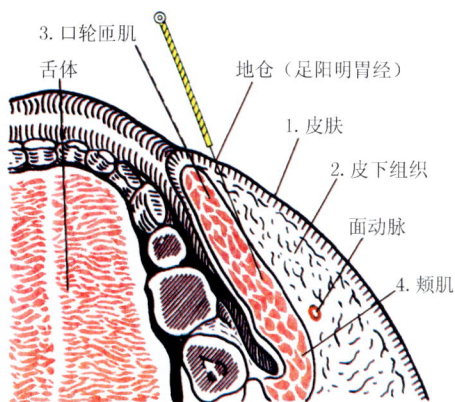

图 1 - 15   地仓穴的断面解剖（右侧，水平切面）

二十三、下关

【所属经脉】足阳明胃经。

【体表定位】在面部，颧弓下缘与下颌切迹之间凹陷中。

【操作方法】直刺或斜刺 0.5 ~ 1 寸。

【临床主治】耳鸣，耳聋，聤耳，齿痛，面痛，口喎，牙关开合不利。

【进针层次】（图 1 - 16、图 1 - 17）

1. 皮肤   由耳颞神经分布。

2. 皮下组织   内有耳颞神经的分支、面神经颧支、面横动脉的分支和面横静脉的属支。

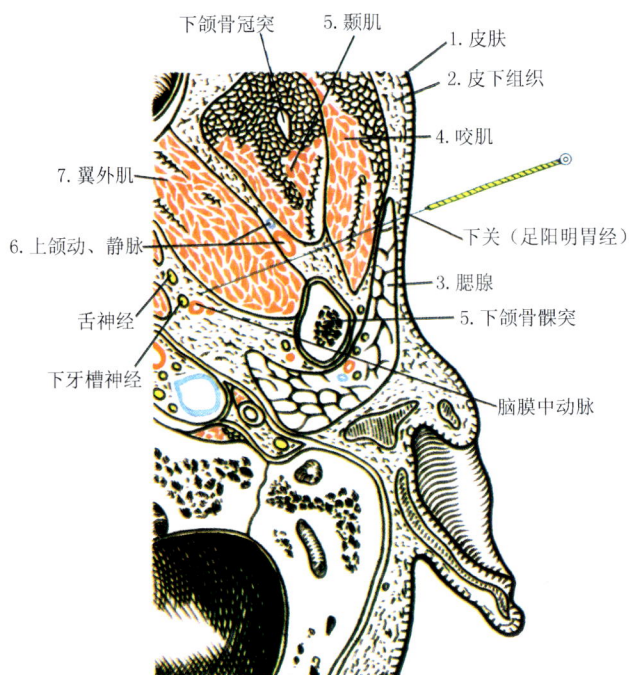

图 1 – 16　下关穴的断面解剖（右侧，水平切面）

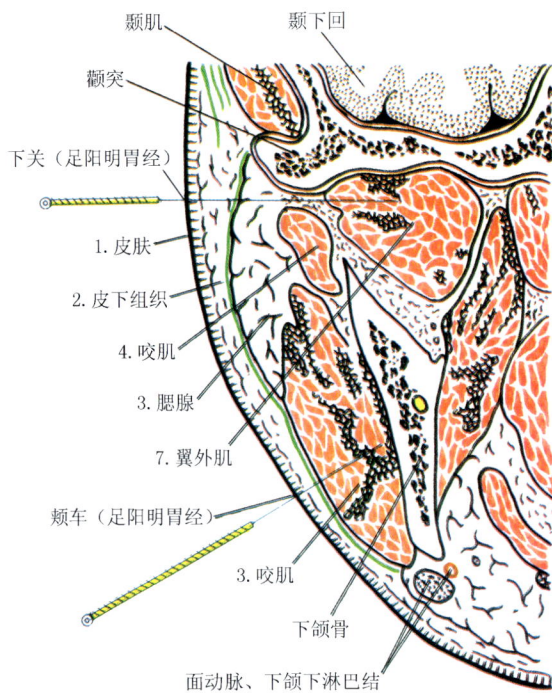

图 1 – 17　下关、颊车穴的断面解剖（右侧，冠状切面）

3. 腮腺 为最大的唾液腺，位于耳郭前下方，包裹于腮腺鞘内，由舌咽神经的副交感纤维支配。腮腺内纵行的血管、神经有颈外动脉、下颌后静脉、颞浅动脉、颞浅静脉和耳颞神经，横行的有上颌动脉、上颌静脉、面横动脉、面横静脉和面神经分支。

4. 咬肌 同"颧髎穴"。

5. 颞肌与下颌骨髁突之间 颞肌同"角孙穴"。

6. 上颌动、静脉 上颌动脉为颈外动脉的终支之一，上颌静脉为下颌后静脉的属支。

7. 翼外肌 位于颞下窝内。该肌起自颞下窝、颞下嵴和翼突外侧板，肌束向后外方集中，止于下颌颈，由翼外肌神经（为三叉神经第3支下颌神经的分支）支配。

【针刺意外与预防】该穴的深面有上颌动、静脉，若直刺深刺，则可能刺中此血管。该穴翼外肌的深面有下牙槽神经、舌神经和脑膜中动脉，若刺中脑膜中动脉，可引起严重出血。故该穴不能深刺，以免损伤血管。

二十四、颊车

【所属经脉】足阳明胃经。

【体表定位】在面部，下颌角前上方一横指处。

【操作方法】直刺0.3~0.5寸，或向地仓方向透刺1.5~2寸。

【临床主治】口㖞，口噤，齿痛，颊肿。

【进针层次】（图1-17）

1. 皮肤 由耳大神经分布。耳大神经为颈丛的皮支之一。

2. 皮下组织 内有耳大神经的分支和面神经下颌缘支。

3. 咬肌 同"颧髎穴"。

该穴的深面为下颌骨。若向地仓方向斜刺，针尖可刺入颊肌、降口角肌和口轮匝肌等结构。

二十五、大迎

【所属经脉】足阳明胃经。

【体表定位】在面部，下颌角前方，咬肌附着部的前缘凹陷中，面动脉搏动处。

【操作方法】避开面动脉直刺0.3~0.5寸，或向颊车方向斜刺0.5~1寸。

【临床主治】齿痛，颊肿，口噤，口㖞。

【进针层次】（图1-18）

1. 皮肤 由耳大神经和颊神经分布。

2. 皮下组织 内有耳大神经的分支、颊神经的分支、面神经下颌缘支和颈阔肌。颈阔肌位于颈前外侧部的皮下，起自胸大肌和三角肌筋膜，肌束斜向上内方，越过锁骨和下颌骨至面部，止于下颌骨下缘、口角，部分移行于腮腺咬肌筋膜和面肌，由面神经颈支支配。

3. 降口角肌或咬肌 若直刺，针的深面为降口角肌，降口角肌同"地仓穴"。若向

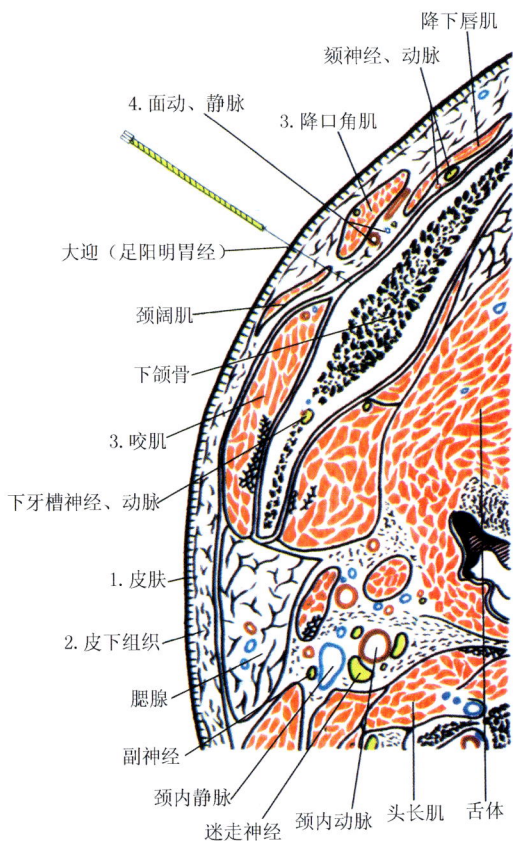

图 1-18　大迎穴的断面解剖（右侧，水平切面）

颊车方向斜刺，针的深面则为咬肌，咬肌同"颧髎穴"。

4. 面动、静脉　面动脉是颈外动脉的分支，面静脉是颈内静脉的属支。

该穴的深面为下颌骨。

【针刺意外与预防】该穴的深面有面动、静脉，在咬肌前缘可触及该动脉的搏动。针刺时，医者应左手拇指按压该动脉，拇指指甲放置于咬肌前缘，然后右手持针沿拇指指甲边缘进针，以避开动脉，否则易刺中血管，导致出血。因面动脉在咬肌前缘紧贴下颌骨下缘向上至面部，位置固定，移动性小，故直刺时应避开该动脉。若向颊车方向斜刺，一般不易刺中面动脉。

二十六、听会

【所属经脉】足少阳胆经。

【体表定位】在面部，耳屏间切迹与下颌骨髁突之间的凹陷中。

【操作方法】直刺 0.5~0.8 寸。

【临床主治】耳鸣，耳聋，聤耳，齿痛，面痛，口㖞。

【进针层次】（图 1-19、图 1-20）

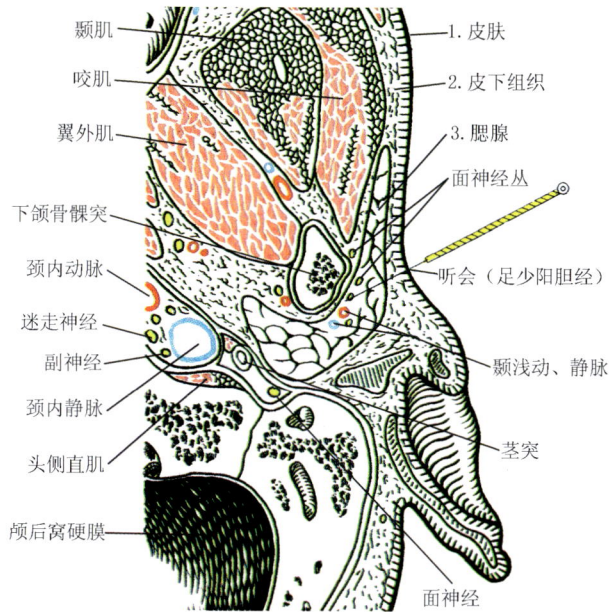

图 1 – 19 听会穴的断面解剖（右侧，水平切面）

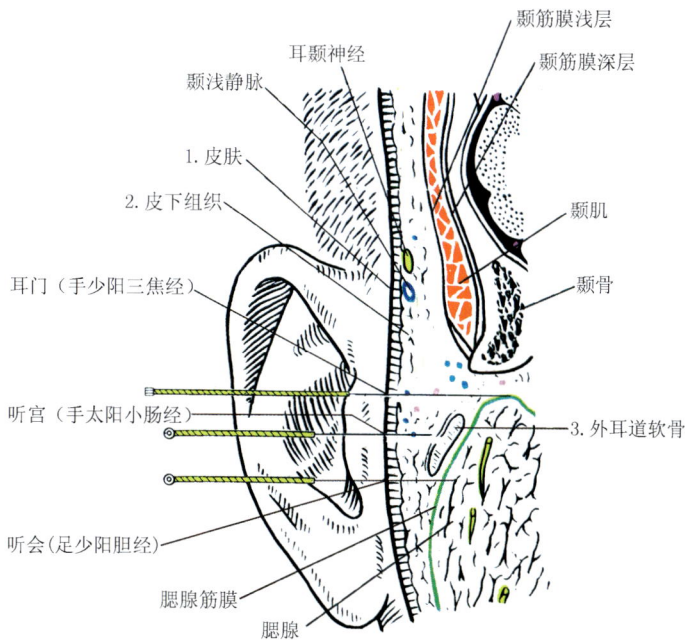

图 1 – 20 耳门、听宫、听会穴的断面解剖（右侧，冠状切面）

1. 皮肤 由耳颞神经和耳大神经分布。

2. 皮下组织 内有上述神经的分支。

3. 腮腺 同"下关穴"。

腮腺深面的结构有茎突诸肌、颈内动脉、颈内静脉、舌咽神经、迷走神经、副神经和舌下神经（即腮腺床）。

【针刺意外与预防】该穴皮下有颞浅动、静脉，在耳屏前方可摸到颞浅动脉搏动。针刺操作时，为了更有效地避开颞浅动脉，以免刺中血管，其具体方法是：先沿耳屏向前斜刺0.2寸进入皮下组织，使针尖位于颞浅动脉下方；然后令患者张开口，再直刺0.3~0.6寸。若针刺过深，针尖可刺中颈内动、静脉而引起出血，后果严重。出针时，用干棉球按压半分钟，以免出血。

二十七、听宫

【所属经脉】手太阳小肠经。

【体表定位】在面部，耳屏正中与下颌骨髁突之间的凹陷中。

【操作方法】直刺0.5~1寸。

【临床主治】耳鸣，耳聋，聤耳，齿痛，癫狂。

【进针层次】（图1-20）

1. 皮肤 较薄，移动性较大，由耳颞神经分布。

2. 皮下组织 内有耳颞神经的分支、颞浅动脉的分支和颞浅静脉的属支。

3. 外耳道软骨 外耳道是自外耳门至鼓膜之间的弯曲管道，全长约2.5cm。其外侧1/3为软骨部，内侧2/3为骨性部。

【针刺意外与预防】同"听会穴"。

二十八、耳门

【所属经脉】手少阳三焦经。

【体表定位】在面部，屏上切迹与下颌骨髁突之间的凹陷中。

【操作方法】直刺0.5~1寸。

【临床主治】耳聋，耳鸣，聤耳，齿痛。

【进针层次】（图1-20）

1. 皮肤 由耳颞神经分布。

2. 皮下组织 内有耳颞神经的分支、颞浅动脉的分支和颞浅静脉的属支。

3. 腮腺上缘 腮腺同"下关穴"。

【针刺意外与预防】同"听会穴"。

第二章 颈　　部

第一节　局部应用解剖

颈部以脊柱颈段为支柱，位于头、胸和上肢之间，以下颌骨下缘、下颌角、乳突尖、上项线和枕外隆凸的连线与头部分界，以胸骨颈静脉切迹、胸锁关节、锁骨上缘、肩峰和第7颈椎棘突的连线与胸部、上肢分界。

一、颈前部

（一）颈部浅层结构

1. 皮肤　颈部的皮肤薄，移动度大，皮纹横行。

2. 浅筋膜　为一薄层含有脂肪的疏松结缔组织，内有颈阔肌、浅静脉和神经等。

（1）颈阔肌：位于颈前外侧部浅筋膜脂肪层的深面，为一层菲薄而宽阔的皮肌，由面神经颈支支配。

（2）浅静脉：主要有颈前静脉和颈外静脉，位于颈阔肌深面。

（3）面神经颈支：自腮腺下端穿出后，入颈阔肌深面，行向前下方，支配该肌。

（4）颈丛皮支：有枕小神经、耳大神经、颈横神经和锁骨上神经，均于胸锁乳突肌后缘的中点浅出深筋膜，分布于颈部、枕部、耳部、肩部和胸前壁上部的皮肤。

3. 颈筋膜　即颈深筋膜，位于颈浅筋膜的深面，分层包绕颈、项部诸肌和器官，并形成筋膜鞘及筋膜间隙。颈筋膜可分为浅、中、深3层。

（1）颈筋膜浅层：又称封套筋膜，包绕斜方肌和胸锁乳突肌，形成两肌的鞘；向后附着于项韧带和第7颈椎棘突；向前于颈前正中线左、右相交织，参与构成颈白线。

（2）颈筋膜中层：又称内脏筋膜，位于舌骨下肌群深面，包绕着咽、食管颈部，喉、气管颈部，以及甲状腺和甲状旁腺等器官。此筋膜在甲状腺两侧叶的后外方分为前、后两层后包裹甲状腺，形成甲状腺鞘，又称甲状腺假被膜。此筋膜前下部覆盖气管，称为气管前筋膜；后上部覆盖颊肌和咽缩肌，称为颊咽筋膜。颈筋膜中层向两侧包裹颈总动脉、颈内动脉、颈内静脉和迷走神经周围，形成颈动脉鞘。

（3）颈筋膜深层：又称椎前筋膜，位于椎前肌和斜角肌的前面，覆盖臂丛、颈交感干、膈神经、锁骨下动脉及锁骨下静脉。此筋膜向下外方，包裹腋动、静脉及臂丛形成腋鞘。

（二）颈前区

颈前区为下颌骨下缘与两侧胸锁乳突肌前缘围成的区域。该区又以舌骨为界分为舌骨上区和舌骨下区，前者又分为左、右下颌下三角和颏下三角；后者又分为左、右颈动脉三角和左、右肌三角。

1. 下颌下三角　是指下颌骨下缘与二腹肌前、后腹之间的三角形区域。其浅面有皮肤、浅筋膜、颈阔肌和颈筋膜浅层，深面有下颌舌骨肌及其深面的舌骨舌肌、咽中缩肌。该三角内主要有下颌下腺、下颌下淋巴结及其周围的面动脉、面静脉、舌动脉、舌静脉、舌下神经和舌神经等。

2. 颏下三角　是指左、右二腹肌前腹与舌骨体之间的三角形区域。其浅面为皮肤、浅筋膜和颈筋膜浅层，深面为两侧的下颌舌骨肌及其筋膜。该三角内有 1～3 个颏下淋巴结。

3. 颈动脉三角　是指胸锁乳突肌前缘、二腹肌后腹与肩胛舌骨肌上腹之间的三角形区域。其浅面为皮肤、浅筋膜、颈阔肌和颈筋膜浅层，深面为椎前筋膜。该三角内主要有颈总动脉及其分支、颈内静脉及其属支、舌下神经及其降支、迷走神经及其分支、副神经和部分颈外侧深淋巴结等。

4. 肌三角　是指颈前正中线、胸锁乳突肌前缘与肩胛舌骨肌上腹之间的三角形区域。其浅面由浅入深依次为皮肤、浅筋膜、颈阔肌、颈前静脉与皮神经、颈筋膜浅层及舌骨下肌群，深面为椎前筋膜。该三角内主要有甲状腺、甲状旁腺、喉、气管颈部、咽、食管颈部及血管、神经等。

（三）胸锁乳突肌区

胸锁乳突肌区是指该肌所在的区域。该区的皮肤较薄，浅筋膜中有颈阔肌、浅静脉和皮神经，其深面主要有颈袢、颈动脉鞘及其内容、颈丛和颈交感干等。

1. 颈袢　由第 1～3 颈神经前支的分支构成。其中第 1 颈神经前支的部分纤维随舌下神经走行，在颈动脉三角内离开舌下神经，称为舌下神经降支，又称颈袢上根，沿颈内、颈总动脉浅面下行；第 2、第 3 颈神经前支的纤维经过颈丛联合发出降支，称为颈袢下根，沿颈内静脉浅面或深面下行。上、下两根在颈动脉鞘浅面合成颈袢，位于肩胛舌骨肌中间腱的上缘附近，适平环状软骨弓水平。颈袢分支支配肩胛舌骨肌、胸骨舌骨肌和胸骨甲状肌。

2. 颈动脉鞘及其内容　颈动脉鞘上起颅底，下续纵隔。鞘内有颈内动脉、颈总动脉、颈内静脉和迷走神经组成的颈血管神经束，其中动脉位于内侧，静脉位于外侧，迷走神经位于两者之间的后方。鞘的浅面有胸锁乳突肌、胸骨舌骨肌、胸骨甲状肌、肩胛舌骨肌下腹、颈袢及甲状腺上、中静脉；鞘的后方有甲状腺下动脉横过（左侧还有胸导管弓横过），隔椎前筋膜有颈交感干、椎前肌及颈椎横突；鞘的内侧有咽、食管、喉、气管、甲状腺侧叶及喉返神经等。

3. 颈丛　由第 1～4 颈神经前支构成，位于胸锁乳突肌上部的深面，肩胛提肌和中斜角肌的浅面。其分支有皮支、膈神经和肌支。

4. 颈交感干　位于脊柱两侧，椎前筋膜的深面，由颈上、中、下交感神经节及其节间支组成。颈上神经节最大，呈菱形，长约 3cm，位于第 2、第 3 颈椎横突前方。颈中神经节最小，位于第 6 颈椎横突前方，可缺如。颈下神经节多与第 1 胸神经节融合成颈胸神经节，又称星状神经节，长 1.5～2.5cm，位于第 1 肋颈的前方。上述 3 个神经节各发出一心支，参与心丛的组成。

二、颈外侧区和颈根部

（一）颈外侧区

1. 枕三角　是指胸锁乳突肌后缘、斜方肌前缘与肩胛舌骨肌下腹上缘之间的三角形区域。其浅面由浅入深依次为皮肤、浅筋膜和颈筋膜浅层，深面为椎前筋膜及其覆盖的中斜角肌、后斜角肌、肩胛提肌和头夹肌。该三角内主要有副神经、颈丛及其分支、臂丛的分支（肩胛背神经、肩胛上神经和胸长神经等）。

2. 锁骨上三角　位于锁骨上缘中 1/3 上方，在体表呈明显凹陷，故又称锁骨上大窝。该三角是指胸锁乳突肌后缘、肩胛舌骨肌下腹和锁骨之间的三角形区域。其浅面由浅入深依次为皮肤、浅筋膜及位于其中的锁骨上神经、颈外静脉末段、颈阔肌及颈筋膜浅层，深面为斜角肌下份及椎前筋膜。该三角内主要有锁骨下静脉、锁骨下动脉、臂丛及其分支等。

（二）颈根部

颈根部是指颈、胸、上肢之间诸多重要结构连接的区域。其前界为胸骨柄，后界为第 1 胸椎体，两侧为第 1 肋。前斜角肌为该部重要的标志，起自第 3～6 颈椎横突，止于第 1 肋上面的斜角肌结节。该肌的后方有中斜角肌，也止于第 1 肋，前、中斜角肌与第 1 肋围成斜角肌间隙，其内有臂丛和锁骨下动脉通过。

1. 胸膜顶　为肋胸膜和纵隔胸膜向上连续的部分，包于肺尖上方的壁胸膜，突入颈根部，高出锁骨内侧 1/3 上缘 2～3cm。胸膜顶的前外侧有斜角肌群；前内侧有胸廓内动脉、锁骨下动脉、锁骨下静脉和气管等；后内侧有臂丛、颈下神经节、最上肋间动脉、椎动脉和食管（左侧还有胸导管）；上有臂丛。臂丛麻醉、颈根部手术及针灸时，应熟练掌握胸膜顶和肺尖的位置及毗邻结构，避免引起气胸。

2. 锁骨下动脉　左侧起自主动脉弓，右侧起自头臂干，两者呈弓形越过胸膜顶的前方，穿斜角肌间隙至第 1 肋外缘，移行为腋动脉。以前斜角肌为界，将该动脉分为 3 段：第 1 段动脉的分支有椎动脉、胸廓内动脉、甲状颈干和肋颈干；第 3 段有时发出颈横动脉或肩胛上动脉。

3. 锁骨下静脉　在第 1 肋外缘续于腋静脉，在锁骨后方、前斜角肌止点前方，向内侧与颈内静脉汇合成头臂静脉，汇合处为静脉角。该静脉壁与第1肋、锁骨下肌和前斜角肌的筋膜相愈着，故此处管壁破裂后易导致气栓。

4. 胸导管与右淋巴导管　胸导管沿食管左侧出胸腔上口至颈部，平第7颈椎高度，弯向下内注入左静脉角。右淋巴导管为一短干，注入右静脉角。

5. 迷走神经　在颈根部，右迷走神经下行于右颈总动脉和右颈内静脉之间，在右锁骨下动脉第1段前面发出右喉返神经，勾绕该动脉下面和后方返回至颈部；左迷走神经在左颈总动脉与左颈内静脉之间下行入胸腔。

6. 膈神经　发自颈丛，由第3~5颈神经前支组成，位于前斜角肌前面，椎前筋膜深面；在胸膜顶前内侧、迷走神经外侧，穿锁骨下动、静脉之间进入胸腔。

7. 椎动脉三角　是指前斜角肌、颈长肌外侧缘和锁骨下动脉第1段围成的三角形区域，尖为第6颈椎横突前结节。该三角内主要有椎动、静脉，甲状颈干及甲状腺下动脉，交感干及颈胸神经节等。

第二节　腧穴解剖结构

一、廉泉

【所属经脉】任脉
【体表定位】在颈前区，喉结上方，舌骨上缘凹陷中，前正中线上。
【操作方法】向上斜刺0.5~0.8寸。
【临床主治】舌下肿痛，咽喉肿痛，舌缓流涎，舌干口燥，口舌生疮，中风失语，暴瘖，梅核气，瘿气。
【进针层次】（图2-1）

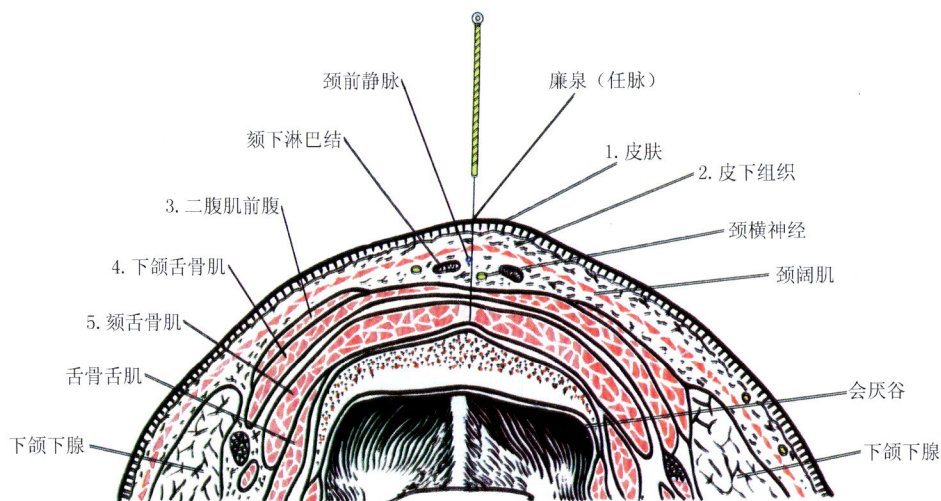

图2-1　廉泉穴的断面解剖（水平切面）

1. 皮肤 由颈横神经分布。该神经为颈丛的皮支之一。

2. 皮下组织 内有颈横神经的分支、颈阔肌、颈前静脉和颏下淋巴结等。颈前静脉为颈外静脉的属支，颏下淋巴结位于颏下三角。

3. 左、右二腹肌前腹之间 二腹肌位于下颌体的下方，由前腹和后腹组成。前腹起自下颌骨的二腹肌窝，移行于中间腱，固定于舌骨体和舌骨大角的分界处；后腹止于颞骨乳突切迹。前腹由三叉神经支配，后腹由面神经支配。

4. 下颌舌骨肌 位于下颌体内侧，下颌骨与舌骨之间。该肌起自下颌骨内面的颌舌线，肌束斜向后内下方，止于舌骨体，由三叉神经支配。

5. 颏舌骨肌 位于下颌舌骨肌的上方，正中线的两侧，舌的下方。该肌起自下颌骨的颏棘，止于舌骨体，由舌下神经支配。

6. 颏舌肌 位于颏舌骨肌的上方，为舌外肌之一。该肌起自下颌体后面的颏棘，肌束呈扇形向后上方分散，止于舌正中线两侧，由舌下神经支配。

二、翳风

【所属经脉】手少阳三焦经。

【体表定位】在颈部，耳垂后方，当乳突与下颌角之间的凹陷中。

【操作方法】直刺0.8~1.2寸。

【临床主治】耳鸣，耳聋，聤耳，口眼㖞斜，口噤，齿痛，颊肿，瘰疬，疟腮。

【进针层次】（图2-2）

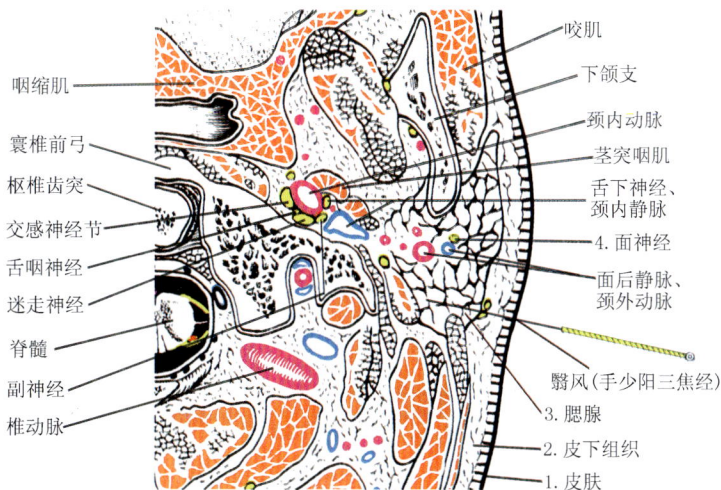

图2-2 翳风穴的断面解剖（右侧，水平切面）

1. 皮肤 由耳大神经分布。该神经为颈丛的皮支之一。

2. 皮下组织 内有耳大神经的分支、耳后动脉的分支、耳后静脉的属支。耳后动脉为颈外动脉的分支，耳后静脉为颈外静脉的属支。

3. 腮腺 同"下关穴"。

4. 面神经   面神经自茎乳孔出颅，向前进入腮腺，先分为上、下两干，然后再分支并相互交织成丛，最后呈扇形分出颞支、颧支、颊支、下颌缘支和颈支，由腮腺上缘、前缘和下端穿出，支配面肌。

【毗邻结构】

1. 前方   耳垂和下颌支后缘。

2. 后方   由浅至深的结构依次有胸锁乳突肌、头夹肌、头最长肌和二腹肌后腹。

3. 深面   偏前方有颈外动脉、颈内动脉、颈内静脉、舌下神经、副神经、迷走神经和舌咽神经等，偏后方有椎动脉。

【针刺意外与预防】颈外动脉、颈内动脉、颈内静脉和椎动脉均位于该穴的深面。若针刺过深且偏向前方，有可能刺中颈内、外动脉及颈内静脉；若针刺过深且偏向后方，有可能刺中椎动脉。若针刺时针尖有搏动感，应立即退针，并加压数分钟，切忌继续深刺及提插捻转，以免损伤血管。因此，该穴不宜深刺。

三、人迎

【所属经脉】足阳明胃经。

【体表定位】在颈前区，平喉结，胸锁乳突肌前缘，颈总动脉搏动处。

【操作方法】避开颈总动脉，直刺 0.3 ~ 0.8 寸。

【临床主治】咽喉肿痛，胸满喘息，瘰疬，瘿气，头痛，眩晕。

【进针层次】（图 2 - 3）

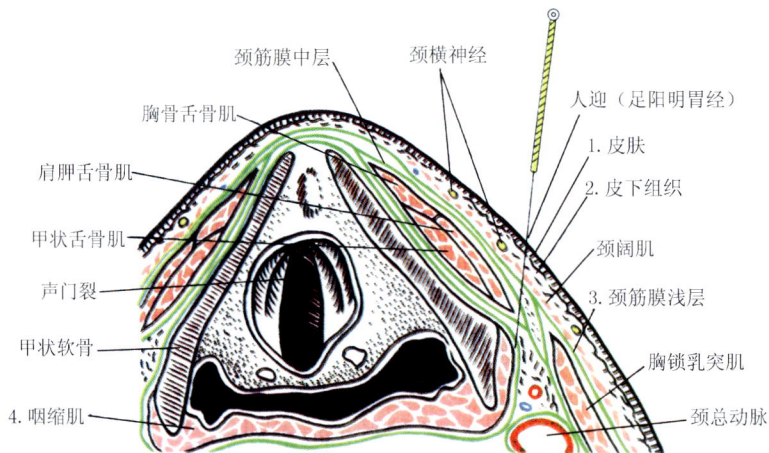

图 2 - 3   人迎穴的断面解剖（右侧，水平切面）

1. 皮肤   由颈横神经分布。

2. 皮下组织   内有颈横神经的分支和颈阔肌。

3. 颈筋膜浅层   又称封套筋膜，为包绕胸锁乳突肌和斜方肌周围的深筋膜。

4. 咽缩肌   主要附着于甲状软骨，参与构成咽后壁的肌层，由迷走神经的咽支和舌咽神经支配。

【毗邻结构】

1. 胸锁乳突肌与肩胛舌骨肌上腹　分别位于进针部位的后外侧和前内侧。

2. 颈动脉鞘　是由颈部深筋膜形成的包裹颈部大血管、神经的结缔组织鞘。该鞘在进针部位的后外侧，恰巧被胸锁乳突肌掩盖。鞘内有颈内动脉、颈总动脉、颈内静脉及迷走神经，它们排列的方式为：颈内动脉和颈总动脉位于前内侧，颈内静脉在后外侧，迷走神经在两者的后方。

3. 颈动脉鞘深部的结构　包括交感干、颈深部肌、椎动脉、第4颈椎等结构。

【针刺意外与预防】若针刺偏外侧，可能刺中颈总动脉，且有明显的搏动感，此时应立即退针。若进针过于偏外侧，则可刺中颈内静脉，进而可刺中迷走神经；若提插捻转手法过重，或电针时通电流量过大、频率过快，均可引起患者心悸、胸闷、面色苍白等迷走神经反应，应立即退针，否则后果严重，甚至危及生命。因此，进针不可偏外侧、过深及手法过重。

四、扶突

【所属经脉】手阳明大肠经。

【体表定位】在胸锁乳突肌区，平喉结，胸锁乳突肌前、后缘中间。

【操作方法】直刺0.5~0.8寸。

【临床主治】瘿气，暴瘖，咽喉肿痛，瘰疬，咳嗽，气喘。

【进针层次】（图2-4）

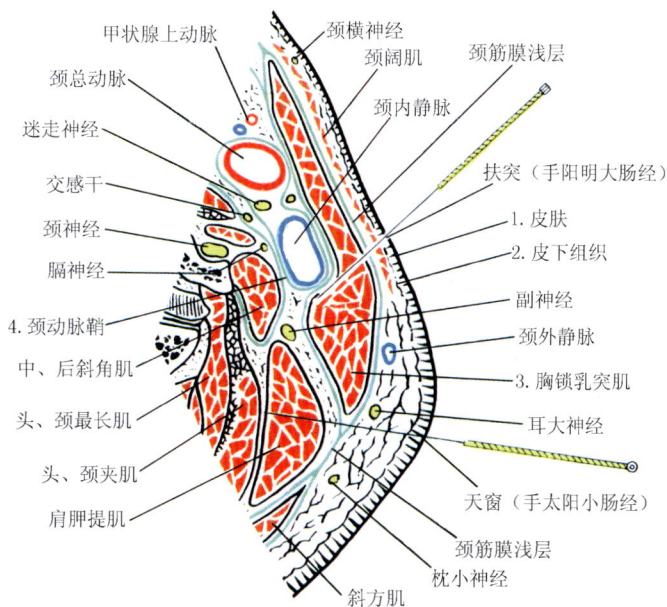

图2-4　扶突、天窗穴的断面解剖（右侧，水平切面）

1. 皮肤　由颈横神经分布。

2. 皮下组织　内有颈横神经的分支、面神经颈支和颈阔肌。

3. 胸锁乳突肌 是位于颈部两侧的浅层肌。该肌起自胸骨柄前面和锁骨内侧 1/3 上缘，肌束斜向后上方，止于颞骨乳突及上项线外侧 1/3，由副神经支配。

4. 颈动脉鞘后缘 颈动脉鞘同"人迎穴"。

【针刺意外与预防】 若向前内斜刺过深，易伤及颈内静脉、颈总动脉或迷走神经，详见"人迎穴"。

五、缺盆

【所属经脉】足阳明胃经。

【体表定位】在颈外侧区，锁骨上大窝，锁骨上缘凹陷中，前正中线旁开 4 寸。

【操作方法】直刺或向后平刺 0.3 ~ 0.5 寸。

【临床主治】咳嗽，气喘，缺盆中痛，咽喉肿痛，瘰疬，颈肿。

【进针层次】（图 2 - 5）

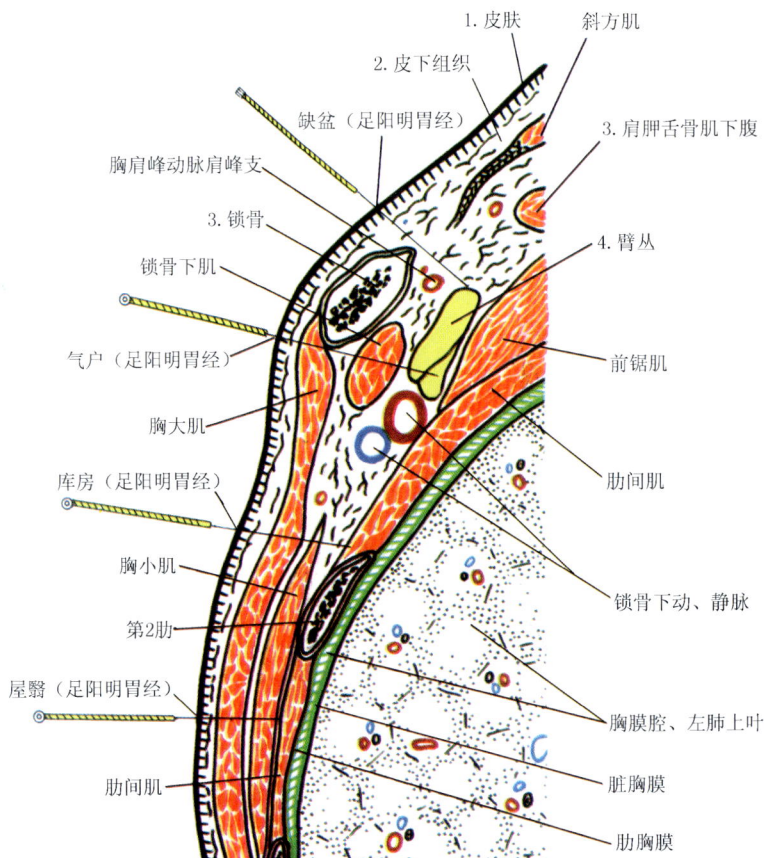

图 2 - 5 缺盆、气户、库房、屋翳穴的断面解剖（右侧，矢状切面）

1. 皮肤 由锁骨上神经分布。该神经为颈丛的皮支之一。

2. 皮下组织 内有锁骨上神经的分支和颈阔肌。

3. 锁骨与肩胛舌骨肌下腹之间 锁骨位于进针部位的前方，肩胛舌骨肌下腹位于进针部位的后方。肩胛舌骨肌位于颈阔肌的深面，被中间腱分为上、下腹，下腹起自肩胛骨上缘和肩胛上横韧带，向上移行于中间腱，上腹起自中间腱斜向内上方，止于舌骨体外侧半，由颈袢的分支支配。

4. 臂丛 由第 5~8 颈神经前支和第 1 胸神经前支的大部分组成，经斜角肌间隙、锁骨下动脉后上方进入锁骨上三角，再经锁骨中份的后下方进入腋窝，围绕腋动脉形成内侧束、外侧束和后束。

【针刺意外与预防】若向下深刺，针尖可穿过前锯肌、第 1 肋间肌、壁胸膜进入胸膜腔，进而可刺中肺，引起气胸；若患者出现胸痛、胸闷、心悸等症状，应按气胸常规处理。因此，该穴不可深刺，以防引起气胸。

六、天突

【所属经脉】任脉。

【体表定位】在颈前区，胸骨上窝中央，前正中线上。

【操作方法】先直刺 0.2 寸，然后沿胸骨柄后缘与气管前缘缓慢向下刺入 0.5 ~ 1 寸。

【临床主治】咳嗽，哮喘，咳唾脓血，暴瘖，咽喉肿痛，噎膈，瘿气，梅核气。

【进针层次】（图 2 - 6、图 2 - 7）

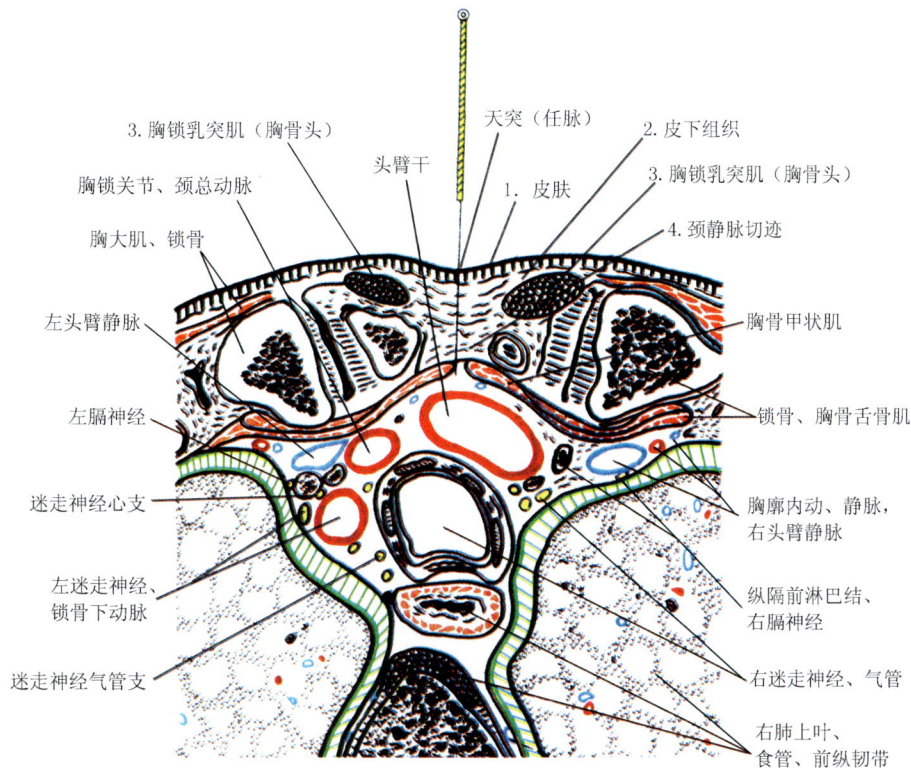

图 2 - 6 天突穴的断面解剖（水平切面）

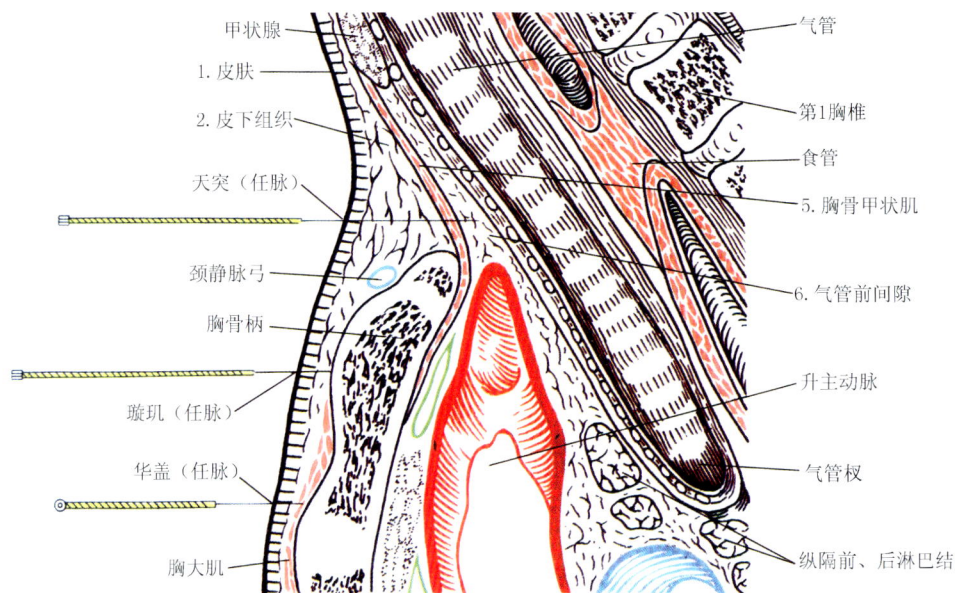

图 2 - 7　天突、璇玑、华盖穴的断面解剖（正中矢状切面）

1. 皮肤　由颈横神经分布。

2. 皮下组织　内有颈横神经的分支和颈静脉弓。

3. 左、右胸锁乳突肌之间　胸锁乳突肌同"扶突穴"。

4. 颈静脉切迹上方　颈静脉切迹为胸骨柄上缘中份的切迹。

5. 左、右胸骨甲状肌之间　胸骨甲状肌位于胸骨舌骨肌的深面，起自胸骨柄和第1肋后面，肌束斜向上外，止于甲状软骨板斜线，由颈袢的分支支配。

6. 气管前间隙　位于舌骨下肌群与气管颈部之间的间隙，由疏松结缔组织填充。针尖达此层时，针感空松。若浅刺时，直刺至此，即可停止进针。若深刺时，由此处变换进针方向向下，即沿胸骨柄后缘与气管前缘缓慢向下刺入，针尖沿此间隙经胸廓上口向下达上纵隔的蜂窝组织及胸腺内，故针感空松。

【针刺意外与预防】

1. 刺中气管软骨或气管软骨环之间的韧带　直刺超过0.5寸以上，则可刺中该穴深面的气管软骨环或相邻软骨环之间的韧带。刺中气管软骨，针感坚韧不易刺穿，应略退针。刺入软骨环之间的韧带，若进入气管腔内，患者觉喉中作痒，引起剧烈咳嗽，针体随咳嗽动作剧烈颤动，此时应立即退针，让患者休息片刻，通常不会有严重后果。

2. 刺中主动脉弓、头臂干和左颈总动脉　主动脉弓及其分支位于气管前方及两侧，主动脉弓的最高点可到达胸骨柄之中点或略高。若贴近气管深刺时，针尖偏后方易刺中主动脉弓，针尖偏向两侧易刺中左颈总动脉或头臂干。故针刺时，不可深刺，若针感搏动十分明显，应立即退针，以防损伤血管。

3. 刺中胸膜前界和肺前缘　两侧胸膜前界，自胸锁关节起即斜向内侧，至胸骨角水平即相互靠拢，然后几乎垂直向下。两肺前缘的体表投影与此相一致。若针刺过深且达到胸骨角水平时，则易刺中胸膜前界和肺前缘，引起气胸。

第三章　胸腹部

第一节　局部应用解剖

一、胸部

胸部是躯干的一部分，位于颈部与腹部之间，由胸壁、胸腔和胸腔脏器组成。胸廓是胸部的支架，由 1 块胸骨、12 对肋和 12 块胸椎借胸椎间盘、关节、韧带连结而成。各肋之间为肋间隙，其中填充有肋间组织。胸廓外面被以皮肤、皮下组织和肌，内面衬以胸内筋膜，共同构成胸壁。胸壁的上界以胸骨颈静脉切迹、胸锁关节、锁骨上缘、肩峰至第 7 颈椎棘突的连线与颈部分界，下界以剑突、肋弓、第 11 肋前端、第 12 肋下缘至第 12 胸椎的连线与腹壁分界，两侧上部以三角肌前、后缘与上肢分界，两侧下部以腋后线分为胸前外侧壁和背部。胸廓和膈围成的腔隙称为胸腔，其中部为纵隔，有心、出入心的大血管、气管、食管、胸导管等器官，两侧容纳左、右肺和胸膜腔。由于膈的穿隆部突向胸腔，使胸腔的范围与上述胸壁的下界不完全一致，胸壁比胸腔长，腹腔上部的某些器官突向胸部，被肋弓所遮盖（如肝、脾等）而受到保护；因肺尖突出胸廓上口达颈根部，故在颈根部针刺、手术和臂丛麻醉时，应注意保护这些结构和器官，以免造成气胸。

（一）胸壁浅层结构

1. 皮肤　胸前外侧壁的皮肤较薄，其中锁骨下窝、胸骨处和乳头区最薄，除胸骨表面的皮肤外，其余部分均有较大的活动性。

2. 浅筋膜　胸前外侧壁的浅筋膜与颈部、腹部及上肢的浅筋膜相延续，各部厚薄与个体发育和营养等因素有关，胸骨前面较薄，其余部分较厚。浅筋膜内含有脂肪组织、胸廓内动脉和肋间后动脉的穿支、胸腹壁静脉、肋间神经的前皮支和外侧皮支、淋巴结和乳房等。

（二）胸壁深层结构

1. 深筋膜　位于浅筋膜的深面，根据其位置，分为浅、深两层。浅层较为薄弱，位于胸大肌和前锯肌的表面，向上附着于锁骨，向下续于腹外斜肌表面的深筋膜，向内侧附着于胸骨表面，并与胸骨骨膜相连，向后与背部深筋膜相续。深层贴于胸大肌深面，向上附着于锁骨，向下包绕锁骨下肌和胸小肌。位于喙突、锁骨下肌和胸小肌上缘之间的深筋膜称为锁胸筋膜。胸肩峰动脉的分支和胸外侧神经穿出该筋膜至胸大肌，头静脉和淋巴管穿该筋膜进入腋窝，分别注入腋静脉和腋淋巴结。

2. 肌层　由胸上肢肌和部分腹肌组成。胸上肢肌均起自胸廓外面，止于上肢带骨或肱骨，主要有胸大肌、胸小肌、锁骨下肌和前锯肌。在胸廓的下部有腹肌覆盖。

3. 肋间隙　肋与肋之间的间隙称为肋间隙，内有筋膜、肋间肌、血管和神经等结构。

4. 胸内筋膜　是一层致密的结缔组织膜，衬于胸骨、肋和肋间肌的内面，向上覆于胸膜顶的上面，向下覆于膈的上面。此筋膜厚薄不匀，在胸骨、肋和肋间肌内面的部分较厚，脊柱两侧较薄。

5. 壁胸膜　位于胸壁最内面的一层，是被覆于胸腔各壁内面的一层浆膜，依其被覆的部位不同分为肋胸膜、膈胸膜、纵隔胸膜和胸膜顶四部。胸膜顶高出锁骨内侧 1/3 上方 2～3cm，胸内筋膜与壁胸膜之间有疏松的结缔组织，脊柱两旁较发达，两层膜易于分离。

二、腹部

腹部是躯干的一部分，位于胸部和盆部之间，包括腹壁、腹腔及其脏器等。腹壁的上界即胸廓下口，由剑突、肋弓、第 11 肋前端、第 12 肋下缘和第 12 胸椎围成，下界是耻骨联合上缘、耻骨嵴、耻骨结节、腹股沟韧带、髂前上棘、髂嵴至第 5 腰椎棘突的连线，两侧以腋后线为界，分为腹前外侧壁和腹后壁（腰部）。腹壁及膈所围成的内腔即腹腔，腹腔的上界是膈穹隆，下界是骨盆上口。由于右侧和左侧的膈穹隆可分别高达第 4 和第 5 肋间隙水平，小肠等腹腔脏器也经常由骨盆上口进入盆腔，因此腹腔的实际范围比腹壁的体表界线要大。腹腔内有消化系统、泌尿系统及脾、肾上腺等脏器，在大部分脏器的表面和腹壁的内面均覆盖有腹膜。

（一）腹壁浅层结构

1. 皮肤　腹前外侧壁的皮肤较薄，富于弹性。除在腹前正中线和腹股沟韧带等处外，其余与深部皮下组织连接均较为疏松，易于活动，伸展性较大。

2. 浅筋膜　腹前外侧壁的浅筋膜主要由脂肪和疏松结缔组织组成，与胸前外侧壁相比脂肪相对较厚，其厚薄因人的胖瘦而异。浅筋膜内有肋间后动脉、肋下动脉和腰动脉的分支，腹壁浅动脉和旋髂浅动脉，胸腹壁静脉、腹壁浅静脉和旋髂浅静脉，以及第 7～11 对肋间神经、肋下神经和髂腹下神经的前皮支和外侧皮支等。

（二）腹壁深层结构

1. 深筋膜和肌层　腹前外侧壁的深筋膜共有 4 层，分隔腹前外侧壁 3 层阔肌。位于腹前正中线两侧有腹直肌，该肌被腹直肌鞘所包裹。腹外侧 3 层阔肌由浅入深依次为腹外斜肌、腹内斜肌和腹横肌，它们的腱膜在腹直肌外侧缘移行为腹直肌鞘。

2. 血管和神经 腹壁深层结构的动脉主要有下 5 对肋间后动脉、肋下动脉、4 对腰动脉、腹壁上动脉、腹壁下动脉和旋髂深动脉，静脉与同名动脉伴行。神经主要为下 5 对肋间神经、肋下神经、髂腹下神经和髂腹股沟神经，均斜行于腹内斜肌和腹横肌之间，主要分布于腹前外侧壁肌、下腹部和会阴部皮肤。

3. 腹横筋膜 腹横筋膜是腹内筋膜的一部分。腹内筋膜是被覆于腹壁各部肌肉深面的一层筋膜，由于其被覆的部位不同而有不同的名称。其中，位于腹横肌深面的部分称为腹横筋膜，位于膈下的部分称为膈下筋膜，位于腹后壁的部分称为腰方肌筋膜、腰大肌筋膜和肾筋膜，位于髂窝的部分称为髂腰筋膜，位于盆腔内的部分称为盆筋膜。由此可见，相邻各部的腹内筋膜是互相延续的。

4. 腹膜外筋膜 位于腹横筋膜与壁腹膜之间，为一层疏松结缔组织，含有脂肪，故又称为腹膜下筋膜或腹膜外脂肪。

5. 壁腹膜 为腹前外侧壁的最内层，向上移行于膈下腹膜，向下延续于盆腔的腹膜。

（三）腹股沟区

腹股沟区为腹前壁下部的一个三角形区域，其内侧界为腹直肌外侧缘，下界为腹股沟韧带，上界为髂前上棘至腹直肌外侧缘的水平线。腹外斜肌在此区已移行为较薄的腱膜，腹内斜肌和腹横肌的下缘不能到达腹股沟韧带的内侧部，因而此区内侧部没有肌肉遮盖，男性的精索或女性的子宫圆韧带在此区走出腹前壁而形成潜在性裂隙，上述因素使得该区较为薄弱。此外，当人体站立时，腹股沟区所承受的压力比较高。由于以上解剖和生理特点，腹壁疝多发生于此区。

1. 腹股沟管 位于腹股沟韧带内侧半的上方，是由外上斜向内下的肌肉筋膜裂隙。在成年人，腹股沟管长 4～5cm。腹股沟管有上、下、前、后 4 个壁及内、外 2 个口。该管的前壁为腹外斜肌腱膜，其外侧 1/3 部分尚有腹内斜肌起始部加强；后壁为腹横筋膜，其内侧 1/3 部分有腹股沟镰内侧部加强；上壁为腹内斜肌和腹横肌形成的弓状下缘；下壁为腹股沟韧带。内口为腹股沟管深环，位于腹股沟韧带中点上方一横指处，腹壁下动脉的外侧，是腹横筋膜向外突出形成的一个卵圆形孔；外口称为腹股沟管浅环，是腹外斜肌腱膜在耻骨结节外上方形成的一个三角形裂隙。

男性腹股沟管内有精索、髂腹股沟神经和生殖股神经的生殖支通过，女性腹股沟管内有子宫圆韧带、髂腹股沟神经和生殖股神经的生殖支通过。

2. 腹股沟三角 又称海氏三角（Hesselbach 三角），其内侧界是腹直肌外侧缘，外侧界是腹壁下动脉，下界为腹股沟韧带内侧半。该三角浅表处为腹股沟管浅环，结构较为薄弱，如果腹内脏器从腹壁下动脉的内侧经腹股沟三角处突出，即不经过腹股沟管深环，称为腹股沟直疝。如果腹内脏器从腹壁下动脉外侧的腹股沟管深环进入腹股沟管，可出浅环入阴囊，称为腹股沟斜疝。因此，腹壁下动脉可作为手术时鉴别腹股沟直疝与斜疝的标志。

第二节　腧穴解剖结构

一、中府

【所属经脉】手太阴肺经。

【体表定位】在胸部，平第1肋间隙，锁骨下窝外侧，前正中线旁开6寸。

【操作方法】向外侧斜刺或平刺0.5～0.8寸。

【临床主治】咳嗽，气喘，胸痛，胸中烦满，肩背痛。

【进针层次】（图3-1）

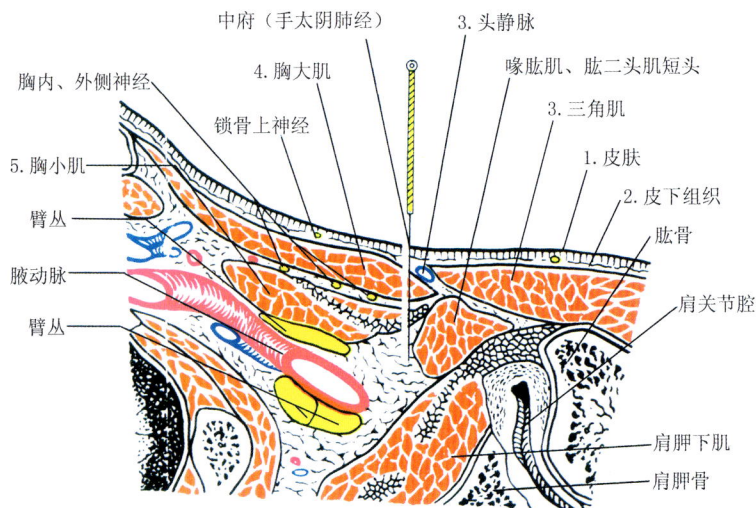

图3-1　中府穴的断面解剖（右侧，水平切面）

1. 皮肤　由锁骨上神经分布。

2. 皮下组织　内有锁骨上神经的分支。

3. 三角肌和头静脉　两者均位于进针部位的外侧。三角肌是位于肩部的浅层肌，起自锁骨外侧1/3、肩峰和肩胛冈，肌束逐渐向外下方集中，止于肱骨体外侧面的三角肌粗隆，由腋神经支配。头静脉是腋静脉的属支，位于三角肌胸大肌间沟内。

4. 胸大肌　是位于胸廓前上部的浅层肌。该肌起自锁骨内侧半、胸骨柄、胸骨体前面及第1～6肋软骨前面，各部肌束向外侧集中，在三角肌前缘及肱二头肌长头之间，以扁腱止于肱骨大结节嵴，由胸内、外侧神经支配。

5. 胸小肌　位于胸大肌的深面。该肌起自第3～5肋骨的外面（靠近肋软骨与肋骨结合处），肌束向外上方，居于喙肱肌的内侧，止于肩胛骨喙突，由胸内侧神经支配。

【毗邻结构】

1. 外侧和内侧　该穴的深面外侧有喙肱肌和肱二头肌，深面内侧由浅入深依次为肋间外肌、肋间内肌（肋间血管和神经）、肋间最内肌、胸内筋膜、肋胸膜、胸膜腔、脏胸膜、左肺上叶或右肺上叶。

2. 上方和下方　该穴的深面上方为第 1 肋骨，深面下方为第 2 肋骨。当针刺中肋骨时，有坚硬感。

【针刺意外与预防】　若向内侧深刺，针尖可依次通过肋间外肌、肋间内肌、肋间最内肌、胸内筋膜、肋胸膜进入胸膜腔，进而可刺中左肺上叶或右肺上叶，引起气胸；若深刺再加提插、捻转，气胸更为严重。故该穴不可向内侧深刺，以免伤及胸膜和肺，引起气胸。

二、俞府

【所属经脉】　足少阴肾经。

【体表定位】　在胸部，锁骨下缘，前正中线旁开 2 寸。

【操作方法】　斜刺或平刺 0.5～0.8 寸。

【临床主治】　咳嗽，气喘，胸痛，呕吐。

【进针层次】　（图 3 - 2）

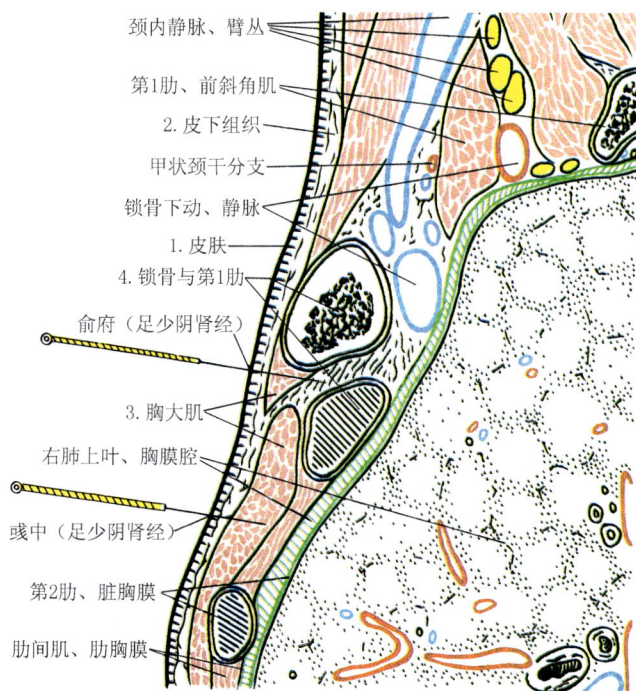

图 3 - 2　俞府、或中穴的断面解剖（右侧，矢状切面）

1. 皮肤　由锁骨上神经分布。

2. 皮下组织　内有锁骨上神经的分支。

3. 胸大肌　同"中府穴"。

4. 锁骨与第 1 肋之间　锁骨位于进针部位的上方，第 1 肋位于进针部位的下方。该穴的深面由浅入深依次有胸内筋膜、肋胸膜、胸膜腔、肺等结构。

【针刺意外与预防】　若直刺过深，针尖可刺中锁骨下静脉引起出血，或依次通过胸内筋膜、肋胸膜进入胸膜腔，进而可刺中左肺上叶或右肺上叶，引起气胸；若深刺再加提插、捻转，气胸更为严重。若针刺左侧俞府穴1.5寸以上时，针尖可刺中锁骨下动脉和主动脉弓，引起严重出血，后果甚为严重。

三、天池

【所属经脉】手厥阴心包经。

【体表定位】在胸部，第4肋间隙，前正中线旁开5寸。

【操作方法】斜刺或平刺0.5~0.8寸。

【临床主治】咳嗽，气喘，胸闷，胸痛，痰多，乳痈，乳少，瘰疬。

【进针层次】（图3-3）

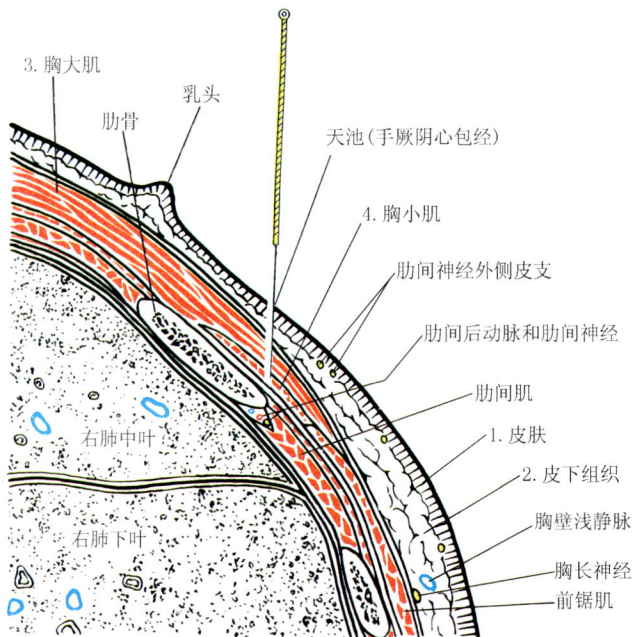

图3-3　天池穴的断面解剖（右侧，水平切面）

1. 皮肤　由第4肋间神经外侧皮支分布。

2. 皮下组织　内有第4肋间神经外侧皮支和胸腹壁静脉的属支。胸腹壁静脉注入胸外侧静脉。

3. 胸大肌　同"中府穴"。

4. 胸小肌　同"中府穴"。

该穴的深面由浅入深依次有肋间外肌、肋间内肌（肋间血管和神经）、肋间最内肌、胸内筋膜、肋胸膜、胸膜腔、肺等结构。

【针刺意外与预防】若直刺过深，针尖可依次通过肋间外肌、肋间内肌、肋间最内肌、胸内筋膜、肋胸膜进入胸膜腔，进而可刺中肺，引起气胸；若深刺再加提插、捻转，气胸更为严重。若左侧天池穴直刺过深时，针尖通过肋间隙可刺入心脏，后果甚为严重。

四、大包

【所属经脉】足太阴脾经。

【体表定位】在胸外侧区，第 6 肋间隙，在腋中线上。

【操作方法】平刺 0.5 ~ 0.8 寸。

【临床主治】咳嗽，气喘，胸闷，胁肋痛，胸胁胀满，全身疼痛，四肢无力。

【进针层次】（图 3 – 4）

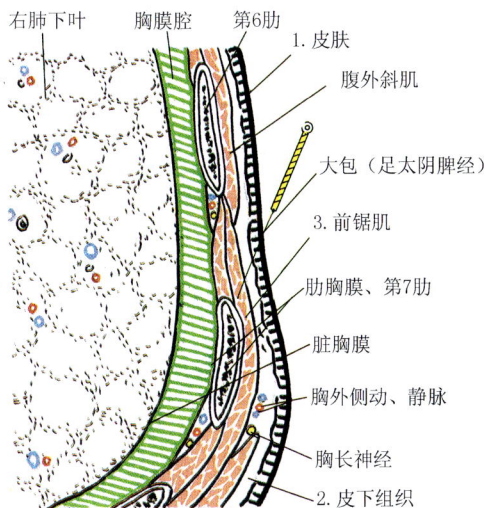

图 3 – 4　大包穴的断面解剖（右侧，水平切面）

1. 皮肤　由第 6 肋间神经外侧皮支分布。

2. 皮下组织　内有第 6 肋间神经外侧皮支、胸长神经、胸外侧动脉的分支和胸外侧静脉的属支。胸外侧动脉是腋动脉的分支，胸外侧静脉注入腋静脉。

3. 前锯肌　位于胸廓外侧面，为一宽大的扁肌。该肌起自上 8 ~ 9 个肋骨外面，肌纤维斜向后上内方，止于肩胛骨内侧缘及其下角内面，由胸长神经支配。

该穴的深面由浅入深依次有肋间外肌、肋间内肌、胸内筋膜、肋胸膜、胸膜腔、肺等结构。

【针刺意外与预防】若直刺过深，针尖可依次通过肋间外肌、肋间内肌、肋间最内肌、胸内筋膜、肋胸膜进入胸膜腔，进而可刺中肺，引起气胸；若深刺再加提插、捻转，气胸更为严重。

五、膻中

【所属经脉】任脉。

【体表定位】在胸部，平第 4 肋间隙，前正中线上。

【操作方法】平刺 0.3 ~ 0.5 寸。

【临床主治】胸闷，气短，咳喘，胸痛，心悸，心烦，呕吐，乳少，乳痈，噎膈。

【进针层次】（图 3 - 5）

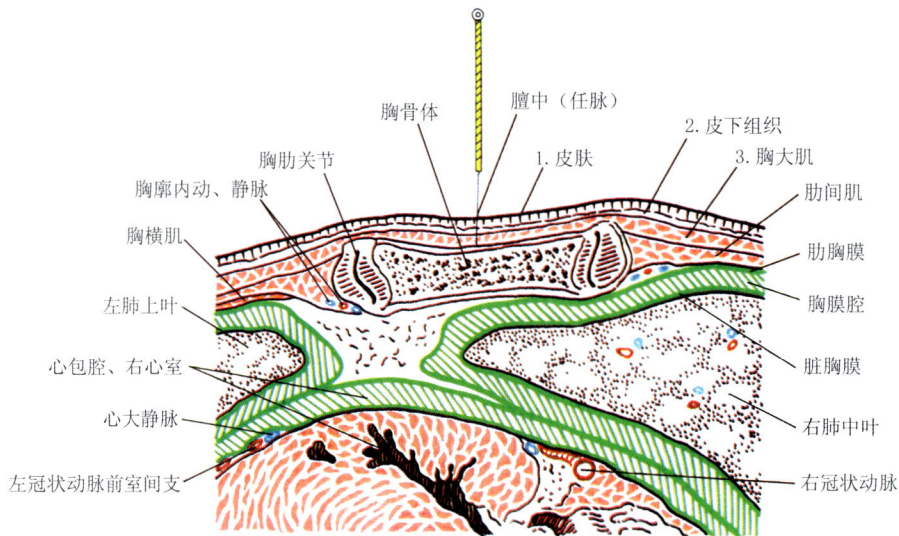

图 3 - 5　膻中穴的断面解剖（水平切面）

1. 皮肤　由第 4 肋间神经前皮支分布。

2. 皮下组织　内有上述皮神经的分支和胸廓内动、静脉的穿支。胸廓内动脉是锁骨下动脉的分支，胸廓内静脉注入头臂静脉。

3. 左、右胸大肌之间　胸大肌同"中府穴"。

该穴的深面为胸骨体。

六、期门

【所属经脉】足厥阴肝经。

【体表定位】在胸部，第 6 肋间隙，前正中线旁开 4 寸。

【操作方法】平刺或斜刺 0.5 ~ 0.8 寸。

【临床主治】胸胁胀痛，乳痈，呕吐，吞酸，呃逆，腹胀，腹泻，疟疾，咳嗽，气喘。

【进针层次】（图 3 - 6、图 3 - 7）

1. 皮肤　由第 6 肋间神经外侧皮支分布。

2. 皮下组织　内有第 6 肋间神经外侧皮支和胸腹壁静脉的属支。

3. 腹外斜肌　是位于胸下部和腹外侧部的浅层肌，外半部是肌腹，内半部为腱膜。该肌以 8 个肌齿起自第 5 ~ 12 肋骨的外面，与前锯肌、背阔肌的肌齿交错，肌束斜向前下，后下部肌束向下止于髂嵴前部的外唇和腹股沟韧带，前上部肌束向前下方移行为腱膜，参与构成腹直肌鞘前层，止于白线，由下 6 对胸神经的前支支配。

该穴的深面由浅入深依次有肋间外肌、肋间内肌（肋间血管和神经）、肋间最内肌、胸内筋膜、肋胸膜、肋膈隐窝、膈胸膜、膈、壁腹膜、腹膜腔、肝或胃等结构。

【针刺意外与预防】若直刺过深，针尖可通过肋间外肌、肋间内肌、肋间最内肌、

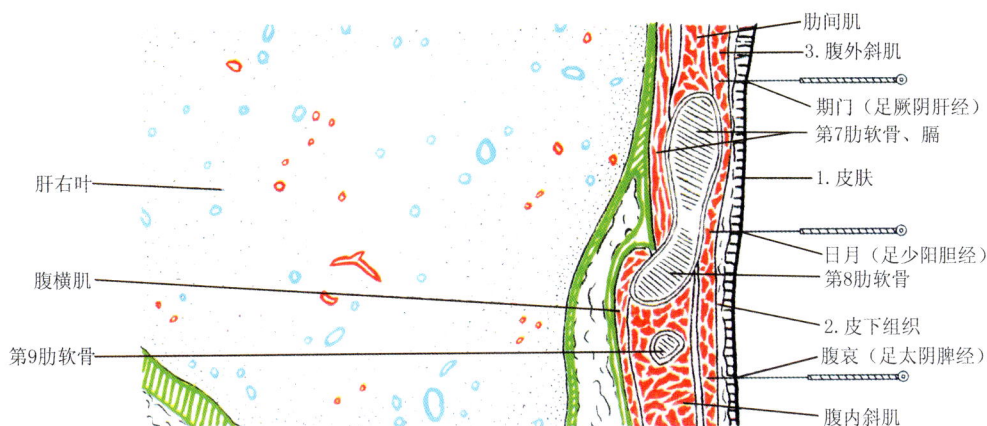

图 3-6　期门、日月、腹哀穴的断面解剖（右侧，矢状切面）

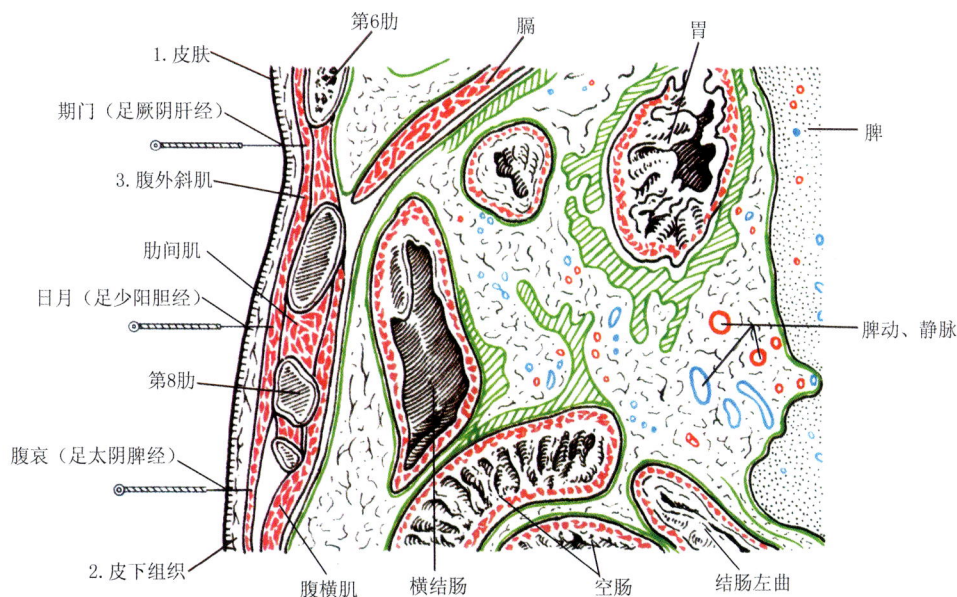

图 3-7　期门、日月、腹哀穴的断面解剖（左侧，矢状切面）

胸内筋膜、肋胸膜，刺入肋膈隐窝引起气胸。若继续深刺，针尖还可通过膈胸膜、膈、壁腹膜进入腹膜腔，进而可刺中肝（右期门穴）或胃（左期门穴）；若大幅度提插、捻转，可引起肝出血或急腹症，后果严重。

七、日月

【所属经脉】足少阳胆经。

【体表定位】在胸部，第 7 肋间隙，前正中线旁开 4 寸。

【操作方法】平刺或斜刺 0.5~0.8 寸。

【临床主治】胁肋疼痛，呕吐，吞酸，黄疸，胃脘痛。

【进针层次】（图 3 – 6、图 3 – 7）

1. 皮肤 由第 7 肋间神经外侧皮支分布。

2. 皮下组织 内有第 7 肋间神经外侧皮支和胸腹壁静脉的属支。

3. 腹外斜肌 同"期门穴"。

该穴的深面由浅入深依次有肋间外肌、肋间内肌（肋间血管和神经）、肋间最内肌、壁腹膜、腹膜腔、肝或横结肠等结构。

【针刺意外与预防】若直刺过深，针尖可通过肋间外肌、肋间内肌、肋间最内肌、壁腹膜进入腹膜腔，进而可刺中肝（右期门穴）或横结肠（左期门穴）；若大幅度提插、捻转，可引起肝出血或急腹症，后果严重。

八、章门

【所属经脉】足厥阴肝经。

【体表定位】在侧腹部，第 11 肋骨游离端的下际。

【操作方法】平刺或斜刺 0.5 ~ 0.8 寸。

【临床主治】腹痛，腹胀，肠鸣，腹泻，呕吐，便秘，神疲乏力，胁痛，黄疸，小儿疳疾，痞块。

【进针层次】（图 3 – 8）

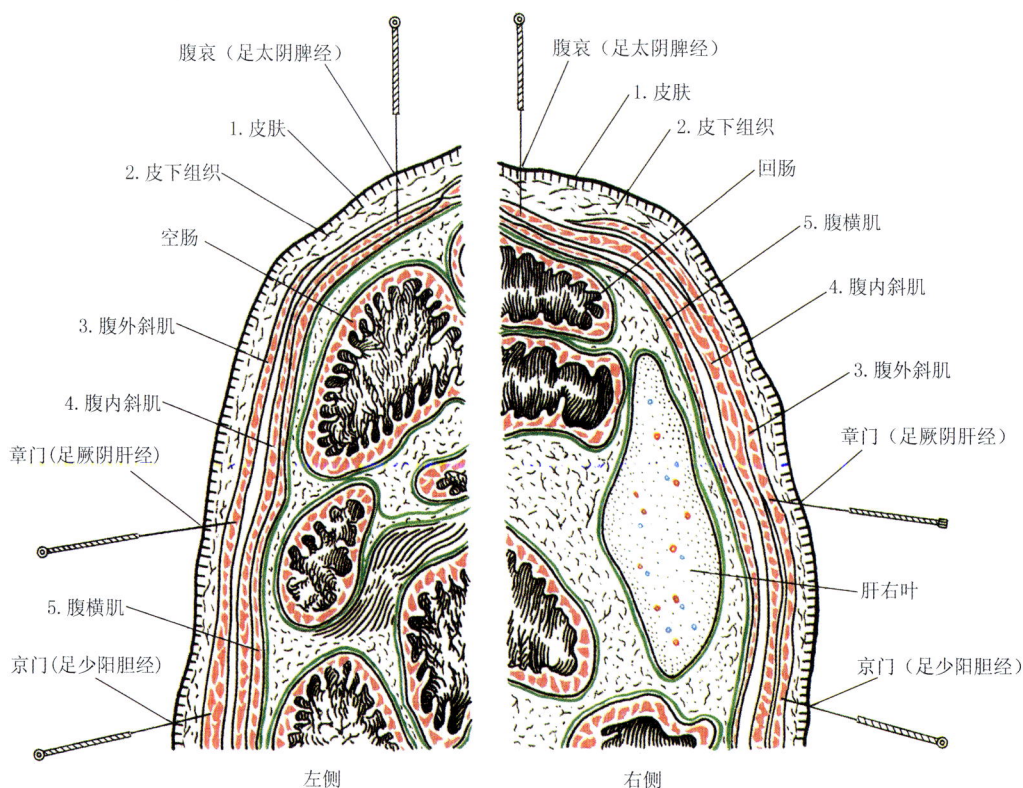

图 3 – 8 腹哀、章门、京门穴的断面解剖（水平切面）

1. 皮肤　由第 10 肋间神经前皮支分布。

2. 皮下组织　内有第 10 肋间神经前皮支和胸腹壁静脉的属支。

3. 腹外斜肌　同"期门穴"。

4. 腹内斜肌　位于腹外斜肌的深面。该肌起自胸腰筋膜、髂嵴前部和腹股沟韧带外侧 2/3，后部肌纤维斜向前上方，止于第 12、第 11 及第 10 肋软骨及肋骨下缘；中部肌纤维水平向内移行为腱膜，止于白线；下部肌纤维斜向内下方移行于腱膜和形成联合腱，联合腱止于耻骨梳和耻骨结节附近。该肌由肋间神经、肋下神经、髂腹下神经和髂腹股沟神经支配。

5. 腹横肌　位于腹内斜肌的深面。该肌起自第 7～12 肋软骨内面、胸腰筋膜、髂嵴前部和腹股沟韧带外侧 1/3，肌纤维向内横行，移行为腱膜，止于白线，由肋间神经、肋下神经、髂腹下神经和髂腹股沟神经支配。

该穴的深面由浅入深依次有腹横筋膜、腹膜外筋膜、壁腹膜、腹膜腔、肝或小肠等结构。

【针刺意外与预防】　若直刺过深，针尖可通过腹横筋膜、腹膜外筋膜、壁腹膜进入腹膜腔，进而可刺中肝（右章门穴）或小肠；若大幅度提插、捻转，可引起肝出血或急腹症，后果严重。

九、京门

【所属经脉】　足少阳胆经。

【体表定位】　在上腹部，第 12 肋骨游离端的下际。

【操作方法】　直刺 0.5～1 寸。

【临床主治】　小便不利，水肿，腹胀，肠鸣，腹泻，腰痛，胁痛。

【进针层次】　（图 3－8）

1. 皮肤　由第 11 肋间神经前皮支分布。

2. 皮下组织　内有第 11 肋间神经前皮支和胸腹壁静脉的属支。

3. 腹外斜肌　同"期门穴"。

4. 腹内斜肌　同"章门穴"。

5. 腹横肌　同"章门穴"。

该穴的深面由浅入深依次有腹横筋膜、腹膜外筋膜、壁腹膜、腹膜腔、肝或小肠等结构。

【针刺意外与预防】　若直刺过深，针尖可通过腹横筋膜、腹膜外筋膜、壁腹膜进入腹膜腔，进而可刺中肝或升结肠（右章门穴）、降结肠（左章门穴）；若大幅度提插、捻转，可引起肝出血或急腹症，后果严重。

十、带脉

【所属经脉】　足少阳胆经。

【体表定位】　在侧腹部，第 11 肋骨游离端垂线与脐水平线的交点上。

【操作方法】直刺 0.8~1.2 寸。

【临床主治】月经不调，带下，腰痛，胁痛，疝气。

【进针层次】（图 3-9）

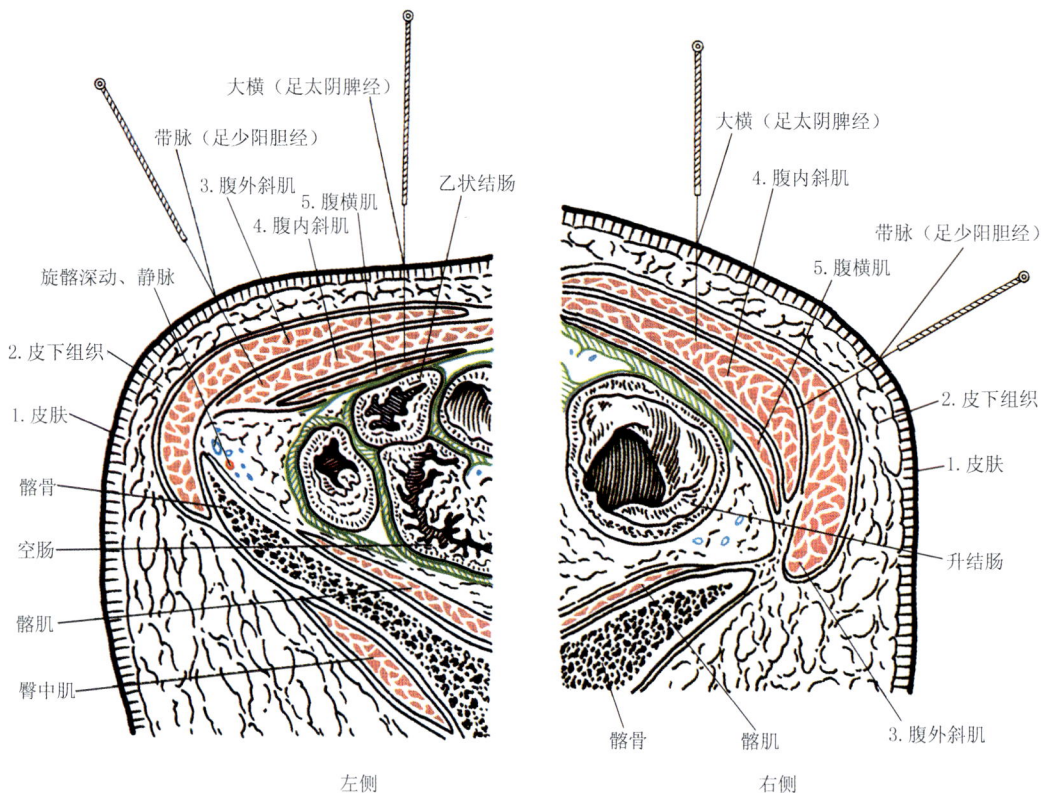

图 3-9　带脉、大横穴的断面解剖（水平切面）

1. **皮肤**　由第 11 肋间神经分布。
2. **皮下组织**　内有第 11 肋间神经的分支和胸腹壁静脉的属支。
3. **腹外斜肌**　同"期门穴"。
4. **腹内斜肌**　同"章门穴"。
5. **腹横肌**　同"章门穴"。

该穴的深面由浅入深依次有腹横筋膜、腹膜外筋膜、壁腹膜、腹膜腔、肝或横结肠等结构。

【针刺意外与预防】若直刺过深，针尖可通过腹横筋膜、腹膜外筋膜、壁腹膜进入腹膜腔，进而可刺中升结肠（右带脉穴）、降结肠（左带脉穴）；若大幅度提插、捻转，可引起急腹症，后果严重。

十一、鸠尾

【所属经脉】任脉。

【体表定位】在上腹部，胸剑结合下 1 寸，前正中线上。

【操作方法】向下斜刺 0.3~0.6 寸。

【临床主治】胸闷，心痛，心悸，胃痛，反胃，呕吐，噎膈，癫狂痫。

【进针层次】（图 3-10）

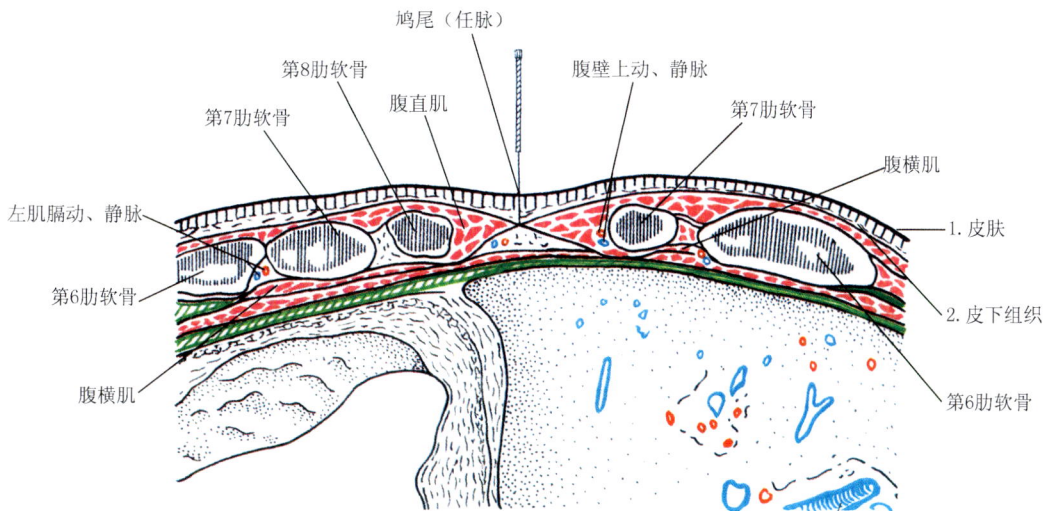

图 3-10　鸠尾穴的断面解剖（水平切面）

1. 皮肤　由第 6 肋间神经前皮支分布。

2. 皮下组织　内有第 6 肋间神经前皮支和胸腹壁静脉的属支。

3. 白线　为两侧腹外斜肌、腹内斜肌和腹横肌的腱膜纤维在腹前正中线交织而成。若针偏向两侧，可刺入腹直肌鞘和腹直肌。

白线以深的结构由浅入深依次有剑突、膈、壁腹膜、腹膜腔、肝和胃。

【针刺意外与预防】若向下或两侧斜刺过深，针尖可越过剑突，通过腹直肌、壁腹膜而进入腹膜腔，进而可刺中肝或胃；若大幅度提插和捻转，可引起肝出血或急腹症，后果严重。若向上斜刺过深，针尖可穿过膈进入胸腔，再进入纵隔，刺中心包和心脏，轻者仅有心前区的疼痛，重者可有胸闷、心慌、心悸，甚至休克、心包腔出血和心脏骤停。若向左上或右上斜刺过深，针尖可刺入两肺的内下角，引起气胸。

十二、中脘

【所属经脉】任脉。

【体表定位】在上腹部，脐中上 4 寸，前正中线上。

【操作方法】直刺 1~1.5 寸。

【临床主治】胃痛，腹痛，腹胀，呕吐，食不化，肠鸣，泄泻，便秘，咳喘痰多，失眠，癫痫。

【进针层次】（图 3-11）

1. 皮肤　由第 8 肋间神经前皮支分布。

2. 皮下组织　内有第 8 肋间神经前皮支和胸腹壁静脉的属支。

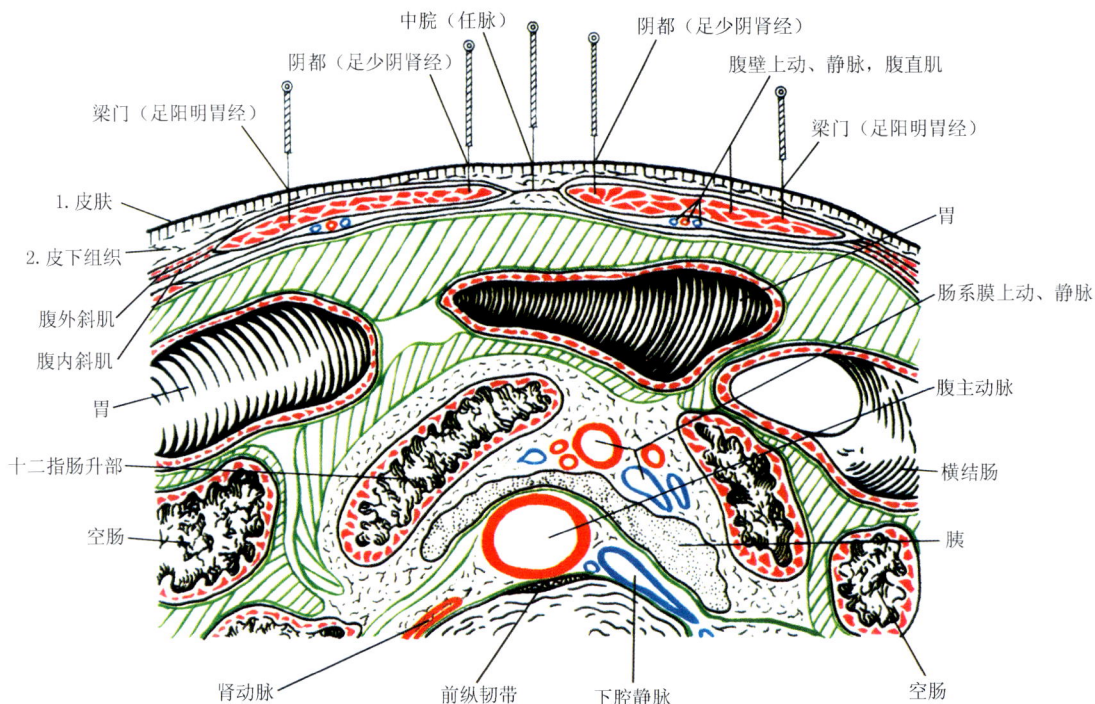

图 3-11   中脘、阴都、梁门穴的断面解剖（水平切面）

3. 白线   同"鸠尾穴"。

白线以深的结构由浅入深依次有腹横筋膜、腹膜外筋膜、壁腹膜、腹膜腔、胃、横结肠等。

【针刺意外与预防】若直刺过深，针尖可通过腹横筋膜、腹膜外筋膜、壁腹膜而进入腹膜腔，可刺中胃、横结肠、肝或脾（肝脾肿大时）；若大幅度提插和捻转，可引起肝脾出血或急腹症，后果严重。

十三、下脘

【所属经脉】任脉。

【体表定位】在上腹部，脐中上 2 寸，前正中线上。

【操作方法】直刺 1~2 寸。

【临床主治】腹胀，痞块，食不化，腹痛，呕吐，泄泻，虚肿，消瘦。

【进针层次】（图 3-12）

1. 皮肤   由第 9 肋间神经前皮支分布。

2. 皮下组织   内有第 9 肋间神经前皮支和胸腹壁静脉的属支。

3. 白线   同"鸠尾穴"。

白线以深的结构由浅入深依次有腹横筋膜、腹膜外筋膜、壁腹膜、腹膜腔、小肠、胃或横结肠等。

【针刺意外与预防】若直刺过深，针尖可通过腹横筋膜、腹膜外筋膜、壁腹膜而进

太乙（足阳明胃经）
下脘（任脉）
商曲（足少阴肾经）
太乙（足阳明胃经）
腹直肌
商曲（足少阴肾经）
腹壁上动、静脉
腹内斜肌
小肠
2.皮下组织
1.皮肤
腹横肌
腹外斜肌

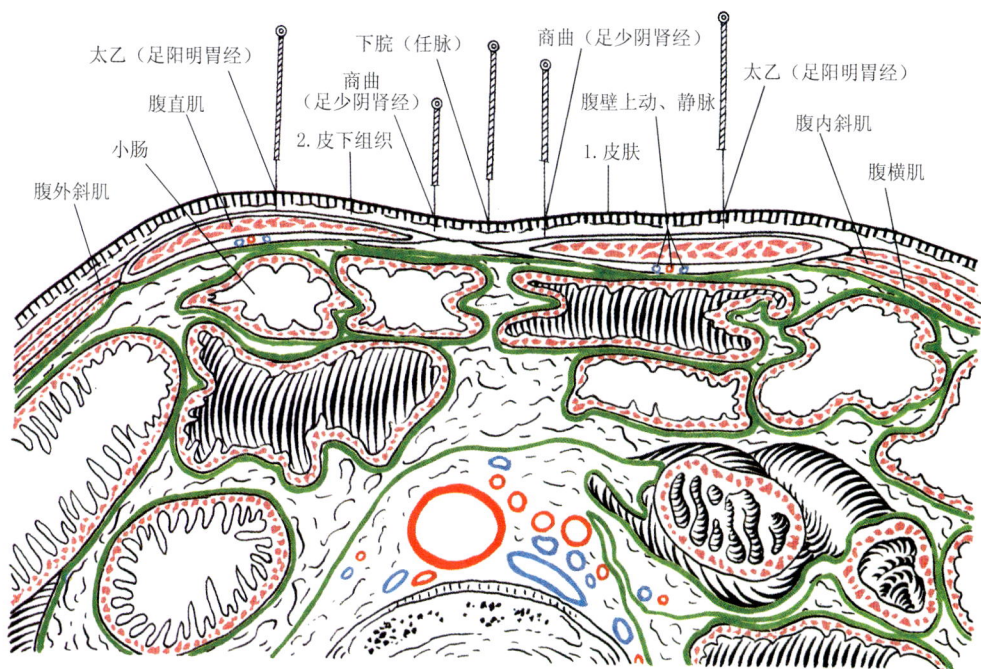

图 3 – 12　下脘、商曲、太乙穴的断面解剖（水平切面）

入腹膜腔，进而可刺中小肠、胃或横结肠；若大幅度提插和捻转，可引起急腹症，后果严重。

十四、梁门

【所属经脉】足阳明胃经。

【体表定位】在上腹部，脐中上 4 寸，前正中线旁开 2 寸。

【操作方法】直刺 1～1.5 寸。

【临床主治】胃痛，呕吐，食欲不振，腹胀，泄泻。

【进针层次】（图 3 – 11）

1. 皮肤　由第 8 肋间神经前皮支分布。

2. 皮下组织　内有第 8 肋间神经前皮支和胸腹壁静脉的属支。

3. 腹直肌鞘前层　腹直肌鞘为包裹腹直肌的鞘膜，分前、后两层。前层由腹外斜肌腱膜和腹内斜肌腱膜的前层组成，后层由腹内斜肌腱膜的后层和腹横肌腱膜组成。

4. 腹直肌　位于腹前正中线两侧，居腹直肌鞘内。该肌起自耻骨联合与耻骨结节之间、耻骨联合的前面，肌束向上止于胸骨剑突和第 5～7 肋软骨的前面，肌的全长被 3～4 条横行的腱划分成多个肌腹。腱划由结缔组织构成，与腹直肌鞘前层紧密结合，由第 6～11 肋间神经和肋下神经支配。

腹直肌鞘后层以深的结构由浅入深依次有腹横筋膜、腹膜外筋膜、壁腹膜、腹膜腔、空肠或回肠。

【针刺意外与预防】若继续深刺，针尖可过通过腹直肌鞘后层、腹横筋膜、腹膜外筋膜和壁腹膜而进入腹膜腔，进而可刺中小肠、胃或横结肠；若大幅度提插和捻转，可引起急腹症，后果严重。

十五、肓俞

【所属经脉】足少阴肾经。

【体表定位】在腹部，脐中旁开0.5寸。

【操作方法】直刺1～1.5寸。

【临床主治】腹痛，腹胀，呕吐，泄泻，便秘，月经不调，疝气，腰脊痛。

【进针层次】（图3-13）

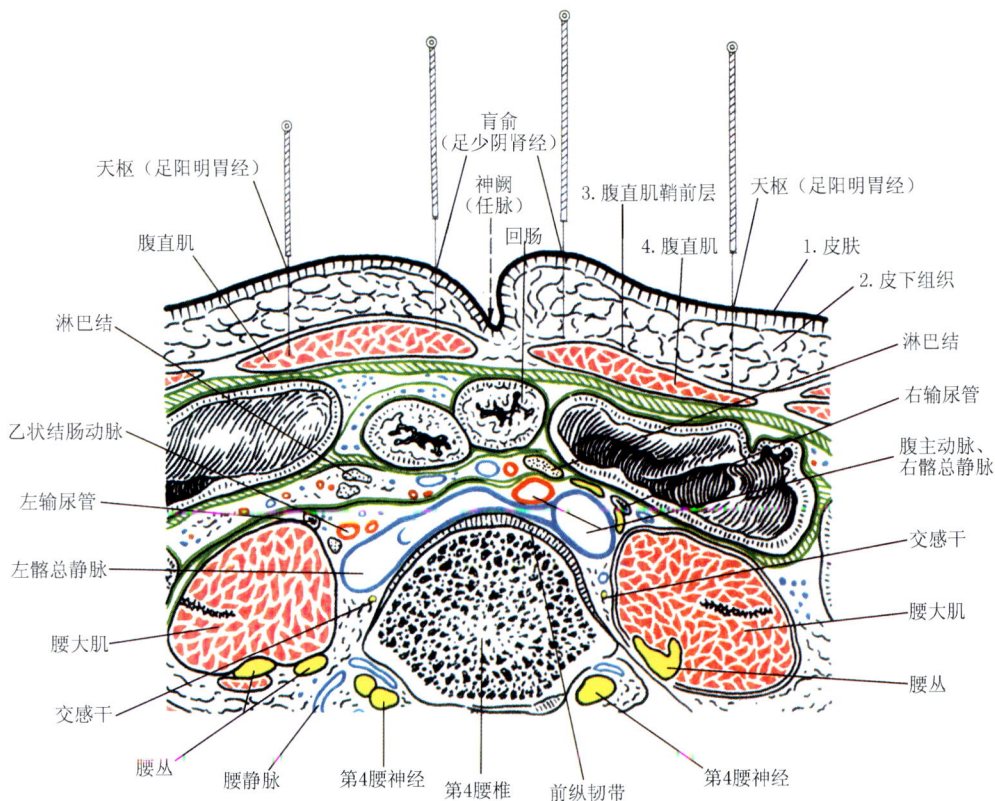

图3-13　神阙、肓俞、天枢穴的断面解剖（水平切面）

1. 皮肤　由第10肋间神经前皮支分布。

2. 皮下组织　内有第10肋间神经前皮支和腹壁浅动、静脉。腹壁浅动脉为股动脉的分支，腹壁浅静脉为大隐静脉的属支。

3. 腹直肌鞘前层　同"梁门穴"。

4. 腹直肌　同"梁门穴"。

腹直肌鞘后层以深的结构，由浅入深依次有腹横筋膜、腹膜外筋膜、壁腹膜、腹膜腔、大网膜、空肠或回肠。

【针刺意外与预防】若直刺过深，针尖可通过腹直肌鞘后层、腹横筋膜、腹膜外筋膜和壁腹膜而进入腹膜腔，进而可刺中大网膜、空肠或回肠；若大幅度提插和捻转，可引起急腹症，后果严重；若穿过空、回肠，刺中腹后壁的腹主动脉或下腔静脉，后果更为严重。

十六、天枢

【所属经脉】足阳明胃经。

【体表定位】在腹部，脐中旁开 2 寸。

【操作方法】直刺 1 ~ 1.5 寸。

【临床主治】腹胀肠鸣，绕脐腹痛，便秘，泄泻，痢疾，癥瘕，痛经，月经不调。

【进针层次】（图 3 – 13）

1. 皮肤 由第 10 肋间神经前皮支分布。

2. 皮下组织 内有第 10 肋间神经前皮支和腹壁浅动、静脉。

3. 腹直肌鞘前层 同"梁门穴"。

4. 腹直肌 同"梁门穴"。

腹直肌鞘后层以深的结构，由浅入深依次有腹横筋膜、腹膜外筋膜、壁腹膜、腹膜腔、大网膜、空肠或回肠。

【针刺意外与预防】若直刺过深，针尖可通过腹直肌鞘后层、腹横筋膜、腹膜外筋膜和壁腹膜而进入腹膜腔，可刺中大网膜、空肠或回肠；若大幅度提插和捻转，可引起急腹症，后果严重。

十七、大横

【所属经脉】足阳明胃经。

【体表定位】在腹部，脐中旁开 4 寸。

【操作方法】直刺 0.5 ~ 1 寸。

【临床主治】腹痛，便秘，泄泻，痢疾。

【进针层次】（图 3 – 9）

1. 皮肤 由第 10 肋间神经的前皮支分布。

2. 皮下组织 内有第 10 肋间神经的前皮支和腹壁浅动、静脉。

3. 腹外斜肌 同"期门穴"。

4. 腹内斜肌 同"章门穴"。

5. 腹横肌 同"章门穴"。

腹横肌以深的结构由浅入深依次有腹横筋膜、腹膜外筋膜、壁腹膜、腹膜腔、升结肠、降结肠或空、回肠。

【针刺意外与预防】若直刺过深，针尖可通过腹横筋膜、腹膜外筋膜和壁腹膜而进入腹膜腔，进而可刺中升结肠（右侧大横穴）、降结肠（右侧大横穴）、空肠或回肠；

若大幅度提插和捻转，可引起急腹症，后果严重。

十八、气海

【所属经脉】任脉。

【体表定位】在下腹部，脐中下1.5寸，前正中线上。

【操作方法】直刺1～2寸。

【临床主治】少腹疼痛，便秘，泄痢，奔豚疝气，癃闭，淋证，遗尿，遗精，阳痿，闭经，痛经，崩漏，带下，阴挺，中风脱证，虚劳。

【进针层次】（图3-14）

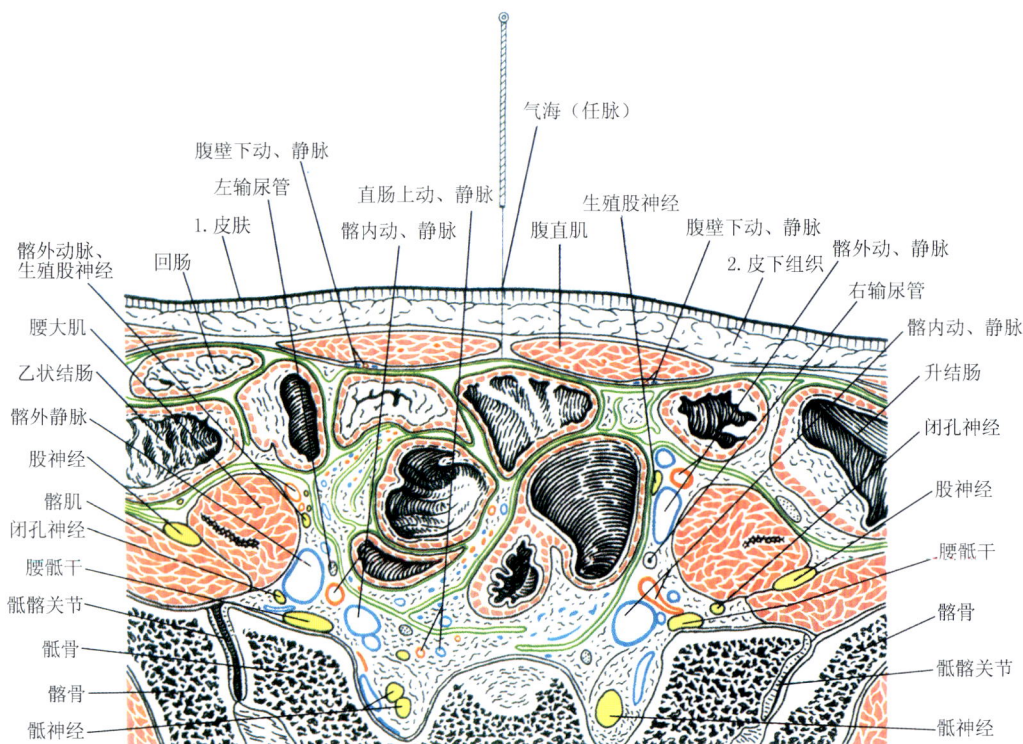

图3-14 气海穴的断面解剖（水平切面）

1. 皮肤 由第11肋间神经前皮支分布。

2. 皮下组织 内有第11肋间神经前皮支和腹壁浅动、静脉。

3. 白线 同"鸠尾穴"。

白线以深的结构由浅入深依次有腹横筋膜、腹膜外筋膜、壁腹膜、腹膜腔、空肠或回肠。

【针刺意外与预防】若直刺过深，针尖可穿过白线、腹横筋膜、腹膜外筋膜和壁腹膜刺入腹膜腔，进而可刺中空肠或回肠；若大幅度提插和捻转，可引起急腹症，后果严重。

十九、关元

【所属经脉】任脉。

【体表定位】在下腹部，脐中下 3 寸，前正中线上。

【操作方法】直刺 1～2 寸。

【临床主治】遗精，阳痿，早泄，痛经，闭经，不孕，带下，尿频，癃闭，中风脱证，虚劳，眩晕，少腹疼痛，疝气，腹泻。

【进针层次】（图 3 – 15）

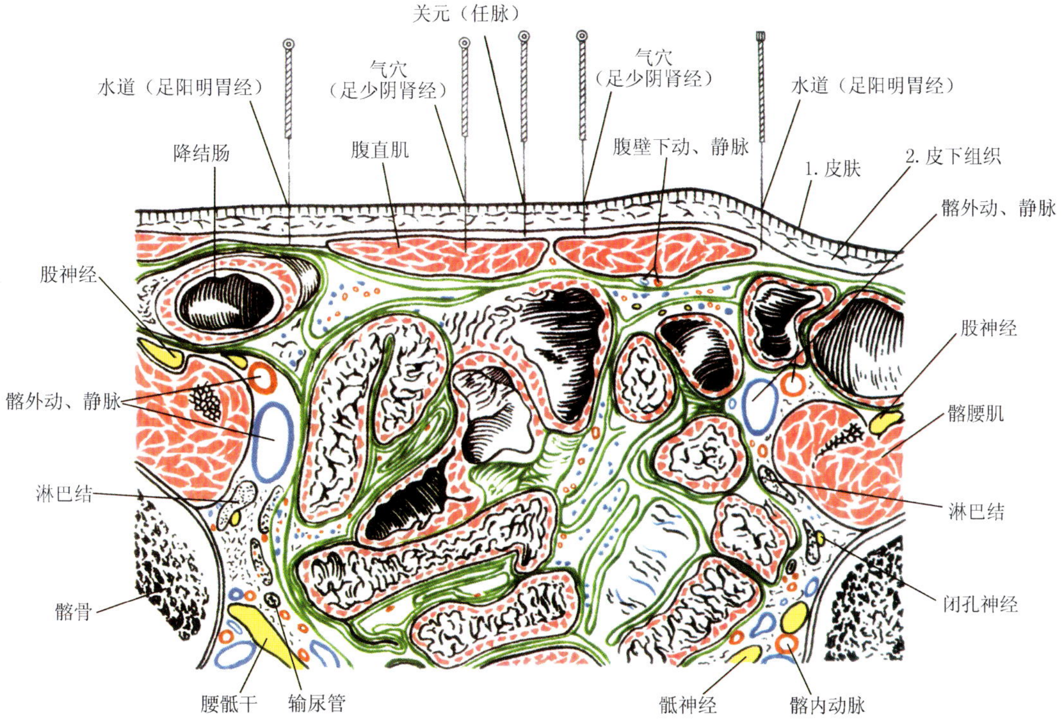

图 3 – 15 关元、气穴、水道穴的断面解剖（水平切面）

1. 皮肤 由肋下神经前皮支分布。

2. 皮下组织 内有肋下神经前皮支和腹壁浅动、静脉。

3. 白线 同"鸠尾穴"。

白线以深的结构由浅入深依次有腹横筋膜、腹膜外筋膜、壁腹膜、腹膜腔、小肠。

【针刺意外与预防】若直刺过深，针尖可穿过白线、腹横筋膜、腹膜外筋膜和壁腹膜刺入腹膜腔，进而可刺中空肠、回肠或膀胱（膀胱充盈、尿潴留或小儿）；若大幅度提插和捻转，可引起尿液、肠内容物等流入腹膜腔，引起急腹症，后果严重。故针刺此穴时，宜先排空膀胱。

二十、中极

【所属经脉】任脉。

【体表定位】在下腹部，脐中下4寸，前正中线上。

【操作方法】直刺1~1.5寸。

【临床主治】癃闭，遗尿，尿频，遗精，阳痿，痛经，闭经，带下，崩漏，水肿，疝气，积聚。

【进针层次】（图3-16）

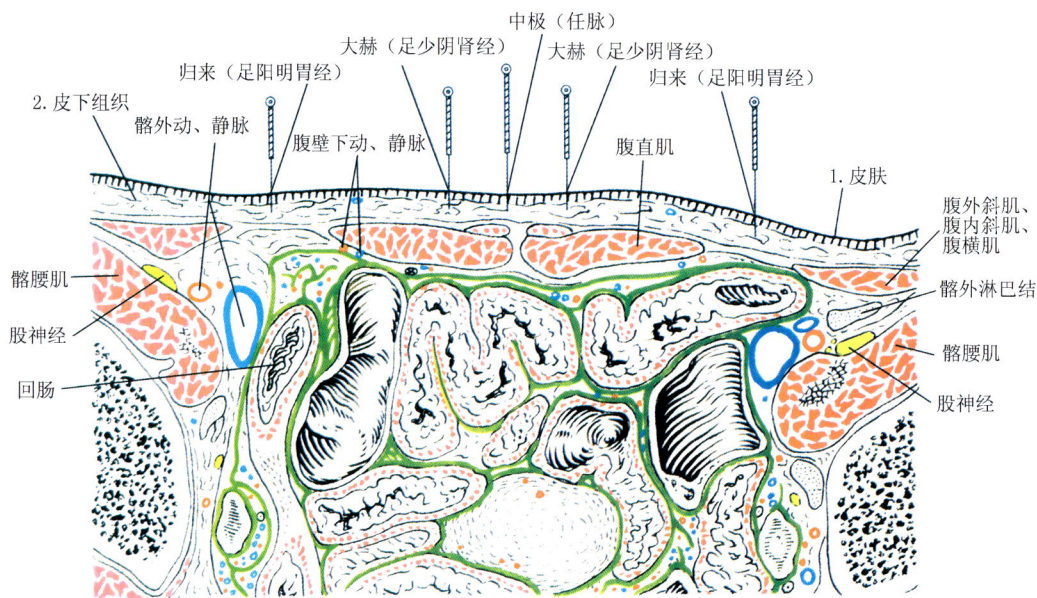

图3-16　中极、大赫、归来穴的断面解剖（水平切面）

1. **皮肤**　由髂腹下神经前皮支分布。

2. **皮下组织**　内有髂腹下神经前皮支和腹壁浅动、静脉。

3. **白线**　同"鸠尾穴"。

白线以深的结构由浅入深依次有腹横筋膜、腹膜外筋膜、壁腹膜、腹膜腔、小肠。

【针刺意外与预防】同"关元穴"。

二十一、大赫

【所属经脉】足少阴肾经。

【体表定位】在下腹部，脐中下4寸，前正中线旁开0.5寸。

【操作方法】直刺1~1.5寸。

【临床主治】遗精，阳痿，阴挺，带下。

【进针层次】（图3-16）

1. **皮肤**　由髂腹下神经的前皮支分布。

2. 皮下组织 内有髂腹下神经的前皮支和腹壁浅动、静脉。

3. 腹直肌鞘前层 同"梁门穴"。

4. 腹直肌 同"梁门穴"。

腹直肌鞘后层以深的结构由浅入深依次有腹横筋膜、腹膜外筋膜、壁腹膜、腹膜腔、小肠。

【针刺意外与预防】若直刺过深，针尖可穿过腹直肌鞘后层、腹横筋膜、腹膜外筋膜和壁腹膜刺入腹膜腔，进而可刺中小肠或膀胱（膀胱充盈、尿潴留或小儿）；若大幅度提插和捻转，可引起尿液、肠内容物等流入腹膜腔，引起急腹症，后果严重。

二十二、归来

【所属经脉】足少阴肾经。

【体表定位】在下腹部，脐中下4寸，前正中线旁开2寸。

【操作方法】直刺1～1.5寸。

【临床主治】腹痛，疝气，闭经，月经不调，阴挺，带下。

【进针层次】（图3-16）

1. 皮肤 由肋下神经前皮支分布。

2. 皮下组织 内有肋下神经前皮支和腹壁浅动、静脉。

3. 腹直肌鞘前层 同"梁门穴"。

4. 腹直肌外侧缘 腹直肌同"梁门穴"。

腹直肌鞘后层以深的结构由浅入深依次有腹横筋膜、腹膜外筋膜、壁腹膜、腹膜腔、小肠。

【针刺意外与预防】若直刺过深，针尖可穿过腹直肌鞘后层、腹横筋膜、腹膜外筋膜和壁腹膜刺入腹膜腔，进而可刺中小肠；若大幅度提插和捻转，可引起急腹症，后果严重。

第四章   项背腰骶部

第一节   局部应用解剖

项背腰骶部又称脊柱区，是指脊柱及其后方和两侧的软组织所共同配布的区域。项部的上界为枕外隆凸和上项线，下界为第7颈椎棘突至两侧肩峰的连线，两侧界为斜方肌前缘。背部的上界即项部的下界，下界为第12胸椎棘突向两侧沿第12肋至腋后线的连线，两侧界为腋后线。腰骶部的上界即背部的下界，下界为沿髂嵴后份、髂后上棘向下至尾骨尖的连线，两侧界为腋后线至髂嵴。

一、项部

（一）浅层结构

1. 皮肤   厚而致密，移动性小，有丰富的毛囊、皮脂腺和汗腺。

2. 浅筋膜   肥厚而坚韧，含有较多的脂肪。浅筋膜内的浅动脉主要来自枕动脉、颈浅动脉和肩胛背动脉等分支；皮神经为来自颈神经后支的皮支，其中较粗大的有枕大神经和第3枕神经。

（二）深层结构

1. 深筋膜   项部深筋膜分为浅、深两层。浅层属封套筋膜的一部分，在后正中线附着于项韧带和第7颈椎棘突，向两侧延伸包绕斜方肌。深层为椎前筋膜向后的延伸部分，称为项筋膜，位于斜方肌的深面，包裹夹肌和半棘肌，内侧附于项韧带。

2. 项韧带   位于项部正中线上，呈矢状位三角形的板状韧带，由弹性纤维构成。其上方附着于枕外隆凸；下方附着于第7颈椎棘突，续于棘上韧带；前缘附着于寰椎后结节及下6个颈椎棘突尖端；后缘游离而肥厚，为斜方肌的附着部。

3. 肌层   分浅、深两层。浅层肌有斜方肌、夹肌、肩胛提肌、菱形肌和上后锯肌；深层肌有竖脊肌、半棘肌和枕下肌群等。

4. 枕下三角   在枕骨下方、项上部的深层，由枕下肌围成的三角形区域。其内上界为头后大直肌，外上界为头上斜肌，外下界为头下斜肌。三角的底为寰枕后膜和寰椎后弓。三角内有枕下神经和椎动脉经过。

二、背部

（一）浅层结构

1. 皮肤 厚而致密，并以许多结缔组织纤维束与深筋膜相连，故移动性小。

2. 浅筋膜 较厚，含有较多的脂肪。浅筋膜内的浅动脉来自肋间后动脉、肩胛背动脉和胸背动脉等分支，皮神经主要为胸神经后支的分支。

（二）深层结构

1. 深筋膜 背部深筋膜属于胸腰筋膜的一部分，覆于竖脊肌表面。

2. 肌层 分浅、深两层。浅层肌又分为3层：第1层为斜方肌和背阔肌，第2层为菱形肌，第3层为上、下后锯肌。深层肌为竖脊肌和横突棘肌等。

3. 血管和神经 动脉有肩胛背动脉和颈浅动脉，神经有副神经、胸背神经和肩胛背神经。

三、腰骶部

（一）浅层结构

1. 皮肤 其结构特点基本与"背部"相同。

2. 浅筋膜 较厚，含脂肪较多，但骶骨后面的浅筋膜较薄且缺乏脂肪。浅筋膜内的浅动脉主要有来自腰动脉、臀上动脉、臀下动脉和骶外侧动脉的分支。皮神经有来自腰神经后支、骶神经后支和尾神经后支的分支。

（二）深层结构

1. 深筋膜 分前、中、后3层，合称胸腰筋膜。后层最厚，位于竖脊肌的表面；中层分隔竖脊肌和腰方肌，并与浅层在外侧愈合构成竖脊肌鞘；前层覆盖腰方肌的前面。

2. 肌层 由浅入深为背阔肌、下后锯肌、竖脊肌、多裂肌、腰方肌和腰大肌等。

3. 血管和神经 动脉有肋下动脉、腰动脉后支及臀上、下动脉，神经有腰神经后支及骶、尾神经后支。

四、脊柱

脊柱由椎骨借椎间盘、关节和韧带连结而成。

（一）椎管

椎管是由游离椎骨的椎孔和骶骨的骶管与椎骨之间的骨连结共同连成的骨纤维性管

道。其内容物有脊髓、脊髓被膜、脊神经根、血管及结缔组织等。

1. 椎管壁的构成　其前壁由椎体后面、椎间盘后缘和后纵韧带构成，后壁为椎弓板、黄韧带和关节突关节，两侧壁为椎弓根和椎间孔。椎管骶段由融合的骶椎椎孔连成，又称骶管。

2. 椎骨间的连结　有寰枕关节、寰枕前膜、寰枕后膜、寰枢关节、寰椎十字韧带、钩椎关节、关节突关节、后纵韧带、黄韧带、棘上韧带、棘间韧带、横突间韧带、项韧带等。

（二）脊髓被膜和脊膜腔

1. 脊髓被膜　椎管容纳脊髓及其被膜等结构。脊髓上端平枕骨大孔续于延髓，下端成人终于第1腰椎下缘。脊髓表面有3层被膜覆盖，由外向内为硬脊膜、脊髓蛛网膜和软脊膜。各层膜之间及硬脊膜与椎管之间存在腔隙，由外向内依次为硬膜外隙、硬膜下隙和蛛网膜下隙。

2. 脊膜腔　位于硬脊膜与椎管内面的骨膜和黄韧带之间的疏松间隙称为硬膜外隙，内有脂肪、椎内静脉、窦椎神经和淋巴管等，并有脊神经根及其伴行血管通过。位于硬脊膜与脊髓蛛网膜之间的潜在性腔隙称为硬膜下隙，内有少量液体。位于脊髓蛛网膜与软脊膜之间的腔隙称为蛛网膜下隙，内充满脑脊液。

第二节　腧穴解剖结构

一、风府

【所属经脉】督脉。

【体表定位】在项部，枕外隆凸直下，后发际正中直上1寸。

【操作方法】伏案正坐位，使头微前倾，朝下颌方向缓慢刺入0.5～1寸。

【临床主治】中风不语，半身不遂，癫狂痫，癔病，头痛，眩晕，项强，项背痛，目痛，鼻衄，咽喉肿痛。

【进针层次】（图4－1、图4－2）

1. 皮肤　由枕大神经和第3枕神经分布。第3枕神经为第3颈神经后支的皮支。针刺时，此层有韧感，并有一定阻力。

2. 皮下组织　较厚，内有上述皮神经的分支和枕动脉的分支、枕静脉的属支。针刺时，此层阻力较皮肤小，并有松软感觉。

3. 左、右斜方肌腱之间　斜方肌是位于项部及背上部的浅层肌。该肌以腱膜起自上项线内侧1/3、枕外隆凸、项韧带、第7颈椎棘突和全部胸椎棘突，上部肌束斜向外下方止于锁骨外侧1/3的后缘及其附近的骨面，中部肌束平行向外方止于肩峰内侧缘和肩胛冈上缘的外侧部，下部肌束斜向外上方止于肩胛冈下缘的内侧部，由副神经支配。

4. 左、右头半棘肌之间　头半棘肌位于头、颈夹肌的深面，起自第2颈椎至第6胸

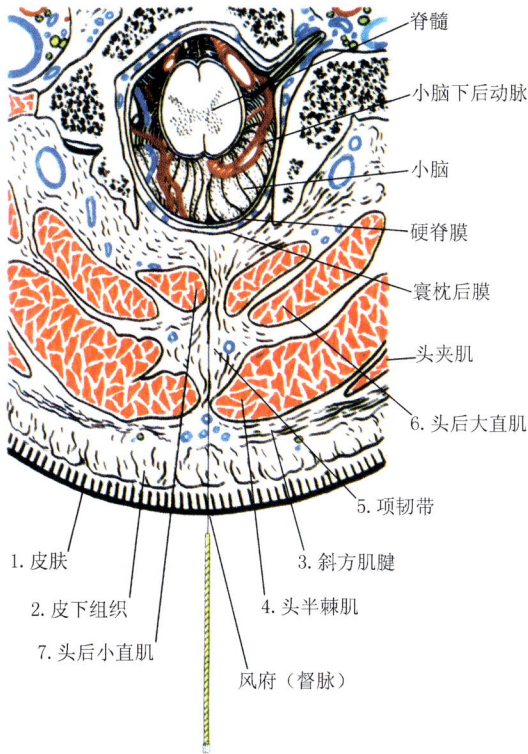

脊髓

小脑下后动脉

小脑

硬脊膜

寰枕后膜

头夹肌

6. 头后大直肌

5. 项韧带

3. 斜方肌腱

1. 皮肤

2. 皮下组织

4. 头半棘肌

7. 头后小直肌

风府（督脉）

图 4-1 风府穴的断面解剖（水平切面）

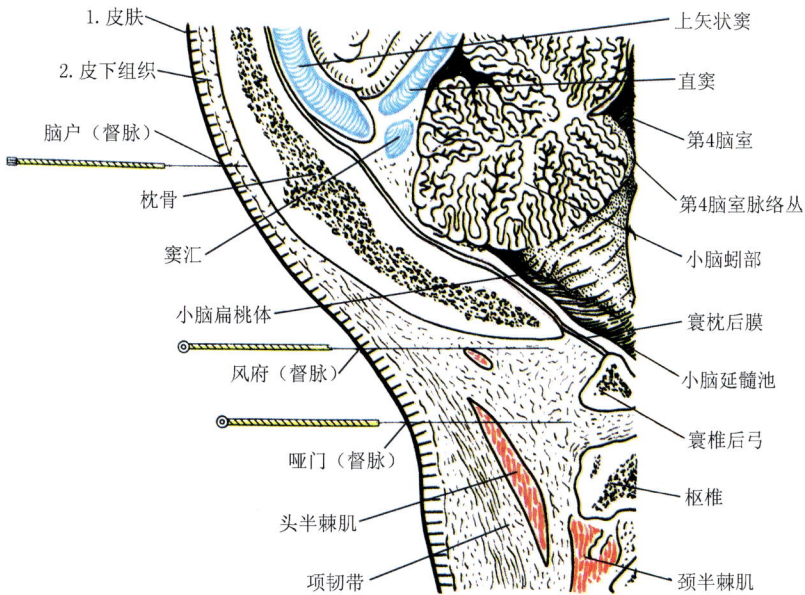

1. 皮肤

2. 皮下组织

脑户（督脉）

枕骨

窦汇

小脑扁桃体

风府（督脉）

哑门（督脉）

头半棘肌

项韧带

上矢状窦

直窦

第4脑室

第4脑室脉络丛

小脑蚓部

寰枕后膜

小脑延髓池

寰椎后弓

枢椎

颈半棘肌

图 4-2 脑户、风府、哑门穴的断面解剖（正中矢状切面）

椎的横突，肌束斜向上内，止于枕部的上、下项线之间（即项平面），由颈神经后支支配。

5. 项韧带 位于项部正中线上，呈矢状位的三角形的板状韧带，由弹性纤维构成。该韧带上方附着于枕外隆凸和枕外嵴；下方附着于第 7 颈椎棘突，续于棘上韧带；前缘附着于寰椎后结节及下 6 个颈椎棘突的尖端；后缘游离而肥厚，为斜方肌的附着部。针刺时，针感阻力较大，并有一定的韧硬感。

6. 左、右头后大直肌之间 头后大直肌位于头半棘肌的深面，起自枢椎棘突，肌束斜向外上方，止于枕骨下项线的外侧部，由枕下神经支配。

7. 左、右头后小直肌之间 头后小直肌位于头半棘肌的深面、头后大直肌的内侧，起自寰椎后结节，肌束向上，止于枕骨下项线的内侧部，由枕下神经支配。

【毗邻结构】为项韧带深面及其周围结构。

1. 深面 由浅入深依次有寰枕后膜、硬膜、蛛网膜、蛛网膜下隙、软膜和延髓。

（1）寰枕后膜：为致密的结缔组织膜，位于枕骨大孔的后缘与寰椎后弓上缘之间，前面紧贴硬膜。

（2）硬膜：为脑和脊髓的外层被膜，厚而坚韧，由胶原纤维和弹力纤维构成。

（3）蛛网膜：是一层薄而透明的结缔组织膜，为脑和脊髓的中层被膜。

（4）蛛网膜下隙：软膜与蛛网膜之间较宽阔的间隙，称为蛛网膜下隙，内充满脑脊液。在延髓后面的蛛网膜下隙扩大，称为小脑延髓池。

（5）软膜：紧贴脑和脊髓的表面，并伸入脑和脊髓表面的沟裂之中。

（6）延髓：为脑干的下部，在枕骨大孔处下续脊髓。其内部结构及功能较复杂，除脑神经核和上、下行的传导束外，还有重要功能的网状结构，内有各种内脏活动调节中枢，包括呼吸中枢、呕吐中枢、心血管中枢等。

2. 上方 为枕骨大孔的后缘。

3. 下方 为寰椎后结节。寰椎（第 1 颈椎）由 2 个侧块和前、后弓组成。后弓中间的粗糙隆起，称为寰椎后结节。

4. 两侧 有椎动脉和枕下神经通过。椎动脉在寰椎后弓与侧块相接处的后方经椎动脉沟转向上，经枕骨大孔进入颅腔。

【针刺意外与预防】若针刺深度超过 1.5 寸以上，针尖可通过寰枕后膜、硬膜、蛛网膜而进入小脑延髓池，进而可刺中延髓。当针经过寰枕后膜时，可有阻力增大的感觉；当针通过硬脊膜时，可有突破感觉；当针进入小脑延髓池时，针刺无阻力；当针进入延髓时，可有松软感，同时患者有全身触电感、恐慌惊叫、精神异常等表现。延髓损伤患者，可有头痛、呼吸困难、语言不清、四肢瘫痪、神志模糊等症状，进而可出现深昏迷状态，应积极进行抢救，否则可因心跳、呼吸先后停止而死亡。若大幅度提插、捻转，延髓损伤更为严重，有可能在针刺过程中死亡。因此，该穴切勿向上针刺过深，以免刺入枕骨大孔，伤及延髓，出现意外。

二、哑门

【所属经脉】督脉。

【体表定位】在项部，第 2 颈椎棘突上际凹陷中，或后发际正中直上 0.5 寸。

【操作方法】伏案正坐位，使头微前倾，朝下颌方向缓慢刺入 0.5 ~ 1 寸。

【临床主治】舌强不语，暴瘖，重舌，瘈疭，癫痫，头痛，项强，半身不遂。

【进针层次】（图 4 - 2、图 4 - 3）

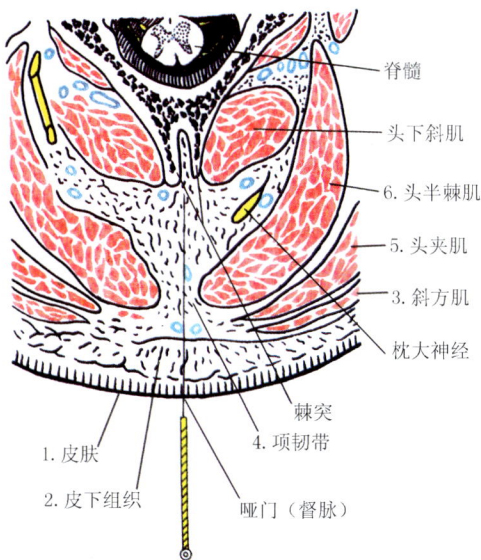

图 4 - 3 哑门穴的断面解剖（水平切面）

1. 皮肤　由枕大神经和第 3 枕神经分布。

2. 皮下组织　较厚，内有上述皮神经的分支和枕动脉的分支、枕静脉的属支。针刺时，此层阻力较皮肤小，并有松软感觉。

3. 左、右斜方肌之间　斜方肌同"风府穴"。

4. 项韧带　同"风府穴"。

5. 左、右头夹肌之间　头夹肌位于斜方肌深面，起自上 3 个胸椎和第 7 颈椎棘突、项韧带下部，肌束斜向外上方，止于上项线外侧部和乳突后缘，由颈神经后支支配。

6. 左、右头半棘肌之间　头半棘肌同"风府穴"。

【毗邻结构】为项韧带的深面及其周围结构。

1. 深面　由浅入深依次有寰枢后膜、硬脊膜、脊髓蛛网膜、软脊膜和脊髓。

（1）寰枢后膜：薄而宽阔，位于项韧带的深面，寰椎和枢椎之间。针刺通过时阻力很小。

（2）硬脊膜：为脊髓的外层被膜，厚而坚韧，与椎管内面的骨膜之间有一腔隙，称为硬膜外隙，内有结缔组织及静脉丛。针刺时阻力较大，有韧硬感；针通过时有突破感。

（3）脊髓蛛网膜：为脊髓的中层被膜，薄而透明，与其深面的软脊膜之间有一腔隙，为蛛网膜下隙，内充满脑脊液。针刺时无阻力。

（4）软脊膜：为富有血管的薄膜，紧贴脊髓表面。

（5）脊髓：位于椎管内，为低级中枢，其上端在枕骨大孔与延髓相连。针刺时有松软感。

2. 上方　为寰椎后结节。

3. 下方　为第 2 颈椎的棘突。

4. 两侧　为颈椎第 1 对关节突关节。

【针刺意外与预防】若针刺深度超过 1.5 寸以上，针尖可通过寰枢后膜、硬膜外隙、硬脊膜、脊髓蛛网膜进入蛛网膜下隙，进而可刺中脊髓颈段；患者可出现从颈传至尾骶部，甚至传至四肢的闪电麻木感，此时应立即退针。脊髓损伤轻者，或出现头痛、头晕等症状；损伤较重者，可有剧烈头痛、呕吐、昏迷、四肢瘫痪，应及时治疗，否则有生命危险。若朝鼻背方向针刺过深，针尖可通过寰椎后结节上方的寰枕后膜等结构，进而刺中延髓，造成延髓损伤。延髓损伤症状详见"风府穴"。

三、风池

【所属经脉】足少阳胆经。

【体表定位】在项部，胸锁乳突肌与斜方肌上端之间的凹陷中，平风府。

【操作方法】伏案正坐位，使头微前倾，朝鼻尖方向缓慢刺入 0.8～1.2 寸。

【临床主治】头痛，眩晕，失眠，目赤肿痛，鼻渊，耳鸣，项强，中风，口眼㖞斜，感冒。

【进针层次】（图 4 - 4）

1. 皮肤　由枕小神经分布。

2. 皮下组织　较厚，内有枕小神经的分支和枕动脉的分支、枕静脉的属支。针刺时，此层阻力较皮肤小，并有松软感觉。

3. 斜方肌与胸锁乳突肌之间　斜方肌位于进针部位的内侧，同"风府穴"。胸锁乳突肌位于进针部位的外侧，同"扶突穴"。

4. 头夹肌　同"哑门穴"。

5. 头半棘肌　同"风府穴"。

6. 头后大直肌与头上斜肌之间　头后大直肌位于进针部位的内侧，头上斜肌位于进针部位的外侧。头后大直肌同"风府穴"。头上斜肌位于头半棘肌的深面，起自寰椎横突，肌束向内上方，止于枕骨下项线的外侧部，由枕下神经支配。

由头后大直肌、头上斜肌和头下斜肌围成的三角形区域，称为枕下三角，内有枕下神经和椎动脉通过。针刺该穴时，一般以不穿透枕下三角较为安全。

【毗邻结构】指枕下三角深面及其周围结构。

1. 深面　为寰枕关节。该关节由枕髁和寰椎的上关节凹组成。关节囊比较松弛，寰枕后膜位于关节囊的内后方。在关节囊的内侧、寰枕后膜的深面有延髓；在关节囊的外侧有椎动脉通过。

2. 上方　为枕髁，位于枕骨大孔的外侧，呈卵圆形。

3. 下方　为寰椎侧块，位于寰椎前、后弓的两侧。

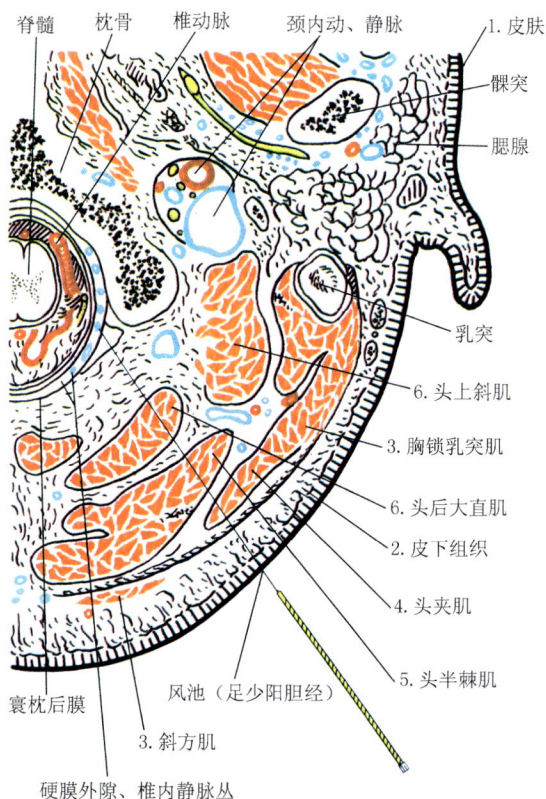

脊髓　枕骨　椎动脉　颈内动、静脉　1. 皮肤
髁突
腮腺
乳突
6. 头上斜肌
3. 胸锁乳突肌
6. 头后大直肌
2. 皮下组织
4. 头夹肌
5. 头半棘肌
寰枕后膜　风池（足少阳胆经）
3. 斜方肌
硬膜外隙、椎内静脉丛

图 4 - 4　风池穴的断面解剖（右侧，水平切面）

【针刺意外与预防】该穴的深面有延髓和椎动脉，它们分别位于寰枕关节囊的内侧和外侧。其深度距皮肤一般为 1.5 寸以上，所以针刺深度不超过 1.2 寸较为安全。若向内侧针刺过深，针尖依次通过枕下三角、寰枕后膜、硬膜和蛛网膜进入小脑延髓池，进而刺中延髓；若向外侧针刺过深，针尖可刺入枕下三角，有可能刺中椎动脉。若大幅度提插、捻转，损伤将更为严重，甚至有生命危险。

四、天柱

【所属经脉】足太阳膀胱经。

【体表定位】在项部，平哑门，斜方肌外侧缘凹陷中，或哑门旁开 1.3 寸。

【操作方法】直刺或斜刺 0.5 ~ 1 寸。

【临床主治】头痛，眩晕，目赤肿痛，目视不明，鼻塞，项强，肩背痛，癫狂痫。

【进针层次】（图 4 - 5）

1. 皮肤　由第 3 枕神经分布。

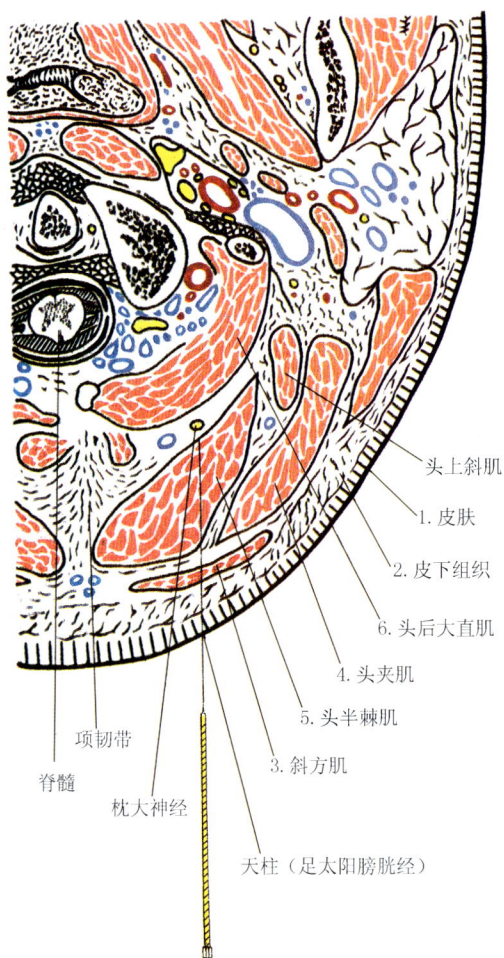

图4-5 天柱穴的断面解剖（右侧，水平切面）

2. 皮下组织 内有第3枕神经的分支和浅静脉。

3. 斜方肌 同"风府穴"。

4. 头夹肌 同"哑门穴"。

5. 头半棘肌 同"风府穴"。

6. 头后大直肌 同"风府穴"。

【针刺意外与预防】不宜向内上方深刺，以免刺伤延髓。

五、大椎

【所属经脉】督脉。

【体表定位】在项背部，第7颈椎棘突下凹陷中，后正中线上。

【操作方法】微向上斜刺0.5～1寸。

【临床主治】热病，疟疾，骨蒸盗汗，感冒，咳嗽，气喘，中暑，颈项强痛，肩背疼痛，小儿惊风，角弓反张，癫狂，瘾疹，黄疸。

【进针层次】（图 4 – 6）

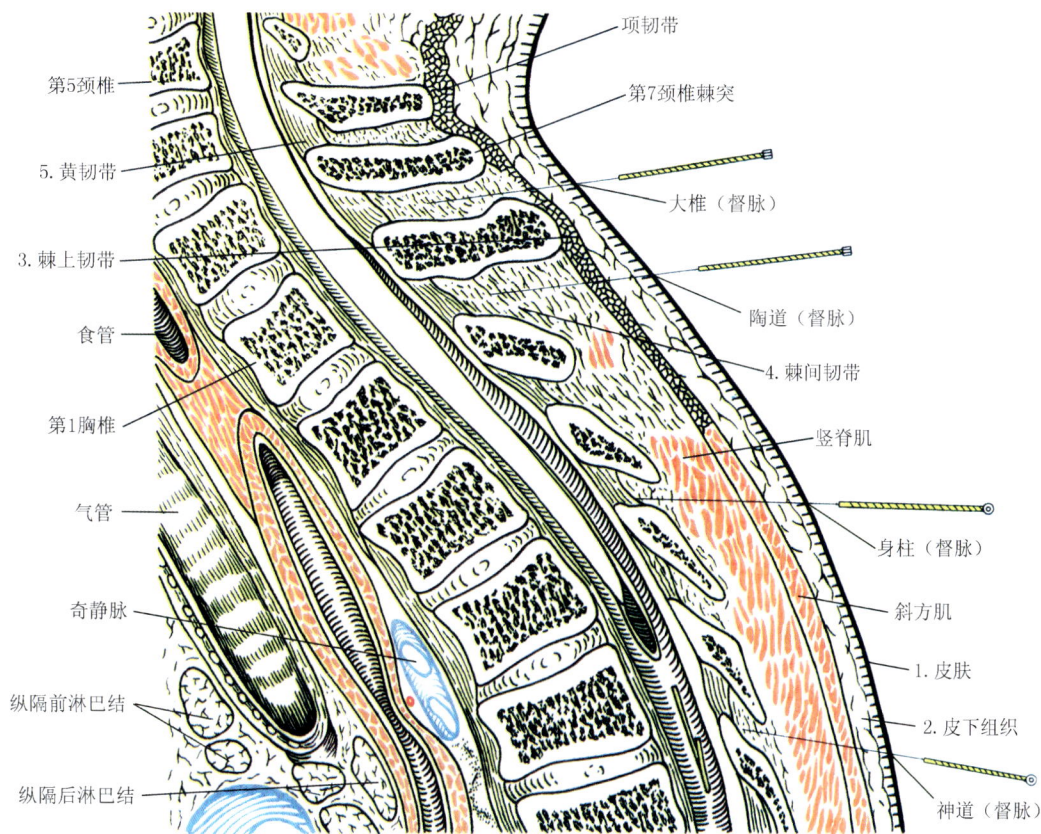

图 4 – 6　大椎、陶道、身柱、神道穴的断面解剖（正中矢状切面）

1. 皮肤　由第 8 颈神经后支的皮支分布。

2. 皮下组织　内有第 8 颈神经后支的皮支。

3. 棘上韧带　细长而坚韧，起自第 7 颈椎棘突，向下沿胸、腰、骶椎各棘突尖部下行，止于骶正中嵴；向上移行于项韧带；其两侧部与背部的腱膜相延续；前方与棘间韧带愈合。

4. 棘间韧带　较薄，呈矢状位，连接相邻棘突之间，从棘突根部至其尖部。其前方则与黄韧带愈合，后方移行于棘上韧带或项韧带。

5. 黄韧带　又名弓间韧带，位于相邻两椎弓板之间，主要由弹性纤维组成。该韧带起自上位椎弓板下缘的前面，向下止于下位椎弓板的上缘及后面。黄韧带参与围成椎管的后壁和神经根管的后外侧壁，颈部黄韧带薄而宽，胸部窄而稍厚，腰部最厚。

【针刺意外与预防】若向上斜刺过深，针尖可通过黄韧带、硬膜外隙、硬脊膜和脊髓蛛网膜进入蛛网膜下隙，进而可刺中脊髓。脊髓损伤症状详见"哑门穴"。

六、风门

【所属经脉】足太阳膀胱经。

【体表定位】在背部，第2胸椎棘突下，后正中线旁开1.5寸。

【操作方法】向内侧斜刺0.5~0.8寸。

【临床主治】感冒，咳嗽，气喘，发热，头痛，项强，肩背痛。

【进针层次】（图4-7）

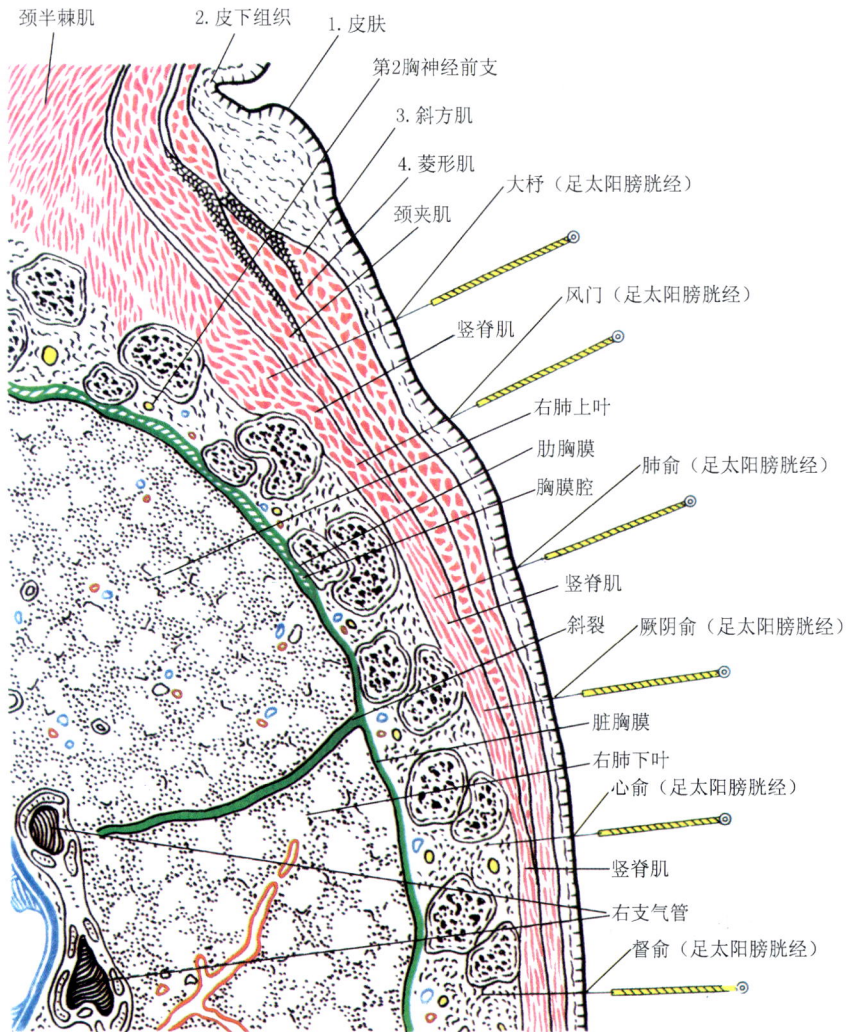

图4-7   大杼、风门、肺俞、厥阴俞、心俞、督俞穴的断面解剖（右侧，矢状切面）

1. **皮肤** 由第2、第3胸神经后支的皮支分布。

2. **皮下组织** 内有第2、第3胸神经后支的皮支及伴行的动、静脉。

3. **斜方肌** 同"风府穴"。

4. **菱形肌** 位于斜方肌中部的深面，分为大、小菱形肌。小菱形肌起自下2个颈椎棘突，大菱形肌起自上4个胸椎棘突，两肌束向外下方，止于肩胛骨内侧缘的下半部（肩胛冈内侧端以下），由肩胛背神经支配。

5. 上后锯肌　位于菱形肌的深面。该肌以腱膜起自下2个颈椎棘突和上2个胸椎棘突，肌束向外下方，止于第2～5肋骨肋角的外面，由第1～4肋间神经支配。

6. 颈夹肌　位于头夹肌深面的少数肌束。该肌起自第3～6胸椎棘突，肌纤维斜向外上方，止于第2、3颈椎横突后结节，由颈神经后支支配。

7. 胸腰筋膜浅层　胸腰筋膜为包裹在竖脊肌和腰方肌周围的深筋膜。在背部分浅、深两层，浅、深两层包绕竖脊肌周围，构成竖脊肌鞘。在腰部分浅、中、深三层，浅层在腰部特别发达增厚，且与背阔肌腱膜紧密结合，中层分隔竖脊肌与腰方肌，深层位于腰方肌的前面。

8. 竖脊肌　又称骶棘肌，纵列于躯干的背面，脊柱两侧的棘突与肋角之间的深沟内。该肌以一总腱起自骶骨背面、腰椎棘突、髂嵴后部及胸腰筋膜，肌束向上，在腰部开始分为3个纵形的肌柱，外侧者称为髂肋肌，中间者称为最长肌，内侧者称为棘肌，分别止于椎骨的横突和棘突、肋骨、颞骨乳突，由脊神经后支支配。

竖脊肌深面的结构由浅入深依次有肋提肌、肋间外肌、肋间内膜、胸内筋膜、肋胸膜、胸膜腔和肺。

【针刺意外与预防】若直刺或向外斜刺过深，针尖可通过肋间外肌、肋间内膜、胸内筋膜、肋胸膜进入胸膜腔，进而可刺中肺，引起气胸。如出现气胸症状，应及时治疗。

七、肺俞

【所属经脉】足太阳膀胱经。

【体表定位】在背部，第3胸椎棘突下，后正中线旁开1.5寸。

【操作方法】向内侧斜刺0.5～0.8寸。

【临床主治】咳嗽，气喘，咳血，鼻塞，咽喉肿痛，骨蒸潮热，盗汗，皮肤瘙痒，瘾疹。

【进针层次】（图4－7）

1. 皮肤　由第3、第4胸神经后支的皮支分布。

2. 皮下组织　内有第3、第4胸神经后支的皮支及伴行的动、静脉。

3. 斜方肌　同"风府穴"。

4. 菱形肌　同"风门穴"。

5. 上后锯肌　同"风门穴"。

6. 胸腰筋膜浅层　同"风门穴"。

7. 竖脊肌　同"风门穴"。

竖脊肌深面的结构由浅入深依次有肋提肌、肋间外肌、肋间内膜、胸内筋膜、肋胸膜、胸膜腔和肺。

【针刺意外与预防】同"风门穴"。

八、膏肓

【所属经脉】足太阳膀胱经。

【体表定位】在背部，第 4 胸椎棘突下，后正中线旁开 3 寸。

【操作方法】斜刺 0.5~0.8 寸。

【临床主治】咳嗽，气喘，咳血，骨蒸潮热，盗汗，健忘，遗精，食不化，虚劳，肩背痛。

【进针层次】（图 4 - 8）

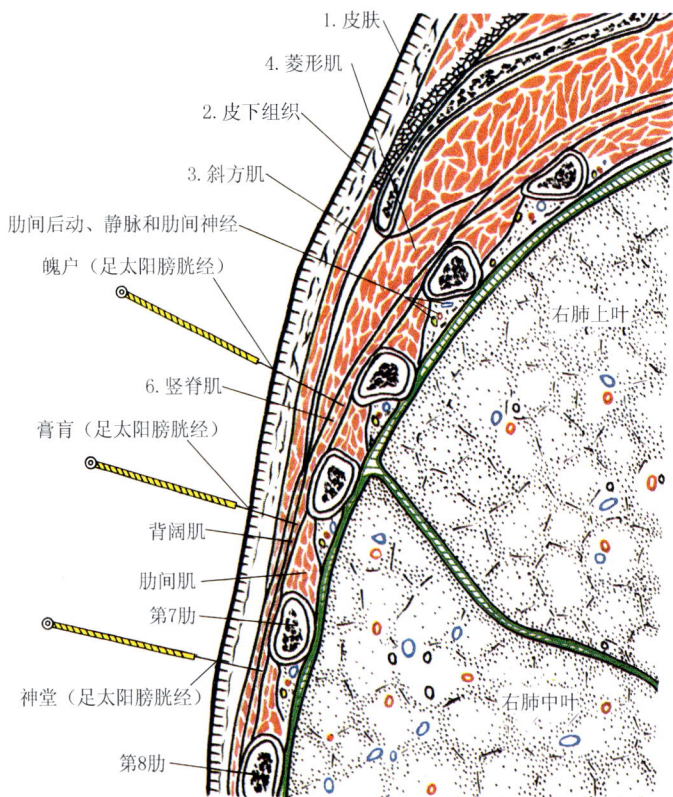

图 4 - 8　魄户、膏肓、神堂穴的断面解剖（右侧，矢状切面）

1. 皮肤　由第 4、第 5 胸神经后支的皮支分布。

2. 皮下组织　内有第 4、第 5 胸神经后支的皮支及伴行的动、静脉。

3. 斜方肌　同"风府穴"。

4. 菱形肌　同"风门穴"。

5. 胸腰筋膜浅层　同"风门穴"。

6. 竖脊肌　同"风门穴"。

竖脊肌深面的结构由浅入深依次有肋间外肌、肋间内肌、肋间最内肌、胸内筋膜、肋胸膜、胸膜腔和肺。

【针刺意外与预防】若直刺或斜刺过深，针尖可通过肋间外肌、肋间内肌、肋间最内肌、胸内筋膜、肋胸膜进入胸膜腔，进而可刺中肺，引起气胸。如出现气胸症状，应及时治疗。

九、心俞

【所属经脉】足太阳膀胱经。

【体表定位】在背部，第5胸椎棘突下，后正中线旁开1.5寸。

【操作方法】向内侧斜刺0.5～0.8寸。

【临床主治】心痛，心悸，心烦，失眠，健忘，梦遗，癫狂痫，咳嗽，吐血，盗汗。

【进针层次】（图4-7）

1. 皮肤 由第5、第6胸神经后支的皮支分布。

2. 皮下组织 内有第5、第6胸神经后支的皮支及伴行的动、静脉。

3. 斜方肌 同"风府穴"。

4. 菱形肌 同"风门穴"。针刺通过该肌的下缘。

5. 胸腰筋膜浅层 同"风门穴"。

6. 竖脊肌 同"风门穴"。

竖脊肌深面的结构由浅入深依次为肋提肌、肋间外肌、肋间内膜、胸内筋膜、肋胸膜、胸膜腔和肺。

【针刺意外与预防】同"风门穴"。

十、至阳

【所属经脉】督脉。

【体表定位】在背部，第7胸椎棘突下凹陷中，后正中线上。

【操作方法】向内侧斜刺0.5～1寸。

【临床主治】黄疸，身热，胸胁胀痛，心痛，乳痛，咳嗽，气喘，脊背强痛。

【进针层次】（图4-9）

1. 皮肤 由第7胸神经后支的皮支分布。

2. 皮下组织 内有第7胸神经后支的皮支。

3. 棘上韧带 同"大椎穴"。

4. 棘间韧带 同"大椎穴"。

5. 黄韧带 同"大椎穴"。

【针刺意外与预防】同"大椎穴"。

十一、膈俞

【所属经脉】足太阳膀胱经。

【体表定位】在背部，第7胸椎棘突下，后正中线旁开1.5寸。

【操作方法】向内侧斜刺0.5～0.8寸。

【临床主治】胃痛，呕吐，呃逆，噎膈，咳嗽，气喘，潮热，盗汗，瘾疹，贫血，瘀血证。

右肺动脉
纵隔后淋巴结
食管、左心房
迷走神经、奇静脉
右肺下叶、右心房
脊神经根丝
椎外静脉丛
膈
胸导管、前纵韧带

灵台(督脉)
斜方肌
竖脊肌
至阳(督脉)
3. 棘上韧带
4. 棘间韧带
5. 黄韧带
筋缩(督脉)
背阔肌腱
1. 皮肤
2. 皮下组织

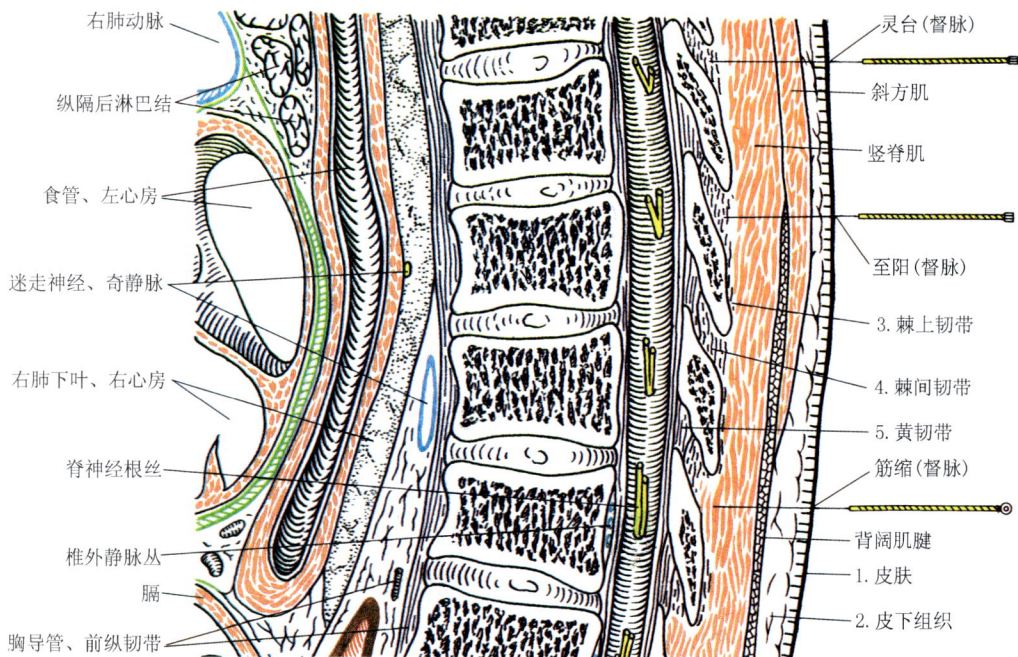

图 4 - 9　灵台、至阳、筋缩穴的断面解剖（正中矢状切面）

【进针层次】（图 4 - 10）

1. 皮肤　由第 7、第 8 胸神经后支的皮支分布。

2. 皮下组织　内有第 7、第 8 胸神经后支的皮支及伴行的动、静脉。

3. 斜方肌　同"风府穴"。

4. 背阔肌　为全身最大的阔肌，位于背的下半部和胸的后外侧。该肌以腱膜起自下 6 个胸椎和全部腰椎的棘突、骶正中嵴及髂嵴后部，肌束向外上方集中，经腋窝后壁、肱骨内侧绕至大圆肌前面，以扁腱止于肱骨小结节嵴，由胸背神经支配。

5. 胸腰筋膜浅层　同"风门穴"。

6. 竖脊肌　同"风门穴"。

竖脊肌深面的结构由浅入深依次为肋提肌、肋间外肌、肋间内膜、胸内筋膜、肋胸膜、胸膜腔和肺。

【针刺意外与预防】同"风门穴"。

十二、肝俞

【所属经脉】足太阳膀胱经。

【体表定位】在背部，第 9 胸椎棘突下，后正中线旁开 1.5 寸。

【操作方法】向内侧斜刺 0.5 ~ 0.8 寸。

【临床主治】胁痛，黄疸，脊背痛，目赤肿痛，目视不明，夜盲，吐血，衄血，癫狂痫。

右肺下叶　　脏胸膜　胸膜腔　肋胸膜

1. 皮肤
2. 皮下组织
3. 斜方肌
膈俞（足太阳膀胱经）
4. 背阔肌
第10胸椎横突
肝俞（足太阳膀胱经）
第10肋
6. 竖脊肌
胆俞（足太阳膀胱经）
椎间盘
肋下动脉、静脉和神经
脾俞（足太阳膀胱经）
竖脊肌
5. 胸腰筋膜
胃俞（足太阳膀胱经）

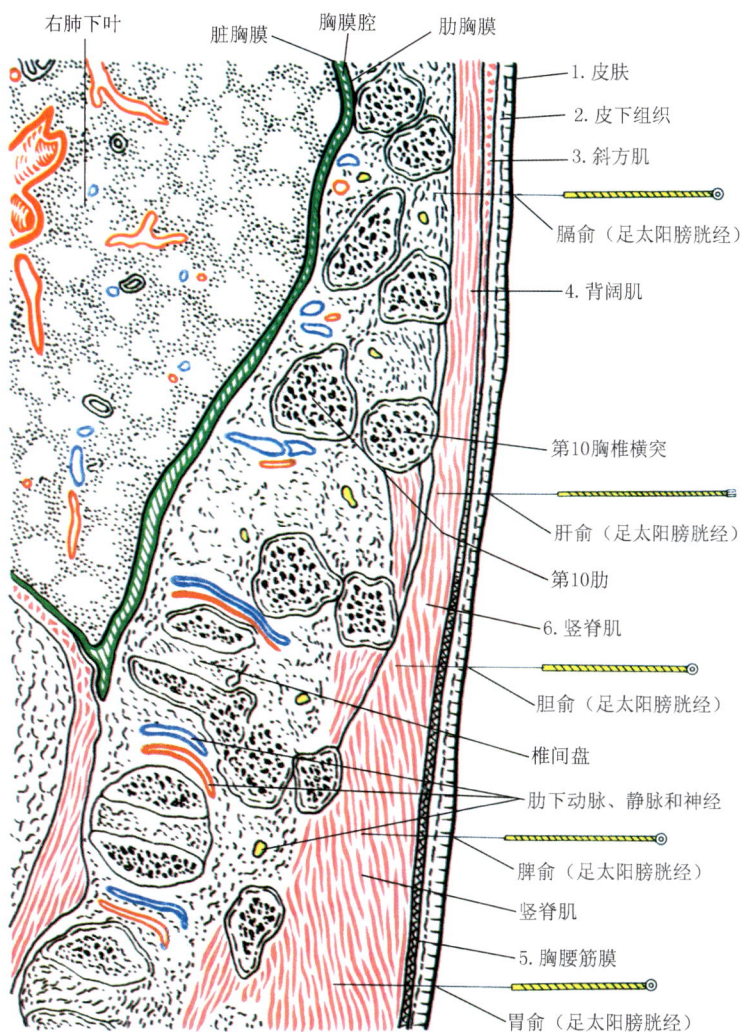

图 4 – 10　膈俞、肝俞、胆俞、脾俞、胃俞穴的断面解剖（右侧，矢状切面）

【进针层次】（图 4 – 10）

1. 皮肤　由第 9、第 10 胸神经后支的皮支分布。

2. 皮下组织　内有第 9、第 10 胸神经后支的皮支及伴行的动、静脉。

3. 斜方肌　同 "风府穴"。

4. 背阔肌　同 "膈俞穴"。

5. 胸腰筋膜浅层　同 "风门穴"。

6. 竖脊肌　同 "风门穴"。

竖脊肌深面的结构由浅入深依次为肋提肌、肋间外肌、肋间内膜、胸内筋膜、肋胸膜、胸膜腔和肺。

【针刺意外与预防】同 "风门穴"。

十三、胆俞

【所属经脉】足太阳膀胱经。

【体表定位】在背部，第 10 胸椎棘突下，后正中线旁开 1.5 寸。

【操作方法】向内侧斜刺 0.5~0.8 寸。

【临床主治】胁痛，口苦，黄疸，呕吐，噎膈，潮热，盗汗。

【进针层次】（图 4-10）

1. 皮肤 由第 10、第 11 胸神经后支的皮支分布。

2. 皮下组织 内有第 10、第 11 胸神经后支的皮支及伴行的动、静脉。

3. 斜方肌 同"风府穴"。

4. 背阔肌 同"膈俞穴"

5. 下后锯肌腱膜和胸腰筋膜浅层 两者往往融合在一起。下后锯肌位于背阔肌中部的深面，以腱膜起自下 2 个胸椎棘突和上 2 个腰椎棘突，肌束向外上方，止于下 4 个肋骨（第 9~12 肋骨）肋角的外面，由第 9~11 肋间神经及肋下神经支配。胸腰筋膜同"风门穴"。

6. 竖脊肌 同"风门穴"。

竖脊肌深面的结构由浅入深依次为肋提肌、肋间外肌、肋间内膜、胸内筋膜、肋胸膜、胸膜腔和肺。

【针刺意外与预防】同"风门穴"。

十四、脾俞

【所属经脉】足太阳膀胱经。

【体表定位】在背部，第 11 胸椎棘突下，后正中线旁开 1.5 寸。

【操作方法】向内侧斜刺 0.5~0.8 寸。

【临床主治】腹胀，呕吐，泄泻，痢疾，食不化，便血，黄疸，水肿，背痛。

【进针层次】（图 4-10）

1. 皮肤 由第 11、第 12 胸神经后支的皮支分布。

2. 皮下组织 内有第 11、第 12 胸神经后支的皮支及伴行的动、静脉。

3. 背阔肌腱膜、下后锯肌腱膜和胸腰筋膜浅层 三者往往融合在一起。背阔肌同"膈俞穴"，下后锯肌同"胆俞穴"，胸腰筋膜同"风门穴"。

4. 竖脊肌 同"风门穴"。

竖脊肌深面的结构由浅入深依次为肋提肌、肋间外肌、肋间内膜、胸内筋膜、肋胸膜、胸膜腔和肺。

【针刺意外与预防】若直刺过深，针尖可经肋间隙进入胸腔，进而可刺中肺，引起气胸。若向外侧斜刺过深，针尖可经肋间隙进入肋膈隐窝内，进而可刺中肝、肾；若大幅度提插、捻转手法，后果严重。

十五、胃俞

【所属经脉】足太阳膀胱经。

【体表定位】在背部，第 12 胸椎棘突下，后正中线旁开 1.5 寸。

【操作方法】向内侧斜刺 0.5～0.8 寸。

【临床主治】腹胀，呕吐，泄泻，痢疾，食不化，便血，黄疸，水肿，背痛。

【进针层次】（图 4-10）

1. 皮肤　由第 12 胸神经、第 1 腰神经后支的皮支分布。

2. 皮下组织　内有第 12 胸神经、第 1 腰神经后支的皮支及伴行的动、静脉。

3. 背阔肌腱膜、下后锯肌腱膜和胸腰筋膜浅层　三者往往融合在一起。背阔肌同"膈俞穴"，下后锯肌同"胆俞穴"，胸腰筋膜同"风门穴"。

4. 竖脊肌　同"风门穴"。

竖脊肌深面的结构由浅入深依次为肋间外肌、肋间内膜、胸内筋膜、肋胸膜、胸膜腔和肺。

【针刺意外与预防】若直刺过深，针尖可经肋间隙进入胸腔，进而可刺中肺，引起气胸。若向外侧斜刺过深，针尖可经肋间隙进入肋膈隐窝内，进而可刺中肝、脾、肾；若大幅度提插、捻转手法，后果严重。

十六、命门

【所属经脉】督脉。

【体表定位】在腰部，第 2 腰椎棘突下凹陷中，后正中线上。

【操作方法】直刺 0.5～1 寸。

【临床主治】虚损腰痛，下肢痿痹，遗精，阳痿，早泄，月经不调，带下，遗尿，尿频，泄泻，小儿惊风。

【进针层次】（图 4-11）

1. 皮肤　由第 2 腰神经后支的皮支分布。

2. 皮下组织　内有第 2 腰神经后支的皮支。

3. 棘上韧带　同"大椎穴"。

4. 棘间韧带　同"大椎穴"。

5. 黄韧带　同"大椎穴"。

【针刺意外与预防】若直刺过深，针尖可通过黄韧带、硬膜外隙、硬脊膜、脊髓蛛网膜，进入蛛网膜下隙。此处椎管内无脊髓，只有马尾神经，若刺中马尾，可出现下肢的强烈触电感。针刺时，一般以不刺入蛛网膜下隙为宜。

十七、肾俞

【所属经脉】足太阳膀胱经。

【体表定位】在腰部，第 2 腰椎棘突下，后正中线旁开 1.5 寸。

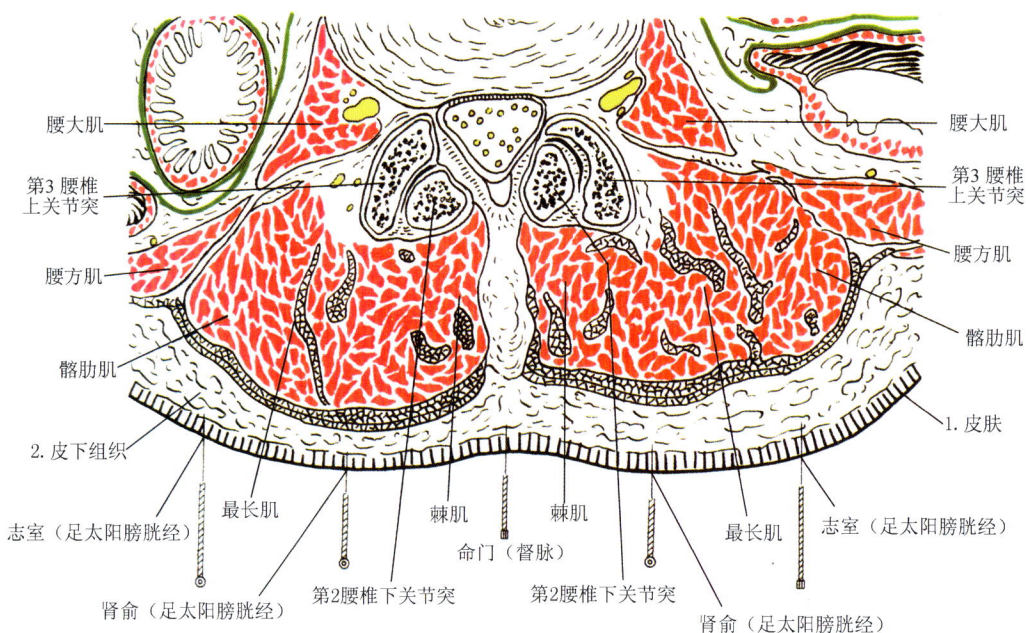

图 4 - 11 命门、肾俞、志室穴的断面解剖（水平切面）

【操作方法】直刺 0.8 ~ 1 寸。

【临床主治】头晕，目昏，耳鸣，耳聋，腰膝酸软，遗精，阳痿，早泄，月经不调，带下，遗尿，水肿，小便不利，洞泄不化，咳喘少气。

【进针层次】（图 4 - 11）

1. 皮肤 由第 2、第 3 腰神经后支的皮支分布。

2. 皮下组织 内有第 2、第 3 腰神经后支的皮支及伴行的动、静脉。

3. 背阔肌腱膜和胸腰筋膜浅层 两者往往融合在一起。背阔肌同"膈俞穴"，胸腰筋膜同"风门穴"。

4. 竖脊肌 同"风门穴"。

竖脊肌深面的结构由浅入深依次为腰大肌、髂筋膜、肾筋膜、肾脂肪囊、肾纤维囊和肾。

【针刺意外与预防】若向外斜刺过深，可刺中肾，出现腰痛和尿血。

十八、志室

【所属经脉】足太阳膀胱经。

【体表定位】在腰部，第 2 腰椎棘突下，后正中线旁开 3 寸。

【操作方法】直刺 0.8 ~ 1 寸。

【临床主治】遗精，阳痿，月经不调，水肿，小便不利，腰脊强痛。

【进针层次】（图 4 - 11）

1. 皮肤 由第 1、第 2 腰神经后支的皮支分布。

2. 皮下组织 内有第 1、第 2 腰神经后支的皮支及伴行的动、静脉。

3. 背阔肌腱膜和胸腰筋膜浅层 两者往往融合在一起。背阔肌同"膈俞穴",胸腰筋膜同"风门穴"。

4. 竖脊肌 同"风门穴"。

5. 腰方肌 位于腹后壁脊柱两侧,其后方有竖脊肌,内侧有腰大肌,两者之间有胸腰筋膜中层。该肌起自髂嵴后部的内唇、髂腰韧带和下 3 ~ 4 个腰椎横突,肌束斜向内上方,止于第 12 肋骨内侧半下缘、上 4 个腰椎横突和第 12 胸椎体,由腰神经前支支配。

腰方肌深面的结构由浅入深依次为腰方筋膜、肾旁脂体、肾筋膜、肾脂肪囊、肾纤维囊和肾。

【针刺意外与预防】 若直刺过深,可刺中肾,出现腰痛和尿血。

十九、腰阳关

【所属经脉】 督脉。

【体表定位】 在腰部,第 4 腰椎棘突下凹陷中,后正中线上。

【操作方法】 直刺 0.5 ~ 1 寸。

【临床主治】 腰骶疼痛,下肢痿痹,遗精,阳痿,月经不调,带下,便血。

【进针层次】 (图 4 - 12)

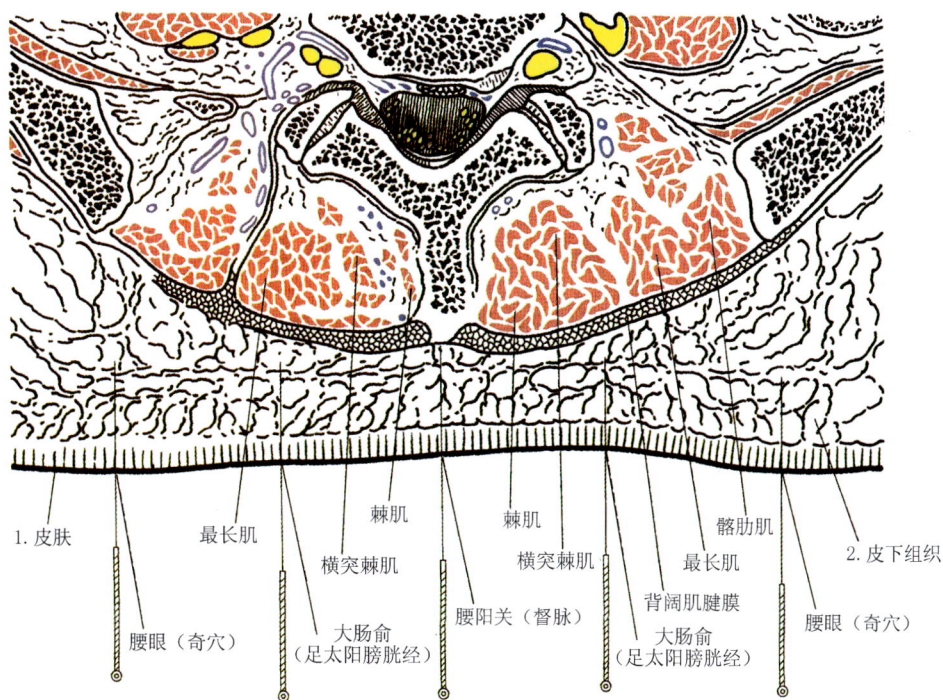

1. 皮肤　最长肌　棘肌　棘肌　髂肋肌　2. 皮下组织
横突棘肌　横突棘肌　最长肌
腰眼（奇穴）　大肠俞（足太阳膀胱经）　腰阳关（督脉）　背阔肌腱膜　腰眼（奇穴）
大肠俞（足太阳膀胱经）

图 4 - 12　腰阳关、大肠俞、腰眼穴的断面解剖（水平切面）

1. 皮肤 由第 4 腰神经后支的皮支分布。

2. 皮下组织 内有第 4 腰神经后支的皮支及伴行的动、静脉。

3. 棘上韧带 同"大椎穴"。

4. 棘间韧带 同"大椎穴"。

5. 黄韧带 同"大椎穴"。

【针刺意外与预防】同"命门穴"。

二十、大肠俞

【所属经脉】足太阳膀胱经。

【体表定位】在腰部，第 4 腰椎棘突下，后正中线旁开 1.5 寸。

【操作方法】直刺 0.8~1 寸。

【临床主治】腰痛，腹痛，腹胀，肠鸣，泄泻，便秘，痢疾，脱肛，痔疮。

【进针层次】（图 4-12）

1. 皮肤 由第 3、第 4 腰神经后支的皮支分布。

2. 皮下组织 内有第 3、第 4 腰神经后支的皮支及伴行的动、静脉。

3. 背阔肌腱膜和胸腰筋膜浅层 两者往往融合在一起。背阔肌同"膈俞穴"，胸腰筋膜同"风门穴"。

4. 竖脊肌 同"风门穴"。

竖脊肌深面的结构由浅入深依次为腰方筋膜、腹膜外筋膜、壁腹膜和腹膜腔。

【针刺意外与预防】若直刺过深，针尖可通过腰方筋膜、腹膜外筋膜、壁腹膜进入腹膜腔，进而可刺中小肠；若大幅度提插、捻转，可引起急腹症，后果严重。

二十一、膀胱俞

【所属经脉】足太阳膀胱经。

【体表定位】在骶部，平第 2 骶后孔，骶正中嵴旁开 1.5 寸。

【操作方法】直刺 0.8~1 寸。

【临床主治】小便不利，尿频，遗尿，遗精，腹痛，泄泻，便秘，腰骶痛。

【进针层次】（图 4-13）

1. 皮肤 由第 1、第 2 骶神经后支的皮支分布。

2. 皮下组织 内有第 1、第 2 骶神经后支的皮支及伴行的动、静脉。

3. 臀大肌 同"秩边穴"。

4. 背阔肌腱膜和胸腰筋膜浅层 两者往往融合在一起。背阔肌同"膈俞穴"，胸腰筋膜同"风门穴"。

5. 竖脊肌 同"风门穴"。

竖脊肌深面为骶骨。

二十二、次髎

【所属经脉】足太阳膀胱经。

【体表定位】在骶部，正对第 2 骶后孔。

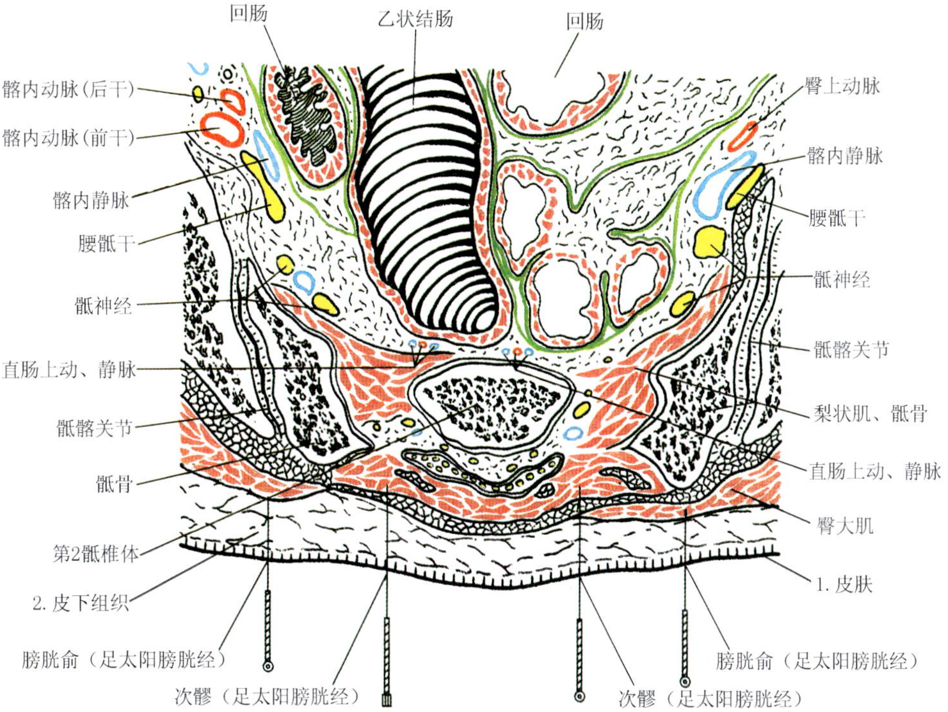

图 4－13　膀胱俞、次髎穴的断面解剖（水平切面）

【操作方法】直刺 0.8～1 寸。

【临床主治】月经不调，痛经，带下，遗精，阳痿，疝气，小便不利，癃闭，腰骶痛，下肢痿痹。

【进针层次】（图 4－13、图 4－14）

1. 皮肤　由臀中皮神经分布。

2. 皮下组织　内有臀中皮神经的分支。

3. 背阔肌腱膜和胸腰筋膜浅层　两者往往融合在一起。背阔肌同“膈俞穴”，胸腰筋膜同“风门穴”。

4. 竖脊肌　同“风门穴”。

5. 第 2 骶后孔　若取穴准确，针正好可刺入该孔及孔内的第 2 骶神经后支。

若继续深刺，针尖可穿过骶后孔，达骶前孔，可刺中第 2 骶神经本干，可产生强烈的触电感。

二十三、长强

【所属经脉】督脉。

【体表定位】在会阴部，尾骨下方，尾骨端与肛门连线的中点处。

【操作方法】向上与骶骨平行刺入 0.5～1 寸。

【临床主治】痔疮，脱肛，便血，洞泄，大小便难，癫痫，癔病，腰痛，尾骶骨痛。

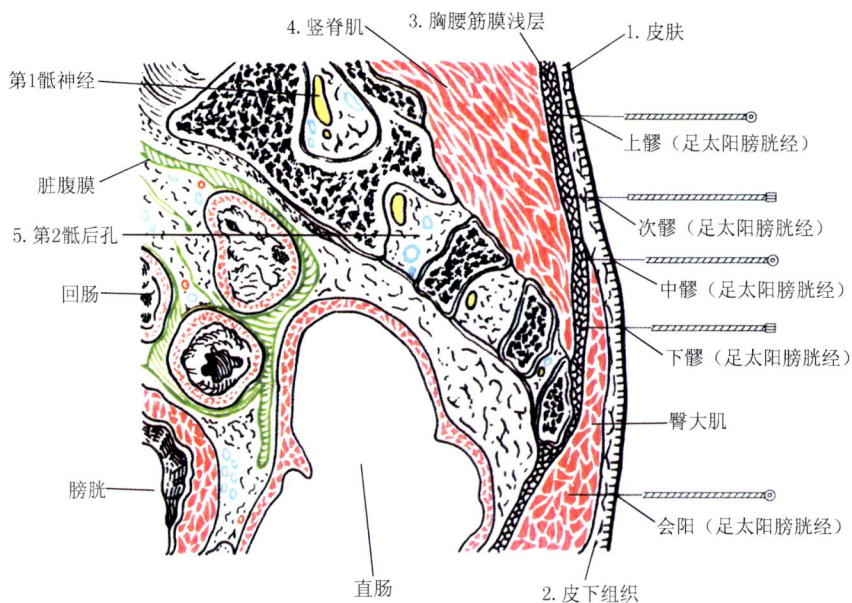

图 4 – 14　上髎、次髎、中髎、下髎、会阳穴的断面解剖（右侧，矢状切面）

【进针层次】（图 4 – 15）

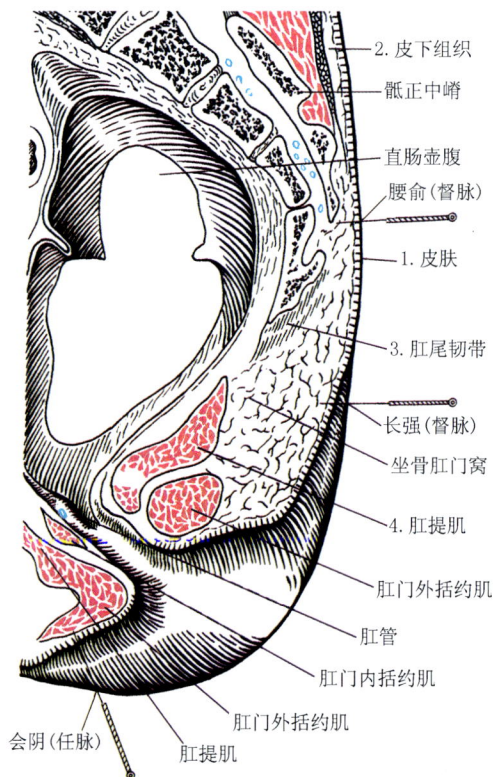

图 4 – 15　腰俞、长强、会阴穴的断面解剖（正中矢状切面）

1. 皮肤　由尾神经后支的皮支分布。

2. 皮下组织　内有尾神经后支的皮支和伴行的动、静脉。

3. 肛尾韧带　肛尾韧带连于肛和尾骨之间，针刺此韧带有一定的韧性阻力。

4. 肛提肌　为一对四边形的扁薄肌，起自耻骨后面与坐骨棘之间的肛提肌腱弓，纤维向下、向后、向内止于会阴中心腱、直肠壁、尾骨和肛尾韧带，左右联合成漏斗状，由第 4 骶神经和阴部神经的肛神经或会阴神经支配。

【针刺意外与预防】该穴的前方为直肠后壁，若针刺过深，可刺破直肠壁，严重者可引起感染。

第五章 上 肢

第一节 局部应用解剖

上肢与颈、胸和背部相连，各部之间相互移行。以锁骨上缘的外侧 1/3 段和肩峰至第 7 颈椎棘突连线的外侧 1/3 段与颈部为界，以三角肌前、后缘上端与腋前、后襞下缘中点的连线与胸、背部为界。按部位，上肢可分为肩、臂、肘、前臂、腕和手部。

一、肩部

（一）腋窝

1. 腋窝的构成 腋窝位于肩关节下方，为四面锥体形，由一顶、一底和四壁构成。

顶：为腋窝上口，向上内与颈根部相通，由第 1 肋、锁骨中 1/3 段和肩胛骨上缘所围成。

底：朝向下方，被皮肤、浅筋膜和腋筋膜所封闭，皮肤借纤维隔与腋筋膜相连。

前壁：由胸大肌、胸小肌、锁骨下肌和锁胸筋膜构成。

后壁：由肩胛骨、肩胛下肌、大圆肌和背阔肌构成。由于有肱三头肌长头在小圆肌和大圆肌之间穿过，所以在腋窝后壁上形成 2 个肌间隙：内侧者称为三边孔，其上界为小圆肌，下界为大圆肌，外侧界为肱三头肌长头，内有旋肩胛血管通过；外侧者称为四边孔，其上界为小圆肌，下界为大圆肌，内侧界为肱三头肌长头，外侧界为肱骨外科颈，内有腋神经和旋肱后血管通过。

内侧壁：由前锯肌、上 4 个肋骨和肋间肌构成。

外侧壁：由肱骨结节间沟，肱二头肌长、短头和喙肱肌构成。

2. 腋窝的内容 窝内除大量脂肪和疏松结缔组织外，主要有腋动脉及其分支、腋静脉及其属支、臂丛及其分支、腋淋巴结。

（1）腋动脉：自第 1 肋外缘接续锁骨下动脉，沿喙肱肌内侧缘行走，至大圆肌腱和背阔肌的下缘移行为肱动脉。腋动脉以胸小肌为标志可分为 3 段：第 1 段位于第 1 肋外缘与胸小肌上缘之间，其分支有胸上动脉和胸肩峰动脉。第 2 段位于胸小肌后方，分支有胸外侧动脉。第 3 段位于胸小肌下缘和大圆肌下缘之间，主要分支有肩胛下动脉（又分为旋肩胛动脉和胸背动脉）、旋肱前动脉和旋肱后动脉。

（2）腋静脉：通常是在大圆肌下缘由肱静脉延续而来，至第 1 肋外缘改名为锁骨下静脉。腋静脉在腋窝始终位于腋动脉的前内侧，除在近侧端接受头静脉外，其他属支基本上与腋动脉分支相同。

（3）臂丛：位于腋窝内的是臂丛的锁骨下部，围绕腋动脉周围，形成内、外侧束和后束。外侧束主要有胸外侧神经、肌皮神经和正中神经外根。内侧束主要有胸内侧神经、臂内侧皮神经、前臂内侧皮神经、尺神经、正中神经内侧根。后束主要有肩胛下神经、胸背神经、桡神经和腋神经。

（4）腋淋巴结：在腋窝的疏松结缔组织内，有 10 ~ 20 个，依其位置可分为外侧淋巴结、胸肌淋巴结、肩胛下淋巴结、中央淋巴结和尖淋巴结 5 群。

（二）三角肌区

三角肌区是指三角肌所覆盖的区域。此区的皮肤较厚，浅筋膜较致密，脂肪组织较少。臂外侧上皮神经从三角肌后缘浅出，分布于该区的皮肤。三角肌呈三角形，从前方、后方和外侧包绕肩关节，使肩部呈圆隆状。三角肌深面与肱骨大结节之间有一滑膜囊，称为三角肌下囊，可与肩峰下囊相通。腋神经支配三角肌和小圆肌。

（三）肩胛区

肩胛区是指肩胛骨后面的区域。此区的皮肤较厚，与致密的浅筋膜紧密相连。覆盖于冈上肌、冈下肌表面的深筋膜比较发达，分别称为冈上筋膜和冈下筋膜。肩胛区深层结构如下：

1. 肌层　肩胛骨后面的肌有斜方肌、冈上肌、冈下肌、小圆肌和大圆肌。

2. 肌腱袖　冈上肌、冈下肌、小圆肌和肩胛下肌的肌腱经过肩关节上、后、前方时，与关节囊愈着，围绕肩关节形成一接近环形的腱板，称为肌腱袖。

3. 肩峰下囊　位于肩峰与冈上肌腱之间的滑膜囊。

4. 血管和神经　肩胛上动脉是来自锁骨下动脉甲状颈干的分支，经肩胛上横韧带的上方进入冈上窝，绕肩胛颈进入冈下窝，分支营养冈上、下肌等。肩胛上静脉与同名动脉伴行。肩胛上神经起自臂丛锁骨上部，经肩胛上横韧带的下方进入冈上窝，与肩胛上血管伴行进入冈下窝，支配冈上肌和冈下肌。

二、臂部

（一）臂前区

1. 浅层结构　此区的皮肤较薄，移动性较大，浅筋膜含脂肪组织较少，故薄而松弛。该区臂外侧皮肤由臂外侧上、下皮神经分布，臂内侧皮肤由肋间臂神经和臂内侧皮神经分布。浅静脉有头静脉和贵要静脉。

2. 深层结构

（1）深筋膜：臂部的深筋膜称为臂筋膜。

（2）臂前群肌：肱二头肌、喙肱肌和肱肌。

（3）血管和神经：位于肱二头肌内侧沟内有肱动脉、肱静脉、正中神经、尺神经、臂内侧皮神经等。肌皮神经起自臂丛外侧束，穿过喙肱肌至肱二头肌深面与肱肌之间，发肌支支配上述三肌；其终支在肘外上方肱二头肌外侧沟下部浅出，称为前臂外侧皮神经。

（二）臂后区

1. 浅层结构　该区的皮肤较厚，浅筋膜较致密，内有臂外侧上皮神经、臂外侧下皮神经和臂后皮神经分布及 1 条前臂后皮神经通过。

2. 深层结构

（1）深筋膜：臂后区的深筋膜较臂前区发达，厚而坚韧。

（2）臂后群肌：主要为肱三头肌。

（3）桡血管神经束：由桡神经和肱深血管组成，行于肱骨肌管内。肱三头肌的长头及内、外侧头与肱骨的桡神经沟形成一个绕肱骨中份后面的管道，称为肱骨肌管。

（4）尺神经：与尺侧上副动脉伴行，自臂内侧肌间隔穿出后，沿肱三头肌内侧头前面下行至肘后区的尺神经沟内。

三、肘部

（一）肘前区

1. 浅层结构　此区的皮肤薄而柔软，有一定的移动性。浅筋膜为疏松结缔组织，含脂肪较少。该区外侧的浅筋膜中有头静脉和前臂外侧皮神经，内侧有贵要静脉和前臂内侧皮神经，中间有肘正中静脉或前臂正中静脉。

2. 深层结构

（1）深筋膜：肘前区的深筋膜，又称肘筋膜。

（2）肱二头肌腱膜：从肱二头肌腱内侧离开该肌腱，斜向内下，移行于前臂深筋膜。

（3）肘窝：是肘前区的三角形凹陷，其尖端朝向上肢远端。其上界为肱骨内、外上髁的连线，下内侧界为旋前圆肌，下外侧界为肱桡肌。顶由浅入深依次为皮肤、浅筋膜、肘筋膜和肱二头肌腱膜，底由肱肌、旋后肌和肘关节囊构成。肱二头肌腱位于肘窝正中，是肘窝内的中心标志。其内侧有肱动脉及 2 条伴行的肱静脉，再内侧为正中神经；其外侧有前臂外侧皮神经、桡神经及其分支。

（二）肘后区

1. 浅层结构　此区的皮肤较厚而松弛，移动性较大，浅筋膜不甚发达。

2. 深层结构　肱三头肌以扁腱止于尺骨鹰嘴。尺神经行于肱骨内上髁后下方的尺神经沟内，临床上把此处称为肘管。

四、前臂部

（一）前臂前区

1. 浅层结构　此区的皮肤较薄，移动性较大。浅筋膜内有头静脉、贵要静脉、前臂正中静脉、前臂外侧皮神经、前臂内侧皮神经等。

2. 深层结构

（1）深筋膜：前臂的深筋膜称为前臂筋膜，薄而坚韧。

（2）前臂前群肌：共9块，分4层。第1层：从桡侧向尺侧依次为肱桡肌、旋前圆肌、桡侧腕屈肌、掌长肌和尺侧腕屈肌；第2层：指浅屈肌；第3层：桡侧为拇长屈肌，尺侧为指深屈肌；第4层：旋前方肌。

（3）血管神经束：共有4个，包括桡血管神经束、尺血管神经束、正中血管神经束和骨间前血管神经束。

（二）前臂后区

1. 浅层结构　此区的皮肤较厚，移动性小。浅筋膜内有头静脉和贵要静脉的属支及前臂后皮神经分布。

2. 深层结构

（1）深筋膜：此区的深筋膜厚而坚韧。

（2）前臂后群肌：共11块，分浅、深两层。浅层：从桡侧向尺侧依次为桡侧腕长伸肌、桡侧腕短伸肌、指伸肌、小指伸肌、尺侧腕伸肌和肘肌；深层：自桡侧向尺侧依次为旋后肌、拇长展肌、拇短伸肌、拇长伸肌和示指伸肌。

（3）骨间后血管神经束：由骨间后血管和神经组成。

五、腕部

（一）腕前区

1. 浅层结构　此区的皮肤薄而柔软，移动性较大。浅筋膜内有前臂内、外侧皮神经的分支分布。

2. 深层结构

（1）深筋膜：为前臂深筋膜在腕前区的延续，可分为浅、深两层：浅层为腕掌侧韧带，深层为屈肌支持带。

（2）骨筋膜鞘：腕尺侧管由腕掌侧韧带的远侧部与屈肌支持带的尺侧端共同围成，内有尺动、静脉和尺神经通过。腕管由屈肌支持带和腕骨沟共同围成，内有指浅、深屈肌腱及屈肌总腱鞘、拇长屈肌腱及其腱鞘和正中神经通过。屈肌支持带的桡侧端分两层分别附着于手舟骨结节、大多角骨结节，其间的间隙称为腕桡侧管，内有桡侧腕屈肌腱及其腱鞘通过。

（二）腕后区

1. 浅层结构   此区的皮肤较腕前区厚。浅筋膜薄而松弛，头静脉和贵要静脉分别位于腕后区桡侧和尺侧的浅筋膜内。桡神经浅支与头静脉伴行，越过腕背侧韧带的浅面下行至手背。尺神经手背支在腕关节上方由尺神经分出，经尺侧腕屈肌腱深面下行至手背。

2. 深层结构

（1）伸肌支持带：由腕后区深筋膜增厚形成。此韧带向深面发出 5 个纤维隔，形成 6 个骨纤维管道。各骨纤维管道通过的肌腱从桡侧向尺侧依次是：①拇长展肌腱和拇短伸肌腱及其腱鞘；②桡侧腕长、短伸肌腱及其腱鞘；③拇长伸肌腱及其腱鞘；④指伸肌腱和示指伸肌腱及其腱鞘；⑤小指伸肌腱及其腱鞘；⑥尺侧腕伸肌腱及其腱鞘。

（2）鼻烟窝：鼻烟窝的桡侧界为拇长展肌腱和拇短伸肌腱，尺侧界为拇长伸肌腱，近侧界为桡骨茎突，窝底为手舟骨和大多角骨，内有桡动脉通过。

六、手部

（一）手掌

1. 浅层结构   手掌的皮肤厚而坚韧，角质层较厚，缺乏弹性和移动性，无毛囊和皮脂腺，但有丰富的汗腺。在鱼际和小鱼际处较疏松；在掌心部非常致密，有许多纤维隔穿行，将皮肤与掌腱膜紧密连接，并将浅筋膜分隔成无数小叶，浅血管、浅淋巴管和皮神经穿行其间。

2. 深层结构

（1）深筋膜：分为浅、深两层。浅层为覆盖于鱼际肌、小鱼际肌和掌心指屈肌腱浅面的致密结缔组织膜，此膜可分为鱼际筋膜、掌腱膜和小鱼际筋膜 3 部分。深层包括骨间掌侧筋膜和拇收肌筋膜，较浅层薄弱。

（2）手肌：分外侧群、中间群和内侧群三群。

（3）血管：手的血液供应来自桡动脉和尺动脉的分支，两动脉的分支彼此吻合成掌浅弓和掌深弓。

（4）神经：分布于手掌的神经是尺神经、正中神经及其分支。

（二）手背

1. 浅层结构   手背的皮肤薄而柔软，富有弹性，移动性大，有毛囊和皮脂腺。浅筋膜薄而松弛，内有手背静脉网、桡神经浅支和尺神经手背支分布。

2. 深层结构

（1）手背筋膜：为手背部的深筋膜，分为浅、深两层。浅层为伸肌支持带的延续，与指伸肌腱结合形成手背腱膜。深层覆盖于第 2 ~ 5 掌骨和第 2 ~ 4 骨间背侧肌的背面，称为骨间背侧筋膜。

（2）伸指肌腱：包括拇短伸肌腱、拇长伸肌腱、指伸肌腱、示指伸肌腱和小指伸肌腱。

（三）手指

1. 浅层结构　手指掌侧的皮肤较背侧厚，富有汗腺，但无皮脂腺。手指掌侧的浅筋膜较厚，在指端脂肪组织常聚集成球状，存在于许多纤维隔之间。各手指均有两条指掌侧固有动脉和两条指背动脉，并分别与同名神经伴行。

2. 深层结构

（1）指屈肌腱：包括拇长、短屈肌腱及指浅、深屈肌腱，它们行于各指的指腱鞘内。

（2）指背腱膜：指伸肌腱越过掌骨头后向两侧扩展，包绕掌骨头和近节指骨的背面，形成指背腱膜。

第二节　腧穴解剖结构

一、肩井

【所属经脉】足少阳胆经。

【体表定位】在肩胛区，第 7 颈椎棘突与肩峰最外侧点连线的中点。

【操作方法】直刺 0.3～0.5 寸。

【临床主治】颈项强痛，上肢不遂，乳汁不下，乳痈，瘰疬。

【进针层次】（图 5－1）

1. 皮肤　由锁骨上神经分布。

2. 皮下组织　内有锁骨上神经的分支、颈浅动脉的分支和颈浅静脉的属支。

3. 斜方肌　同"风府穴"。

4. 颈横动、静脉浅支　颈横动脉多数起自甲状颈干，向外经前斜角肌和膈神经的前方，颈内静脉和胸锁乳突肌的后方，通过颈外侧三角的下部，至肩胛提肌的外缘处分为浅、深两支。浅支又称颈浅动脉，向后外至斜方肌前缘，分布于斜方肌、肩胛提肌、夹肌等；深支又称为肩胛背动脉，经肩胛提肌的深面至肩胛骨内侧角，与肩胛背神经伴行，在菱形肌深面下行，分布于背肌和肩带肌，并参与形成肩胛动脉网。颈横静脉浅支与同名动脉伴行。

5. 前锯肌　同"大包穴"。

在前锯肌的深面，由浅入深依次为肋间外肌、肋间内肌、胸内筋膜、壁胸膜、胸膜腔和肺。

【针刺意外与预防】若朝前下方针刺过深，针尖可穿过第 1 肋间隙进入胸膜腔，进而刺中肺上叶，引起气胸。因此，应严格掌握进针方向及深度。

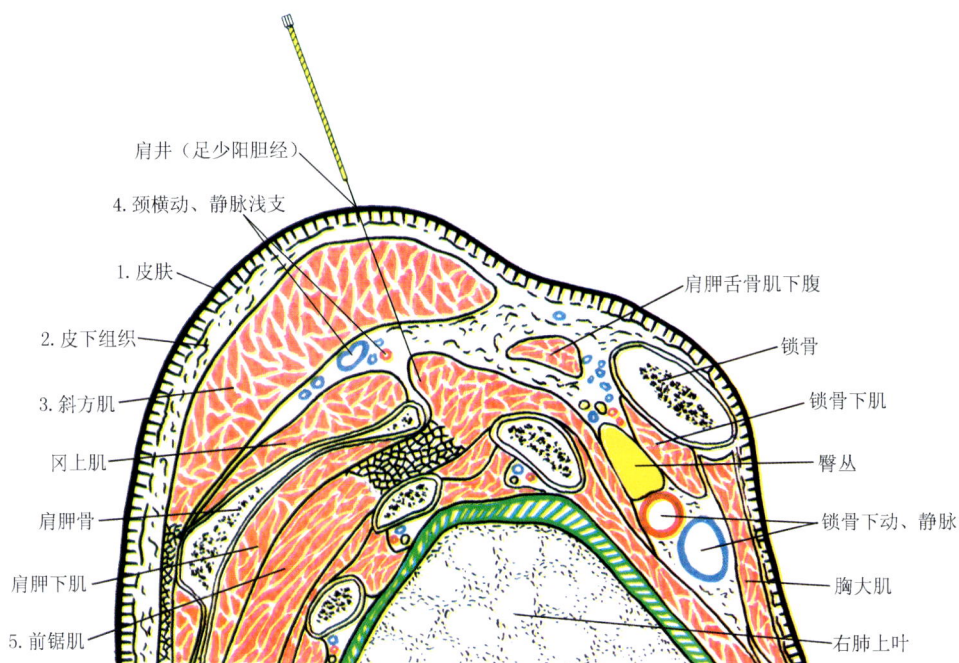

图 5 - 1　肩井穴的断面解剖（右侧，矢状切面）

二、天宗

【所属经脉】手太阳小肠经。

【体表定位】在肩胛区，肩胛冈中点与肩胛骨下角连线的上 1/3 与下 2/3 交点处。

【操作方法】直刺或向四周斜刺 0.5～1 寸。

【临床主治】肩胛疼痛，乳痈，气喘。

【进针层次】（图 5 -2）

1. 皮肤　由第 3～5 胸神经后支的皮支分布。

2. 皮下组织　内有上述皮神经的分支。

3. 斜方肌　同"风府穴"。

4. 冈下肌　位于肩胛骨冈下窝内，大部分被斜方肌与三角肌遮盖。该肌起自肩胛骨冈下窝，肌束向外跨过肩关节囊的后方，止于肱骨大结节中部，并与肩关节囊愈着。

【针刺意外与预防】该穴的深面为冈下窝的骨面，有相当一部分人，特别是老年人冈下窝的骨质薄弱，甚至中央有孔。在这种情况下，若针刺过深时，针尖可穿过冈下窝，再经肩胛下肌、前锯肌、肋间隙进入胸膜腔，进而刺中肺，引起气胸。

三、肩髃

【所属经脉】手阳明大肠经。

【体表定位】在三角肌区，当肩峰外侧缘前端与肱骨大结节之间的凹陷中。

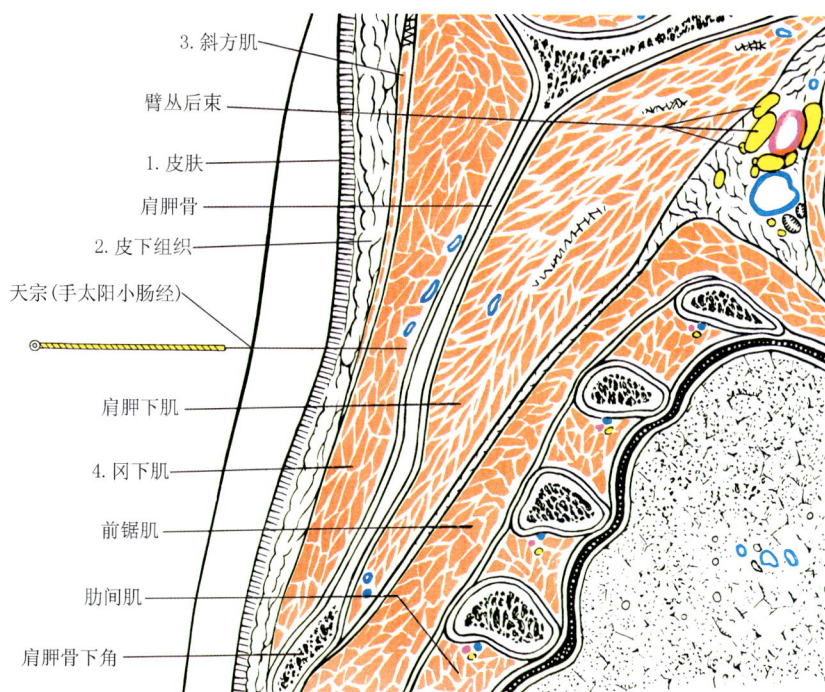

图 5-2　天宗穴的断面解剖（右侧，矢状切面）

【操作方法】 直刺或向下斜刺 0.8~1.5 寸。

【临床主治】 上肢不遂，肩痛不举，瘾疹。

【进针层次】（图 5-3）

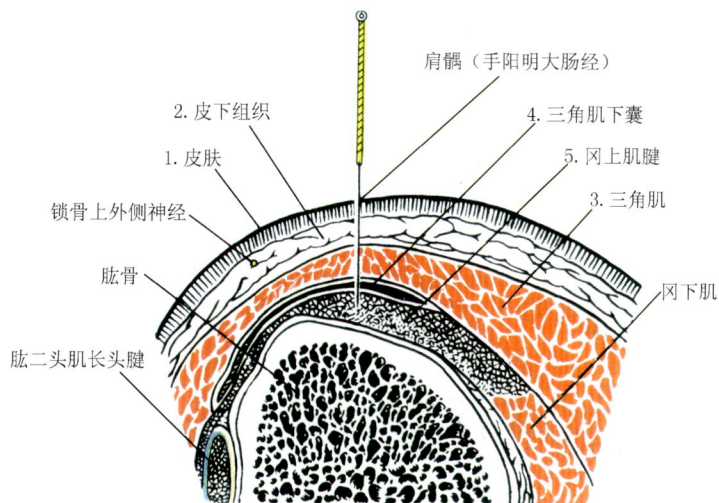

图 5-3　肩髃穴的断面解剖（右侧，矢状切面）

1. 皮肤 由锁骨上神经分布。

2. 皮下组织　内有锁骨上神经的分支。

3. 三角肌　是位于肩部的浅层肌。该肌起自锁骨外侧1/3、肩峰和肩胛冈，肌束逐渐向外下方集中，止于肱骨体外侧面的三角肌粗隆，由腋神经支配。

4. 三角肌下囊　为三角肌深面与肱骨大结节之间的滑膜囊，常与肩峰下囊（为肩峰下方与冈上肌之间的滑膜囊）相通。三角肌下囊和肩峰下囊肿胀时，均可产生肩周炎症状。

5. 冈上肌腱　冈上肌位于斜方肌的深面，肩胛骨冈上窝内。该肌起自肩胛骨冈上窝，肌束斜向外上方，经肩峰和喙肩韧带的深面，跨过肩关节囊的上方，止于肱骨大结节上部，并与肩关节囊愈着，由肩胛上神经支配。

四、肩髎

【所属经脉】手少阳三焦经。

【体表定位】在三角肌区，肩峰外侧缘后端与肱骨大结节之间的凹陷中；或肩髃穴后1寸处。

【操作方法】直刺0.8～1.2寸。

【临床主治】肩臂痛，肩重不能举，中风瘫痪，瘾疹。

【进针层次】（图5-4）

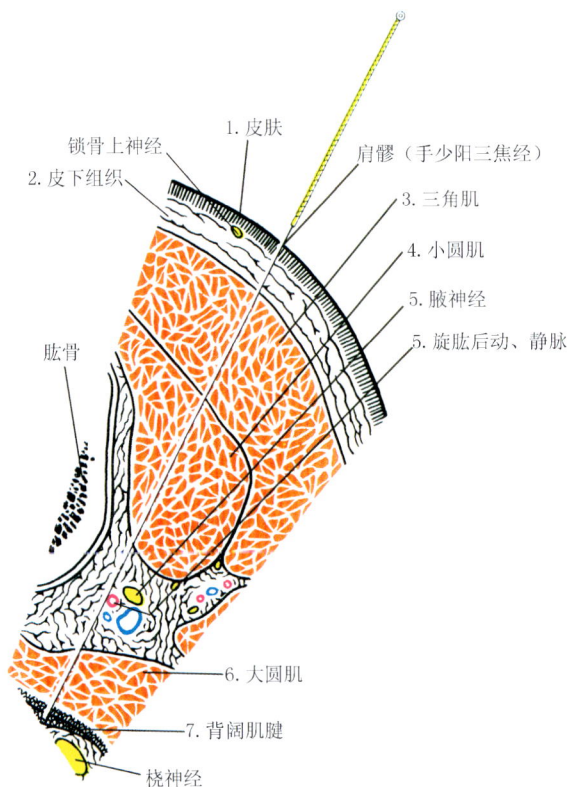

图5-4　肩髎穴的断面解剖（右侧，矢状切面）

1. 皮肤　由锁骨上神经分布。

2. 皮下组织　内有锁骨上神经的分支。

3. 三角肌　同"肩髃穴"。

4. 小圆肌　位于冈下肌的下方，大部分被三角肌遮盖。该肌起自肩胛骨外侧缘上2/3 的后面，肌束向外上跨过肩关节囊的后方，以扁腱止于肱骨大结节下部，并与肩关节囊愈着，由腋神经支配。

5. 腋神经和旋肱后动、静脉　腋神经为臂丛后束的分支，旋肱后动脉为腋动脉的分支，旋肱后静脉为腋静脉的属支。这些血管和神经均通过四边孔，该孔由大圆肌、小圆肌、肱三头肌长头和肱骨外科颈围成。

6. 大圆肌　位于小圆肌的下方，下缘被背阔肌上缘遮盖。该肌起自肩胛骨下角的后面，肌束向上外方集中，经过肱三头肌长头的前面，移行于扁腱，于背阔肌腱的下方，止于肱骨小结节嵴，由肩胛下神经支配。

7. 背阔肌腱　背阔肌同"膈俞穴"。

【针刺意外与预防】若直刺过深，针尖可进入腋窝，进而可刺中腋窝内的腋动、静脉；若大幅度提插和捻转，可引造成大的血肿。

五、极泉

【所属经脉】手少阴心经。

【体表定位】在腋区，腋窝中央，腋动脉搏动处。

【操作方法】臂外展，避开腋动脉，直刺或斜刺 0.5 ~ 0.8 寸。

【临床主治】心痛，心悸，胸闷，气短，胁肋疼痛，肩臂疼痛，上肢不遂，腋臭，瘰疬。

【进针层次】（图 5 – 5）

1. 皮肤　由肋间臂神经分布。该神经为第 2 肋间神经外侧支。

2. 皮下组织　内有肋间臂神经的分支。

3. 臂丛和腋动、静脉　臂丛在腋窝内，围绕腋动脉，并形成内侧束、外侧束和后束，由束再发出分支。内侧束发出的有臂内侧皮神经、前臂内侧皮神经、胸内侧神经、尺神经和正中神经内侧根，外侧束发出的有胸外侧神经、正中神经外侧根和肌皮神经，后束发出的有桡神经、胸背神经、腋神经和肩胛下神经。腋动脉为锁骨下动脉横过第 1 肋外缘延续而来的，主要分支有胸上动脉、胸肩峰动脉、胸外侧动脉、肩胛下动脉、旋肱前动脉和旋肱后动脉。腋静脉较粗大，与腋动脉、臂丛一起位于腋鞘内，居于腋动脉内侧，接受上肢深、浅静脉的血液，在第 1 肋外缘处移行为锁骨下静脉。

4. 背阔肌腱　背阔肌同"膈俞穴"。

5. 大圆肌　同"肩髎穴"。

【针刺意外与预防】进针时要注意避开腋动脉，常用方法为一手扪住搏动的腋动脉，在指尖引导下，于动脉的后缘处进针。针刺入腋窝后，不宜大幅度提插，否则可能刺破腋血管，造成大的血肿。

5. 大圆肌
4. 背阔肌腱
喙肱肌
3. 桡神经
3. 腋动脉
3. 正中神经
3. 前臂内侧皮神经
3. 尺神经
3. 臂内侧皮神经

肱骨
腋神经
旋肱后动脉

1. 皮肤
2. 皮下组织

极泉（手少阴心经）

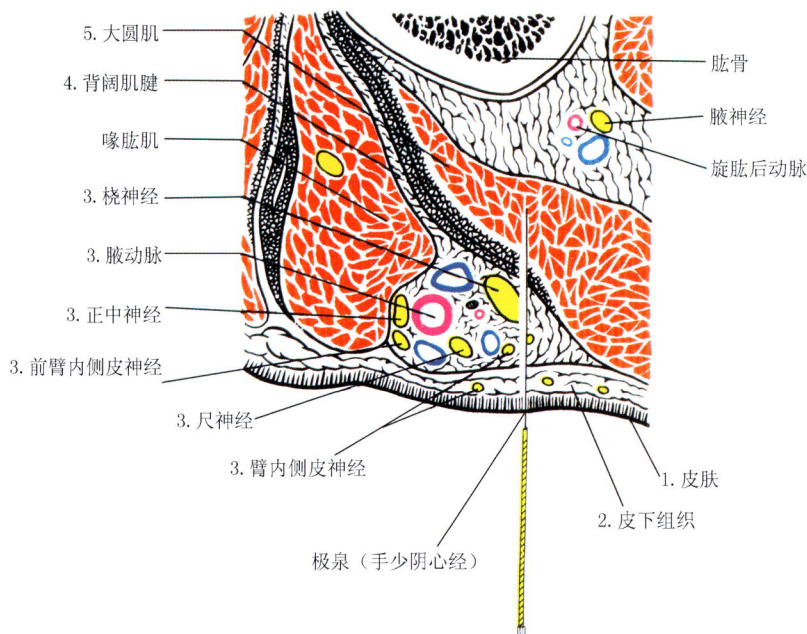

图 5 - 5　极泉穴的断面解剖（右侧，矢状切面）

六、臑俞

【所属经脉】手太阳小肠经

【体表定位】在肩胛区，腋后纹头直上，肩胛冈下缘处。

【操作方法】向前直刺 1 ~ 1.2 寸。

【临床主治】肩臂疼痛，瘰疬。

【进针层次】（图 5 - 6）

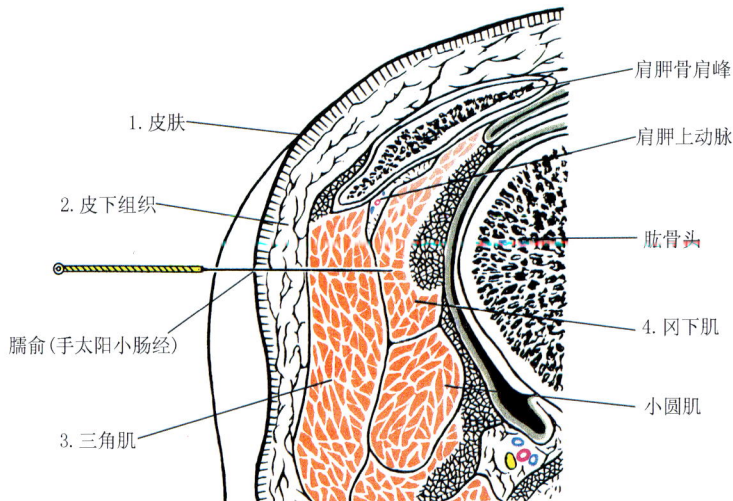

1. 皮肤
2. 皮下组织

肩胛骨肩峰
肩胛上动脉
肱骨头
4. 冈下肌
小圆肌

臑俞（手太阳小肠经）
3. 三角肌

图 5 - 6　臑俞穴的断面解剖（右侧，矢状切面）

1. 皮肤 由锁骨上神经分布。

2. 皮下组织 内有锁骨上神经的分支通过。

3. 三角肌 同"肩髃穴"。

4. 冈下肌 同"天宗穴"。

若继续深刺，针尖可达肩关节囊后壁，进而可穿过关节囊进入关节腔内，可刺及肱骨头骨面。

七、臂臑

【所属经脉】手阳明大肠经。

【体表定位】在臂部，曲池穴与肩髃穴连线上，曲池穴上7寸处，相当于三角肌下端。

【操作方法】直刺或向上斜刺0.8～1.5寸。

【临床主治】肩臂痛，瘰疬，目疾。

【进针层次】（图5-7）

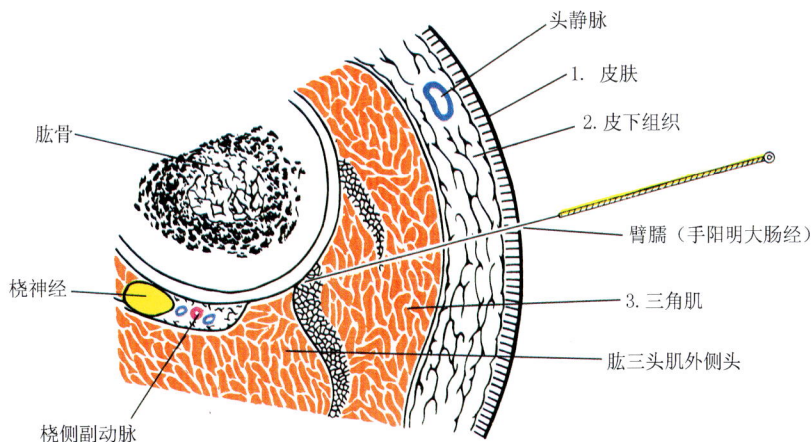

图5-7 臂臑穴的断面解剖（右侧，横切面）

1. 皮肤 由臂外侧皮神经分布。

2. 皮下组织 内有臂外侧皮神经的分支。

3. 三角肌 同"肩髃穴"。

若沿肱骨前缘斜刺时，针尖可刺入肱二头肌长头中；若沿肱骨后缘斜刺时，针尖可刺入肱三头肌外侧头中；若向上斜刺时，针尖刺入三角肌的部位较直刺法位置高。

八、曲池

【所属经脉】手阳明大肠经。

【体表定位】在肘区，屈肘，肱骨外上髁与肘横纹桡侧端连线的中点。

【操作方法】直刺0.8～1.2寸。

【临床主治】热病，咽喉肿痛，齿痛，目赤肿痛，头痛，眩晕，上肢不遂，手臂肿痛，瘰疬，瘾疹，腹胀，吐泻，癫狂。

【进针层次】（图5-8）

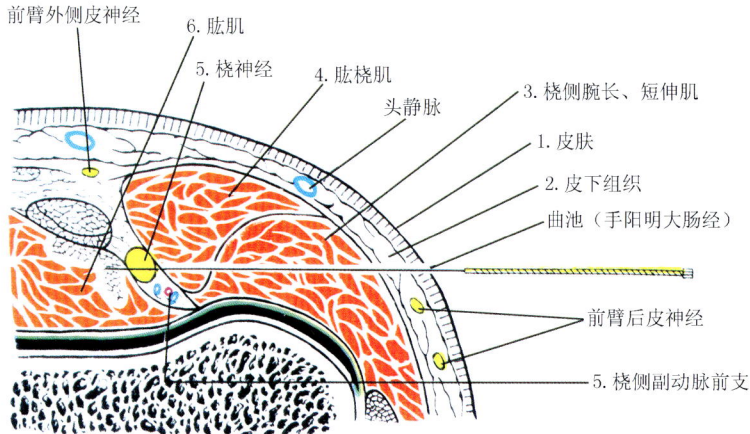

图5-8 曲池穴的断面解剖（右侧，横切面）

1. 皮肤 由前臂后皮神经分布。该神经为桡神经的分支。

2. 皮下组织 内有前臂后皮神经的分支。

3. 桡侧腕长、短伸肌 桡侧腕长伸肌是位于前臂后面桡侧缘的浅层肌，起自肱骨外上髁（肱桡肌起点的下方），肌束向下移行于长腱；该腱自上而下位于拇长展肌腱、拇短伸肌腱和拇长伸肌腱的深面，并与之交叉，经腕背侧韧带的深面至手背，止于第2掌骨底的后面。桡侧腕短伸肌位于桡侧腕长伸肌的深面，起自肱骨外上髁，肌束向下移行于长而扁的腱，经腕背侧韧带的深面至手背，止于第3掌骨底的后面。两肌均由桡神经支配。

4. 肱桡肌 是位于前臂前面外侧部的浅层肌。该肌起自肱骨外上髁上方，止于桡骨茎突，由桡神经支配。

5. 桡神经及桡侧副动、静脉前支 桡神经发自臂丛后束，先位于腋动脉的后方，伴肱深动脉向下外行，经肱三头肌长头与内侧头之间，继而沿桡神经沟绕肱骨中段后面向下外行，至肱骨外上髁前方分为浅、深两终支。桡侧副动脉为肱深动脉的终支之一，在肘关节附近分前、后两支参与肘关节网的组成。桡侧副静脉前支与同名动脉伴行。

6. 肱肌 位于臂前面的下半部，肱二头肌的深面。该肌起自肱骨前面下1/2，以短腱止于尺骨粗隆，由肌皮神经支配。

九、尺泽

【所属经脉】手太阴肺经。

【体表定位】在肘前区，肘横纹上，肱二头肌腱桡侧缘凹陷中。

【操作方法】直刺0.5~0.8寸，或点刺出血。

【临床主治】咳嗽，气喘，咳血，咽喉肿痛，肘臂挛痛，吐泻，小儿惊风。

【进针层次】（图 5 - 9）

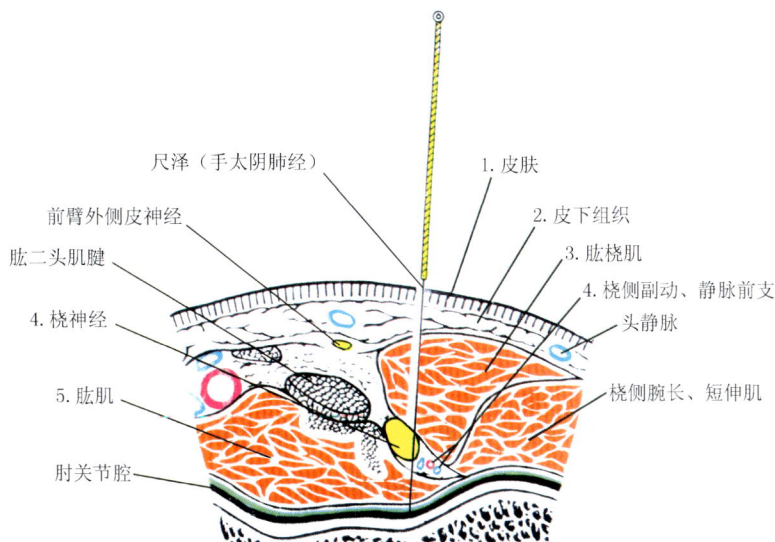

图 5 - 9　尺泽穴的断面解剖（右侧，横切面）

1. 皮肤　由前臂外侧皮神经分布。该神经为肌皮神经的皮支。

2. 皮下组织　内有前臂外侧皮神经的分支。

3. 肱桡肌　同"曲池穴"。

4. 桡神经及桡侧副动、静脉前支　同"曲池穴"。

5. 肱肌　同"曲池穴"。

十、曲泽

【所属经脉】手厥阴心包经。

【体表定位】在肘前区，肘横纹上，肱二头肌腱尺侧缘凹陷中。

【操作方法】避开肱动脉，直刺 1～1.5 寸，或点刺出血。

【临床主治】心痛，心悸，善惊，胃痛，呕吐，泄泻，热病，中暑，肘臂挛痛。

【进针层次】（图 5 - 10）

1. 皮肤　由前臂内侧皮神经分布。该神经为臂丛内侧束的分支。

2. 皮下组织　内有前臂内侧皮神经的分支。

3. 正中神经及肱动、静脉　均位于进针部位的内侧。正中神经由臂丛内、外侧束发出的两根合成，沿肱二头肌内侧沟下行到肘窝，从肘窝向下穿旋前圆肌和指浅屈肌腱弓，继续行于前臂的正中，在前臂上 2/3 位于前臂浅、深层肌之间，在前臂下 1/3 位于桡侧腕屈肌腱和掌长肌腱之间，经屈肌支持带深面的腕管入手掌。肱动脉在大圆肌下缘续于腋动脉，与正中神经伴行，沿肱二头肌内侧沟下行至肘窝，通常在平桡骨颈处分为桡动脉和尺动脉。肱静脉与肱动脉伴行，向上延伸为腋静脉。

4. 肱肌　同"曲池穴"。

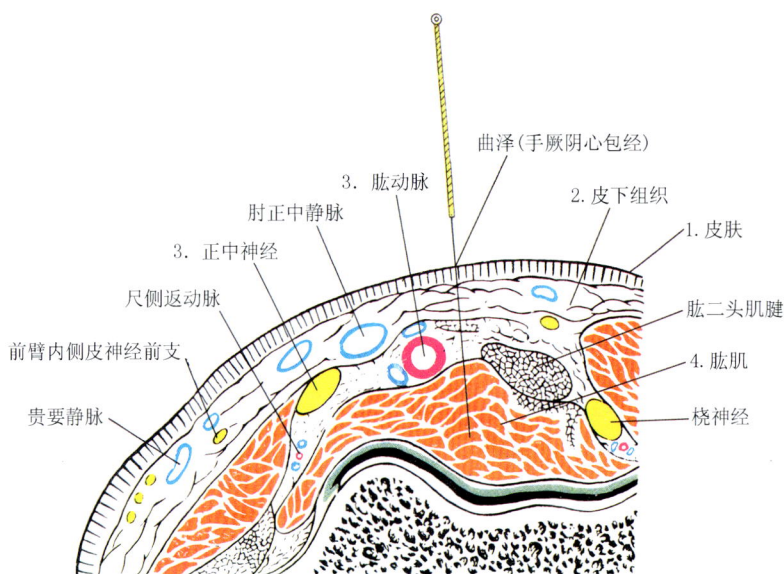

图 5 - 10   曲泽穴的断面解剖（右侧，横切面）

【针刺意外与预防】该穴的深面有肱动、静脉，在肱二头肌腱内侧缘可触及该动脉的搏动。针刺时，医者应左手拇指按压该动脉，拇指指甲放置于肱二头肌腱内侧缘处，然后沿拇指指甲边缘进针，以避开动脉，否则易刺中血管，导致出血。

十一、少海

【所属经脉】手少阴心经。

【体表定位】在肘前区，肘横纹上，肱骨内上髁与肘横纹内侧端连线的中点。

【操作方法】直刺 0.5 ~ 1 寸。

【临床主治】头痛，痫证，心痛，腋胁痛，齿痛。

【进针层次】（图 5 - 11）

1. 皮肤　由前臂内侧皮神经分布。

2. 皮下组织　内有前臂内侧皮神经的分支和贵要静脉通过。

3. 旋前圆肌　是位于前臂前面上部的浅层肌，为圆锥状长肌。该肌起点有肱头和尺头，肱头起自肱骨内上髁、臂内侧肌间隔和前臂深筋膜，尺头起自尺骨冠突，由正中神经支配。

4. 正中神经及尺侧返动、静脉　均位于进针部位的桡侧。正中神经同"曲泽穴"。尺侧返动脉为尺动脉的分支，参与肘关节网的构成。尺侧返静脉与尺侧返动脉伴行，为尺静脉的属支。

5. 肱肌　同"曲池穴"。

十二、小海

【所属经脉】手太阳小肠经。

【体表定位】在肘后区，尺骨鹰嘴与肱骨内上髁之间凹陷中。

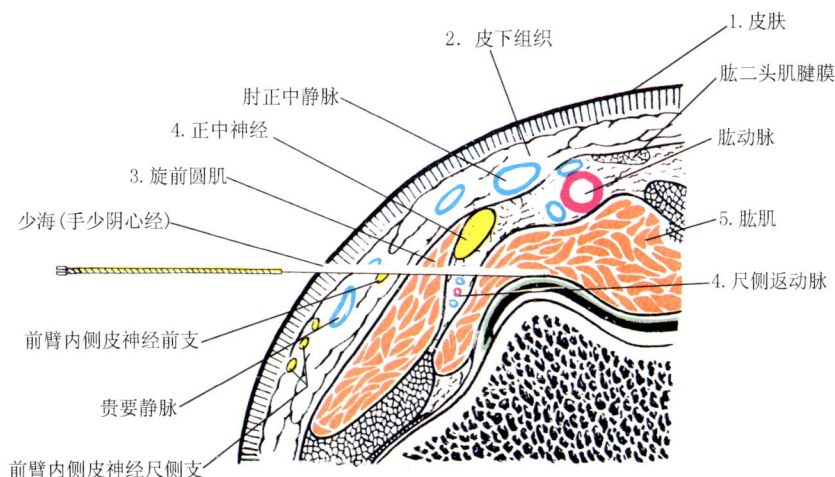

图 5 – 11　少海穴的断面解剖（右侧，横切面）

【操作方法】直刺 0.3 ~ 0.5 寸。

【临床主治】肘臂挛痛，癫痫。

【进针层次】（图 5 – 12）

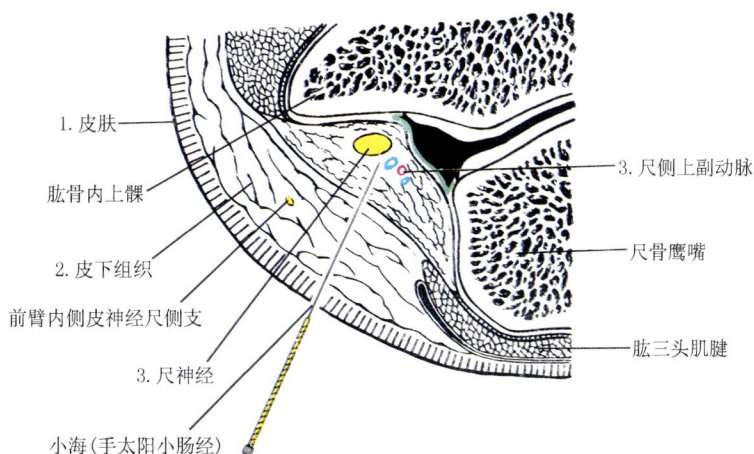

图 5 – 12　小海穴的断面解剖（右侧，横切面）

1. 皮肤　由前臂内侧皮神经和臂内侧皮神经分布。臂内侧皮神经为臂丛内侧束的分支。

2. 皮下组织　内有前臂内侧皮神经和臂内侧皮神经的分支。

3. 尺神经及尺侧上副动、静脉　尺神经发自臂丛内侧束，位于腋动、静脉之间，下行于肱二头肌内侧沟，从尺侧腕屈肌两头之间进入前臂前区，与尺动、静脉伴行，最后经腕尺侧管入手掌。尺侧上副动脉与尺神经伴行，起自肱动脉，在肱骨内上髁的后方与尺侧返动脉的后支吻合，参与肘关节动脉网的构成。尺侧上副静脉与尺侧上副动脉伴行，是肱静脉的属支。

十三、手三里

【所属经脉】手阳明大肠经。

【体表定位】在前臂，肘横纹下 2 寸，阳溪与曲池的连线上。

【操作方法】直刺 0.8 ~ 1.2 寸。

【临床主治】肩臂痛麻，上肢不遂，腹痛，腹泻，齿痛，颊肿。

【进针层次】（图 5 - 13）

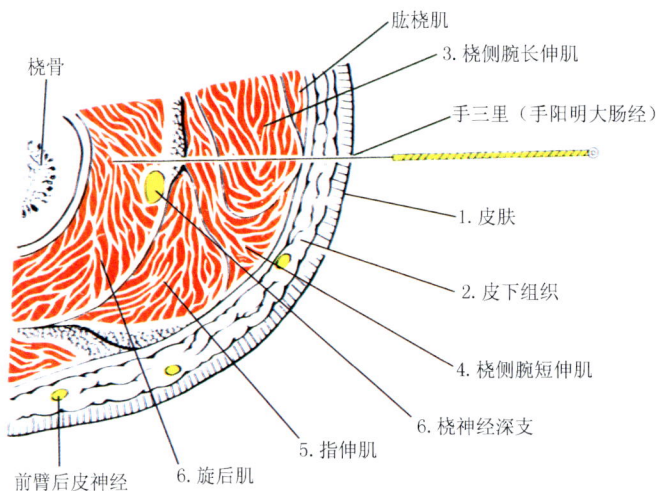

图 5 - 13   手三里穴的断面解剖（右侧，横切面）

1. 皮肤   由前臂外侧皮神经分布。

2. 皮下组织   内有前臂外侧皮神经的分支和头静脉。

3. 桡侧腕长伸肌   同"曲池穴"。

4. 桡侧腕短伸肌   同"曲池穴"。

5. 指伸肌   是位于前臂后面的浅层肌，其外侧为桡侧腕短伸肌，内侧为尺侧腕伸肌。该肌起自肱骨外上髁，肌纤维向下分为 4 个长腱，经腕背侧韧带的深面至手背，分别止于第 2 ~ 5 指中节和远节指骨底的后面，由桡神经支配。

6. 旋后肌和桡神经深支   旋后肌位于前臂后面上方，紧贴桡骨上 1/3。该肌起自肱骨外上髁和尺骨旋后肌嵴，止于桡骨上 1/3 的前面，由桡神经支配。桡神经深支为桡神经在肱骨外上髁前方的终支之一，经桡骨颈外侧穿旋后肌至前臂后面，改名为骨间后神经。

十四、孔最

【所属经脉】手太阴肺经。

【体表定位】在前臂前区，腕掌侧远端横纹上 7 寸，当尺泽与太渊穴的连线上。

【操作方法】直刺 0.5 ~ 0.8 寸。

【临床主治】咳嗽，气喘，咽喉肿痛，肘臂挛痛，热病无汗，头痛，痔疮。

【进针层次】（图 5 - 14）

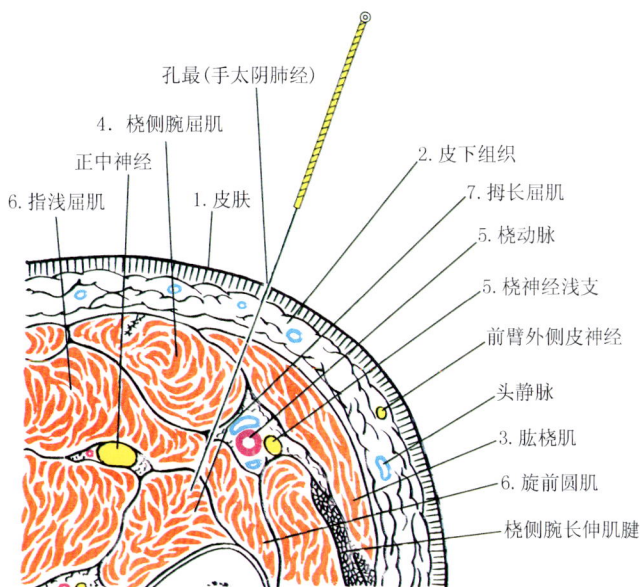

图 5 - 14　孔最穴的断面解剖（右侧，横切面）

1. **皮肤**　由前臂外侧皮神经分布。

2. **皮下组织**　内有前臂外侧皮神经的分支、桡神经浅支和头静脉的属支。

3. **肱桡肌**　同"曲池穴"。

4. **桡侧腕屈肌**　是位于前臂前面中部的浅层肌，起自肱骨内上髁，肌束斜向外下方，移行于细长的腱，穿经腕桡侧管，沿大多角骨沟到手掌，止于第 2 掌骨底的前面。

5. **桡神经浅支及桡动、静脉**　桡神经浅支为桡神经在肱骨外上髁前方的终支之一，沿肱桡肌深面、桡动脉的外侧下行，在至前臂下 1/3 转至手背。桡动脉在平桡骨颈处由肱动脉分出，先经肱桡肌与旋前圆肌之间下行，继而在肱桡肌腱与桡侧腕屈肌腱之间下行，经桡骨茎突至手背，然后穿第 1 掌骨间隙到手掌。桡静脉与桡动脉伴行，为肱静脉的属支。

6. **指浅屈肌与旋前圆肌**　指浅屈肌位于前臂浅层肌的深面。该肌起点有肱尺头和桡头，肱尺头起自肱骨内上髁和尺骨冠突，桡头起自桡骨上 1/2 的前面，肌束向下移行为 4 条肌腱，经腕管入手掌，至手指后每腱分为两束，分别止于第 2 ~ 5 指中节指骨底的两侧，由正中神经支配。旋前圆肌同"少海穴"。

7. **拇长屈肌**　位于前臂前面的外侧，肱桡肌和指浅屈肌的深面，紧贴桡骨的前面。该肌起自桡骨前面中部和邻近的骨间膜，肌纤维向远侧移行为长腱，通过腕管至手掌，止于拇指末节指骨底的掌面，由骨间前神经（为正中神经的分支）支配。

十五、郄门

【所属经脉】手厥阴心包经。

【体表定位】位于前臂前区，腕掌侧远端横纹上 5 寸，掌长肌腱与桡侧腕屈肌腱之间。

【操作方法】直刺 0.5～1 寸。

【临床主治】心痛，心悸，心烦，胸痛，咳血，呕血，衄血，疔疮，癫痫。

【进针层次】（图 5 - 15）

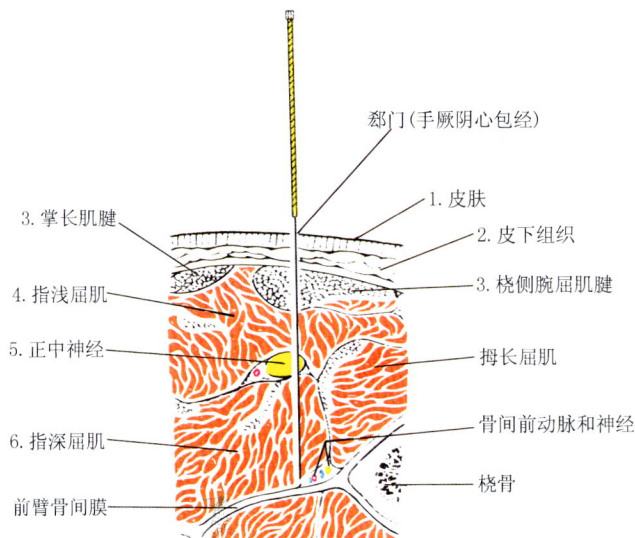

图 5 - 15　郄门穴的断面解剖（右侧，横切面）

1. 皮肤　由前臂外侧皮神经分布。

2. 皮下组织　内有前臂外侧皮神经的分支和前臂正中静脉。

3. 桡侧腕屈肌腱和掌长肌腱之间　前者位于进针部位的桡侧，后者位于进针部位的尺侧。桡侧腕屈肌同"孔最穴"。掌长肌位于前臂前面正中线，起自肱骨内上髁，肌束斜向下方，移行于细长的肌腱，止于掌腱膜，由正中神经支配。

4. 指浅屈肌　同"孔最穴"。

5. 正中神经　同"曲泽穴"。

6. 指深屈肌　位于前臂前面的内侧，指浅屈肌的深面。该肌起自尺骨体上 2/3 和骨间膜的前面，肌腹向下移行为 4 个肌腱，经腕管入手掌，各腱穿经指浅屈肌腱两脚之间，止于第 2～5 指远节指骨底的前面，由骨间前神经和尺神经支配。

该穴的深面为前臂骨间膜。

十六、间使

【所属经脉】手厥阴心包经。

【体表定位】在前臂前区，腕掌侧远端横纹上 3 寸，掌长肌腱与桡侧腕屈肌腱之间。

【操作方法】　直刺 0.5 ~ 1 寸。

【临床主治】　心痛，心悸，胃痛，呕吐，热病，疟疾，癫狂痫，肘臂挛痛。

【进针层次】（图 5 – 16）

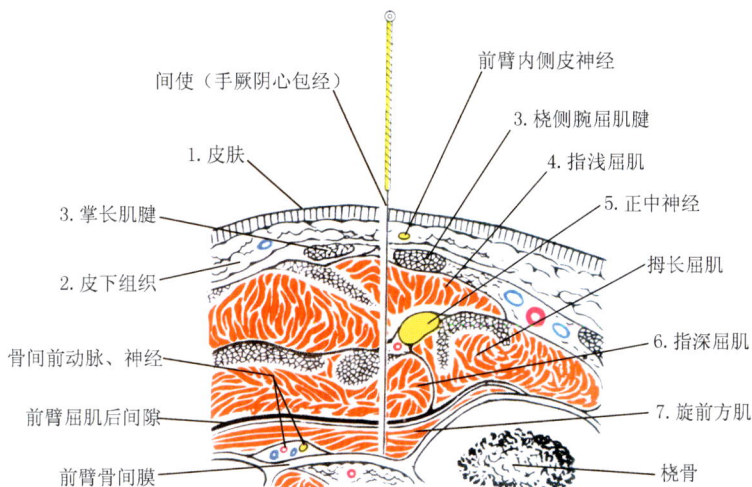

图 5 – 16　间使穴的断面解剖（右侧，横切面）

1. 皮肤　由前臂内、外侧皮神经前支分布。

2. 皮下组织　内有上述皮神经的分支和前臂正中静脉通过。

3. 桡侧腕屈肌腱和掌长肌腱之间　前者位于进针部位的桡侧，后者位于进针部位的尺侧。桡侧腕屈肌同"孔最穴"，掌长肌同"郄门穴"。

4. 指浅屈肌　同"孔最穴"。

5. 正中神经　同"曲泽穴"。

6. 指深屈肌　同"郄门穴"。

7. 旋前方肌　位于前臂前面的远侧 1/4，拇长屈肌和指深屈肌的深面。该肌起自尺骨下 1/4 的前面，止于桡骨下 1/4 的前面，由骨间前神经支配。

该穴的深面为前臂骨间膜。若继续深刺，针尖可通过前臂骨间膜，透刺支沟穴。

十七、支沟

【所属经脉】　手少阳三焦经。

【体表定位】　在前臂后区，腕背侧横纹上 3 寸，桡骨与尺骨之间的中点。

【操作方法】　直刺 0.5 ~ 1 寸。

【临床主治】　热病，便秘，胁肋疼痛，落枕，暴瘖，耳鸣，耳聋，肘臂疼痛。

【进针层次】（图 5 – 17）

1. 皮肤　由前臂后皮神经分布。

2. 皮下组织　内有前臂后皮神经的分支、头静脉和贵要静脉的属支。

3. 小指伸肌　位于前臂后面指伸肌的内侧。该肌起自肱骨外上髁，肌腱移行为指背腱膜，止于小指指背腱膜，由骨间后神经支配。

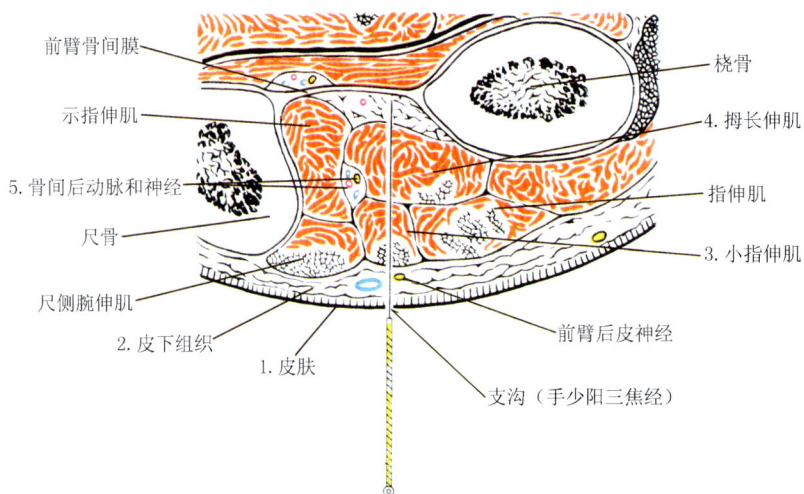

图 5 - 17   支沟穴的断面解剖（右侧，横切面）

4. 拇长伸肌   位于前臂后面的中部，指伸肌和小指伸肌的深面。该肌起自桡骨和尺骨中部的后面（肘肌和旋后肌止点的下方）和邻近的骨间膜，肌束斜向下外方移行为长腱，止于拇指远节指骨底后面，由骨间后神经支配。

5. 骨间后动、静脉和神经   均位于进针部位的尺侧。桡神经深支在桡骨颈外侧穿旋后肌至前臂后面，改名为骨间后神经，然后在前臂浅、深伸肌之间下行，支配前臂伸肌。骨间后动脉为骨间总动脉的分支。骨间后静脉与同名动脉伴行。

该穴的深面为前臂骨间膜。若继续深刺，针尖可通过前臂骨间膜，透刺间使穴。

十八、支正

【所属经脉】手太阳小肠经。

【体表定位】在前臂后区，腕背侧横纹上 5 寸，当阳谷与小海穴的连线上。

【操作方法】直刺 0.5 ~ 0.8 寸。

【临床主治】头痛，目眩，热病，癫狂，项强，肘臂疼痛。

【进针层次】（图 5 - 18）

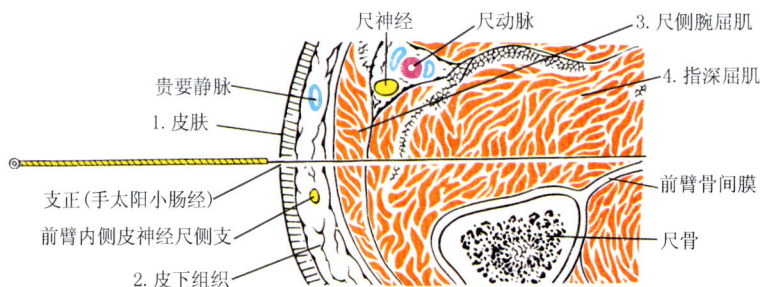

图 5 - 18   支正穴的断面解剖（右侧，横切面）

1. 皮肤 由前臂内侧皮神经分布。

2. 皮下组织 内有前臂内侧皮神经的分支和贵要静脉的属支。

3. 尺侧腕屈肌 是位于前臂前面内侧缘的浅层肌。该肌起点有肱头和尺头，肱头起自肱骨内上髁，尺头起自尺骨鹰嘴，两头之间有尺神经通过，止于豌豆骨，由尺神经支配。

4. 指深屈肌 同"郄门穴"。

该穴的深面为前臂骨间膜。

十九、偏历

【所属经脉】手阳明大肠经。

【体表定位】在前臂，腕背侧横纹上3寸，当阳溪与曲池穴的连线上。

【操作方法】直刺0.5～0.8寸。

【临床主治】目赤，耳聋，鼻衄，喉痛，水肿，手臂疼痛。

【进针层次】（图5-19）

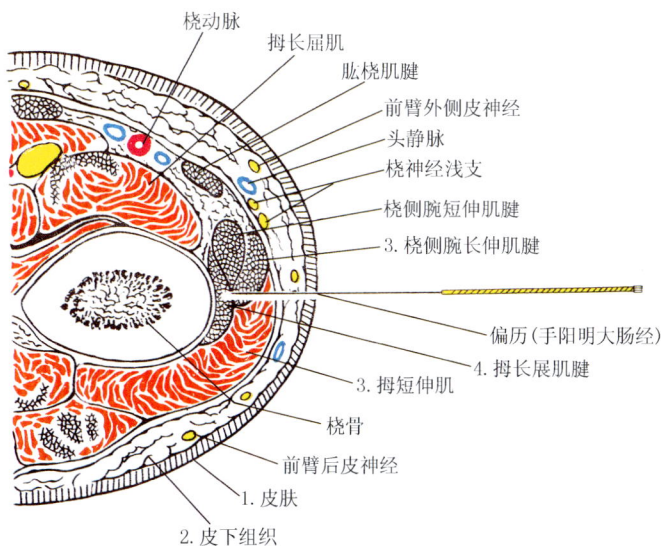

图5-19 偏历穴的断面解剖（右侧，横切面）

1. 皮肤 由前臂外侧皮神经分布。

2. 皮下组织 内有前臂外侧皮神经的分支、桡神经浅支和头静脉的属支。

3. 桡侧腕长伸肌腱和拇短伸肌 桡侧腕长伸肌同"曲池穴"。拇短伸肌紧贴拇长展肌的外侧，起自桡骨后面及邻近的骨间膜，肌束斜向下外方移行为长腱，止于拇指近节指骨底的后面，由骨间后神经支配。

4. 拇长展肌腱 拇长展肌位于前臂后面的中部，尺侧腕伸肌和指伸肌的深面。该肌起自桡骨和尺骨中部的后面（肘肌和旋后肌止点的下方）及邻近的骨间膜，肌束斜向下外方移行为长腱，止于第1掌骨底的外侧，由骨间后神经支配。

该穴的深面为桡骨。

二十、内关

【所属经脉】手厥阴心包经。

【体表定位】在前臂前区，腕掌侧远端横纹上2寸，掌长肌腱与桡侧腕屈肌腱之间。

【取穴方法】直刺0.5~1寸。

【临床主治】心痛，心悸，胸闷，胃痛，呕吐，呃逆，胁痛，中风，失眠，眩晕，郁证，癫狂痫，偏头痛，肘臂挛痛。

【进针层次】（图5-20）

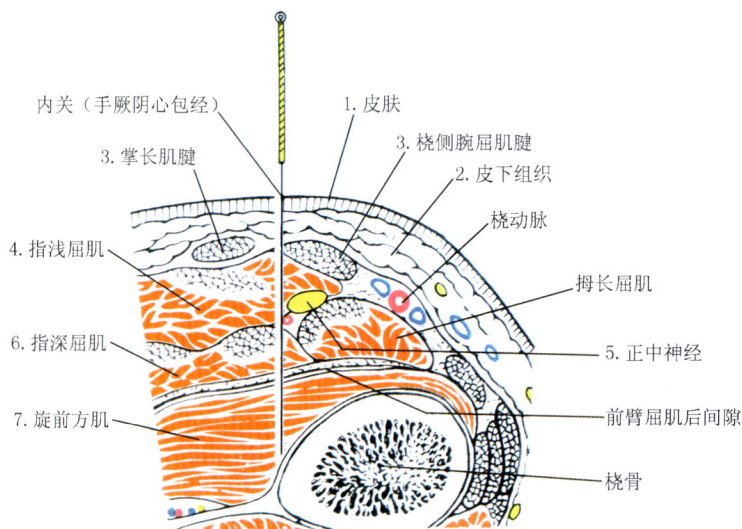

内关（手厥阴心包经）
3.掌长肌腱
4.指浅屈肌
6.指深屈肌
7.旋前方肌
1.皮肤
3.桡侧腕屈肌腱
2.皮下组织
桡动脉
拇长屈肌
5.正中神经
前臂屈肌后间隙
桡骨

图5-20　内关穴的断面解剖（右侧，横切面）

1. **皮肤**　由前臂内、外侧皮神经分布。
2. **皮下组织**　内有上述皮神经的分支和前臂正中静脉。
3. **桡侧腕屈肌腱与掌长肌腱之间**　前者位于进针部位的桡侧，后者位于进针部位的尺侧。桡侧腕屈肌同"孔最穴"，掌长肌同"郄门穴"。
4. **指浅屈肌**　同"孔最穴"。
5. **正中神经**　同"曲泽穴"。
6. **指深屈肌**　同"郄门穴"。
7. **旋前方肌**　同"间使穴"。

该穴的深面为前臂骨间膜。若继续深刺，针尖可通过前臂骨间膜，透刺外关穴。

二十一、外关

【所属经脉】手少阳三焦经。

【体表定位】在前臂后区，腕背侧横纹上2寸，桡骨与尺骨之间的中点。

【操作方法】直刺0.5~1寸。

【临床主治】热病，偏头痛，目赤肿痛，耳鸣，耳聋，胸胁痛，上肢痿痹。

【进针层次】（图 5 – 21）

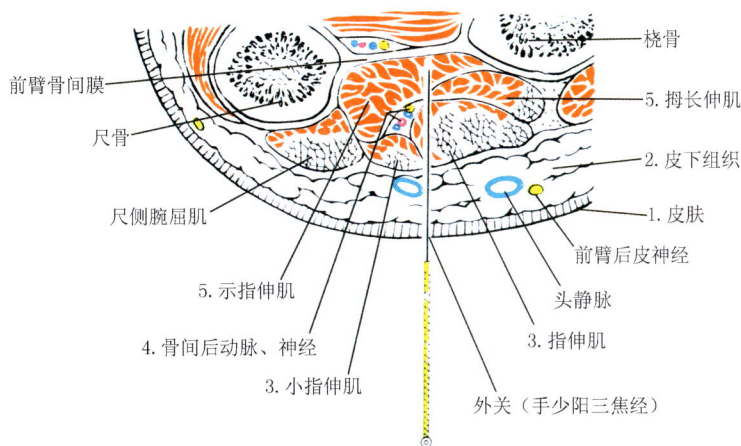

图 5 – 21 外关穴的断面解剖（右侧，横切面）

1. 皮肤 由前臂后皮神经分布。

2. 皮下组织 内有前臂后皮神经的分支、头静脉和贵要静脉的属支。

3. 指伸肌和小指伸肌 前者位于进针部位的桡侧，后者位于进针部位的尺侧。指伸肌同"手三里穴"，小指伸肌同"支沟穴"。

4. 骨间后动、静脉和神经 同"支沟穴"。

5. 拇长伸肌和示指伸肌 前者位于进针部位的桡侧，后者位于进针部位的尺侧。拇长伸肌同"支沟穴"。示指伸肌位于前臂后面的下部，指伸肌的深面，起自尺骨后面的下部（拇长伸肌起点的下方）及邻近的骨间膜，肌束斜向下方移行为长腱，止于示指中节指骨底的后面，由骨间后神经支配。

该穴的深面为前臂骨间膜。若继续深刺，针尖可通过前臂骨间膜，透刺内关穴。

二十二、列缺

【所属经脉】手太阴肺经。

【体表定位】在前臂前区，桡骨茎突上方，腕横纹上 1.5 寸；或两虎口交叉，示指尖下取穴。

【操作方法】向肘部斜刺 0.5～1 寸。

【临床主治】咳嗽，气喘，咽喉肿痛，偏正头痛，口眼㖞斜，项强，齿痛。

【进针层次】（图 5 – 22）

1. 皮肤 由前臂外侧皮神经分布。

2. 皮下组织 内有前臂外侧皮神经的分支、桡神经浅支和头静脉。

3. 拇长展肌腱 拇长展肌同"偏历穴"。

4. 肱桡肌腱 肱桡肌同"曲池穴"。

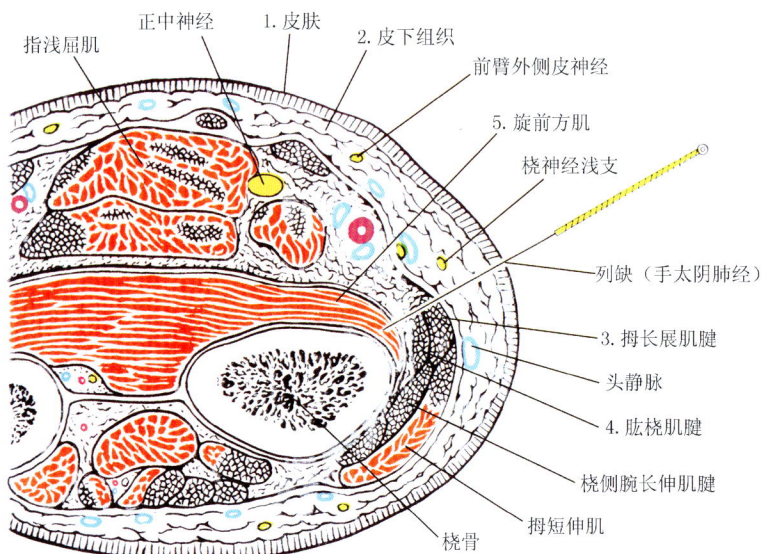

图 5 - 22　列缺穴的断面解剖（右侧，横切面）

5. 旋前方肌　同"间使穴"。

二十三、养老

【所属经脉】手太阳小肠经。

【体表定位】在前臂后区，腕背侧横纹上 1 寸，尺骨头桡侧凹陷中。

【操作方法】掌心向胸，直刺 0.5 ~ 0.8 寸。

【临床主治】目视不明，头痛，面痛，项强，肩背肘臂疼痛，急性腰痛。

【进针层次】（图 5 - 23）

1. 皮肤　由前臂后皮神经分布。

2. 皮下组织　内有前臂后皮神经的分支。

3. 指伸肌腱与小指伸肌腱之间　前者位于进针部位的桡侧，后者位于进针部位的尺侧。指伸肌同"手三里穴"，小指伸肌同"支沟穴"。

该穴的深面为桡骨和尺骨。

二十四、太渊

【所属经脉】手太阴肺经。

【体表定位】在腕前区，桡骨茎突与手舟骨之间，拇长展肌腱尺侧凹陷中；或腕掌侧远端横纹桡侧端，桡动脉搏动处。

【操作方法】避开桡动脉，直刺 0.2 ~ 0.3 寸。

【临床主治】咳嗽，气喘，咳血，胸背痛，无脉症。

【进针层次】（图 5 - 24）

1. 皮肤　由前臂外侧皮神经分布。

1.皮肤
2.皮下组织
指浅屈肌腱
指深屈肌腱
尺神经
尺神经手背支
贵要静脉
旋前方肌
桡骨下端
尺侧腕伸肌腱
尺骨下端
3.指伸肌腱
前臂内侧皮神经
前臂后皮神经
骨间后动、静脉
3.小指伸肌腱
养老（手太阳小肠经）

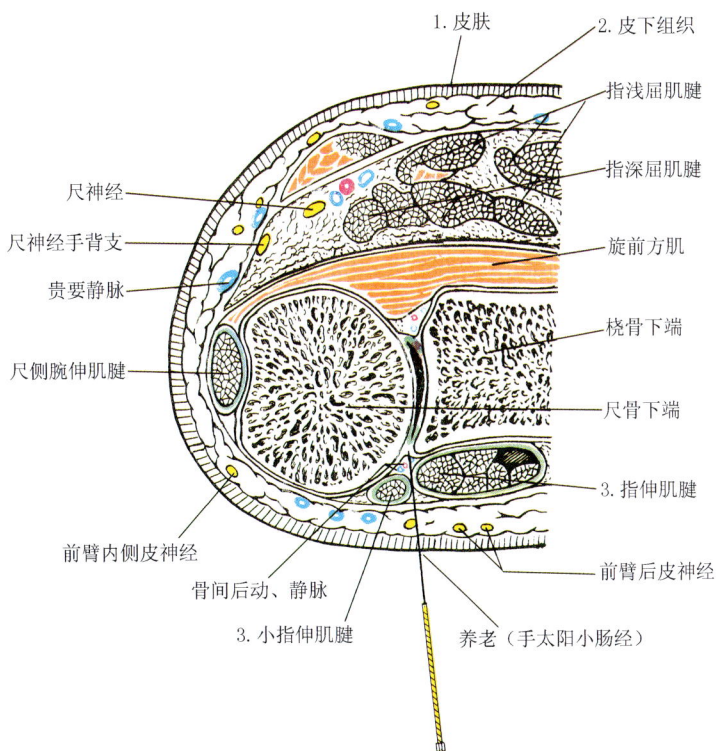

图 5 – 23　养老穴的断面解剖（右侧，横切面）

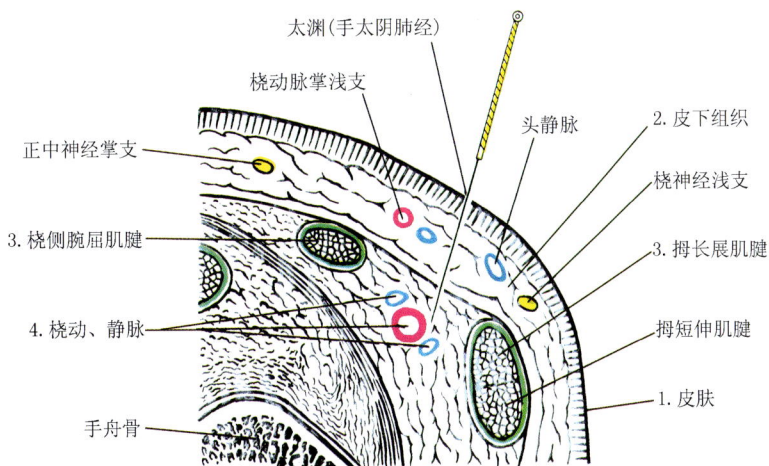

太渊(手太阴肺经)
桡动脉掌浅支
头静脉
2.皮下组织
正中神经掌支
桡神经浅支
3.桡侧腕屈肌腱
3.拇长展肌腱
4.桡动、静脉
拇短伸肌腱
1.皮肤
手舟骨

图 5 – 24　太渊穴的断面解剖（右侧，横切面）

2. 皮下组织　内有前臂外侧皮神经的分支、桡神经浅支、头静脉及桡动脉的掌浅支。

3. 桡侧腕屈肌腱和拇长展肌腱之间　前者位于进针部位的尺侧，后者位于进针部位的桡侧。桡侧腕屈肌同"孔最穴"，拇长展肌同"偏历穴"。

4. 桡动、静脉 同"孔最穴"。

【针刺意外与预防】该穴的深面有桡动、静脉，在桡侧腕屈肌的桡侧缘可触及该动脉的搏动。针刺时，医者应左手拇指按压该动脉，拇指指甲放置于拇长展肌腱尺侧缘处，然后沿拇指指甲边缘进针，以避开动脉，否则易刺中血管，导致出血。

二十五、神门

【所属经脉】手少阴心经。

【体表定位】在腕前区，腕掌侧远端横纹尺侧端，尺侧腕屈肌腱的桡侧缘。

【操作方法】避开尺动脉，直刺 0.3~0.5 寸。

【临床主治】心痛，惊悸，怔忡，心烦，健忘，失眠，痴呆，癫狂，头痛，眩晕，胸胁痛。

【进针层次】（图 5-25）

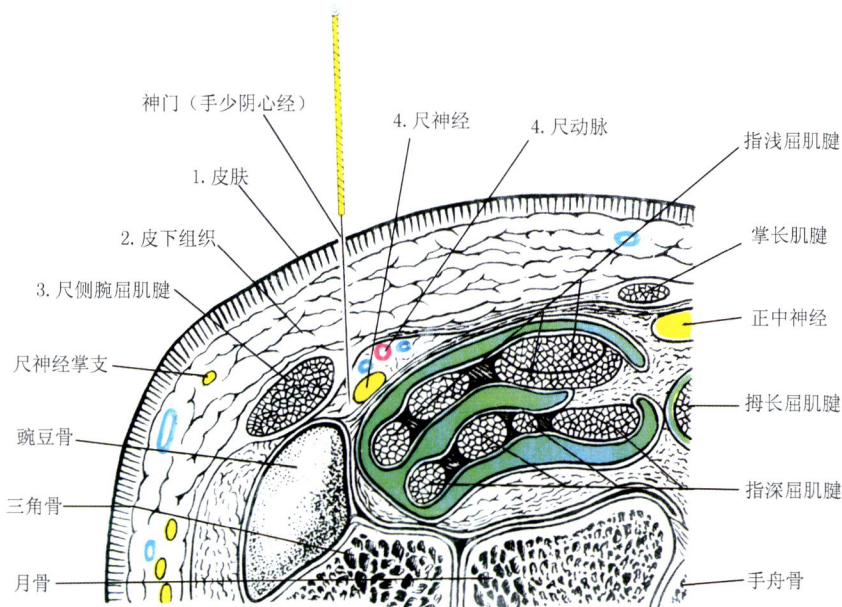

图 5-25 神门穴的断面解剖（右侧，横切面）

1. 皮肤 由前臂内侧皮神经分布。

2. 皮下组织 内有前臂内侧皮神经的分支和尺神经掌支。

3. 尺侧腕屈肌腱 位于进针部位的尺侧。尺侧腕屈肌同"支正穴"。

4. 尺神经及尺动、静脉 位于进针部位的桡侧。尺神经同"小海穴"。尺动脉在平桡骨颈处由肱动脉分出，经旋前圆肌尺头深面下行，经指浅屈肌深面，继而在指浅屈肌与尺侧腕屈肌之间下行，经豌豆骨桡侧至手掌。尺静脉与尺动脉伴行，为肱静脉的属支。

【针刺意外与预防】该穴的深面有尺动、静脉，在尺侧腕屈肌的桡侧缘可触及该动脉的搏动。针刺时，医者应左手拇指按压该动脉，拇指指甲放置于尺侧腕屈肌腱的桡侧缘处，然后沿拇指甲边缘进针，以避开动脉，否则易刺中血管，导致出血。

二十六、阴郄

【所属经脉】手少阴心经。

【体表定位】在前臂前区，腕掌侧远端横纹上 0.5 寸，尺侧腕屈肌腱的桡侧缘。

【操作方法】避开尺动脉，直刺 0.3～0.5 寸。

【临床主治】心痛，心悸，吐血，衄血，骨蒸盗汗，暴瘖。

【进针层次】（图 5-26）

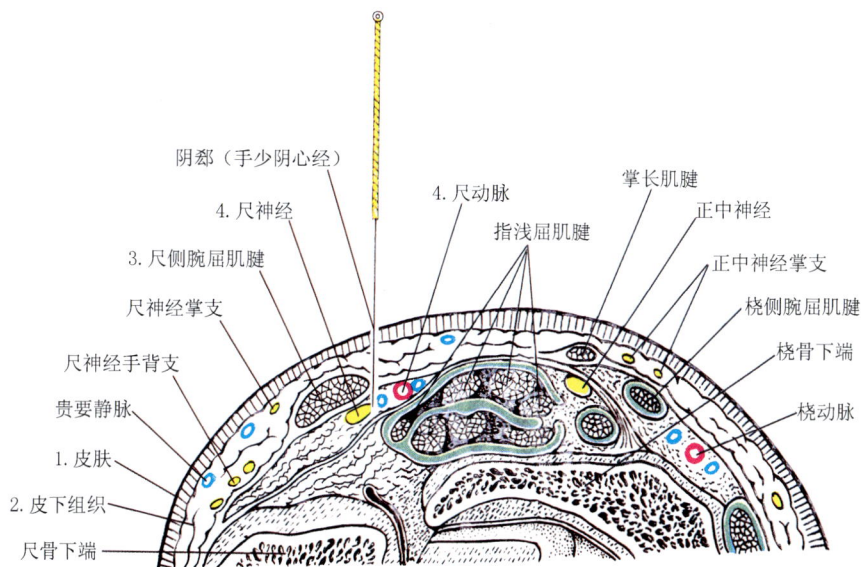

图 5-26 阴郄穴的断面解剖（右侧，横切面）

1. **皮肤** 由前臂内侧皮神经分布。
2. **皮下组织** 内有前臂内侧皮神经的分支和贵要静脉的属支。
3. **尺侧腕屈肌腱** 位于进针部位的尺侧。尺侧腕屈肌同"支正穴"。
4. **尺神经及尺动、静脉** 尺神经同"小海穴"，尺动、静脉同"神门穴"。

二十七、通里

【所属经脉】手少阴心经。

【体表定位】在前臂前区，腕掌侧远端横纹上 1 寸，尺侧腕屈肌腱的桡侧缘。

【操作方法】直刺 0.3～0.5 寸。

【临床主治】心悸，怔忡，舌强不语，暴瘖，腕臂痛。

【进针层次】（图 5-27）

1. **皮肤** 由前臂内侧皮神经分布。
2. **皮下组织** 内有前臂内侧皮神经的分支。
3. **尺侧腕屈肌和指浅屈肌之间** 前者位于进针部位的尺侧，后者位于进针部位的

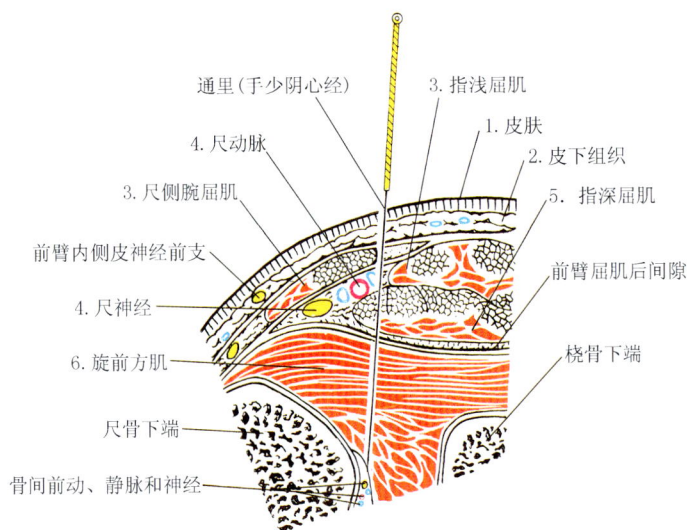

图 5 - 27　通里穴的断面解剖（右侧，横切面）

桡侧。尺侧腕屈肌同"支正穴"，指浅屈肌同"孔最穴"。

4. 尺神经及尺动、静脉　尺神经同"小海穴"，尺动、静脉同"神门穴"。

5. 指深屈肌　同"郄门穴"。

6. 旋前方肌　同"间使穴"。

二十八、大陵

【所属经脉】手厥阴心包经。

【体表定位】在腕前区，腕掌侧远端横纹中，掌长肌腱与桡侧腕屈肌腱之间。

【取穴方法】直刺 0.3 ~ 0.5 寸。

【临床主治】心痛，心悸，胃痛，呕吐，胸胁胀痛，喜笑悲恐，癫狂痫，手臂挛痛。

【进针层次】（图 5 - 28）

1. 皮肤　由正中神经掌支分布。

2. 皮下组织　内有正中神经掌支的分支。

3. 桡侧腕屈肌腱与掌长肌腱之间　前者位于进针部位的桡侧，后者位于进针部位的尺侧。桡侧腕屈肌同"孔最穴"，掌长肌同"郄门穴"。

4. 正中神经　同"曲泽穴"。

5. 拇长屈肌腱与指浅、深屈肌腱之间　拇长屈肌腱位于进针部位的桡侧，指浅、深屈肌腱位于进针部位的尺侧。拇长屈肌和指浅屈肌同"孔最穴"，指深屈肌同"郄门穴"。

二十九、阳溪

【所属经脉】手阳明大肠经。

【体表定位】在腕后区，腕背侧横纹的桡侧端，拇指跷起，当拇短伸肌腱与拇长伸

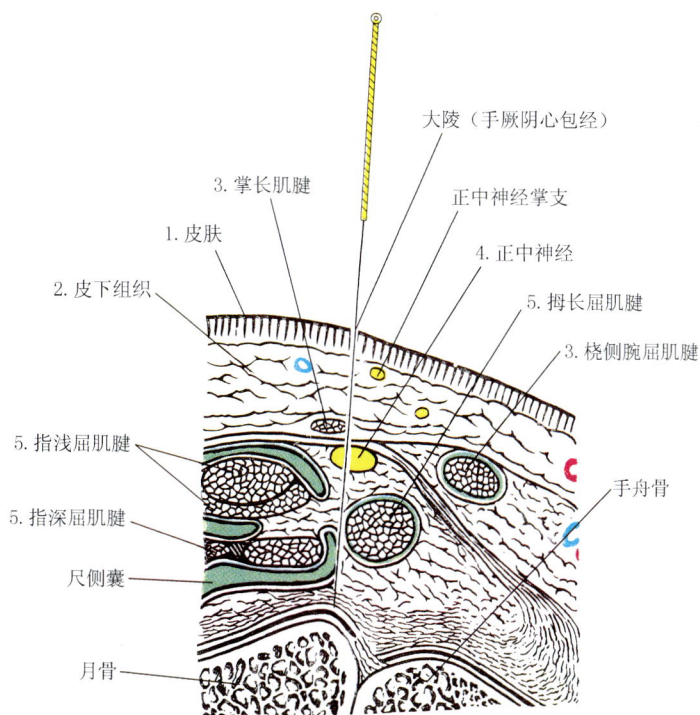

图 5-28　大陵穴的断面解剖（右侧，横切面）

肌腱之间的凹陷中。

　　【操作方法】直刺 0.5~0.8 寸。

　　【临床主治】头痛，目赤肿痛，齿痛，咽喉肿痛，手腕痛。

　　【进针层次】（图 5-29）

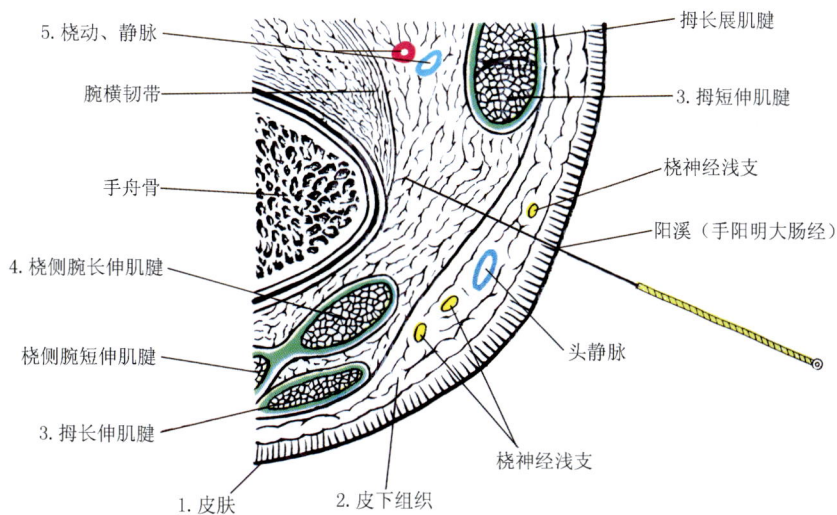

图 5-29　阳溪穴的断面解剖（右侧，横切面）

1. 皮肤　由桡神经浅支分布。

2. 皮下组织　内有桡神经浅支的分支和头静脉。

3. 拇短伸肌腱和拇长伸肌腱之间　前者位于进针部位的前外侧，后者位于进针部位的后内侧。拇长伸肌同"支沟穴"，拇短伸肌同"偏历穴"。

4. 桡侧腕长伸肌腱　位于进针部位的后内侧，桡侧腕长伸肌同"曲池穴"。

5. 桡动、静脉　同"孔最穴"。

三十、阳池

【所属经脉】手少阳三焦经。

【体表定位】在腕后区，腕背侧横纹上，指伸肌腱的尺侧缘凹陷中。

【操作方法】直刺 0.3~0.5 寸。

【临床主治】目赤肿痛，咽喉肿痛，耳聋，消渴，疟疾，腕痛，肘臂痛。

【进针层次】（图 5-30）

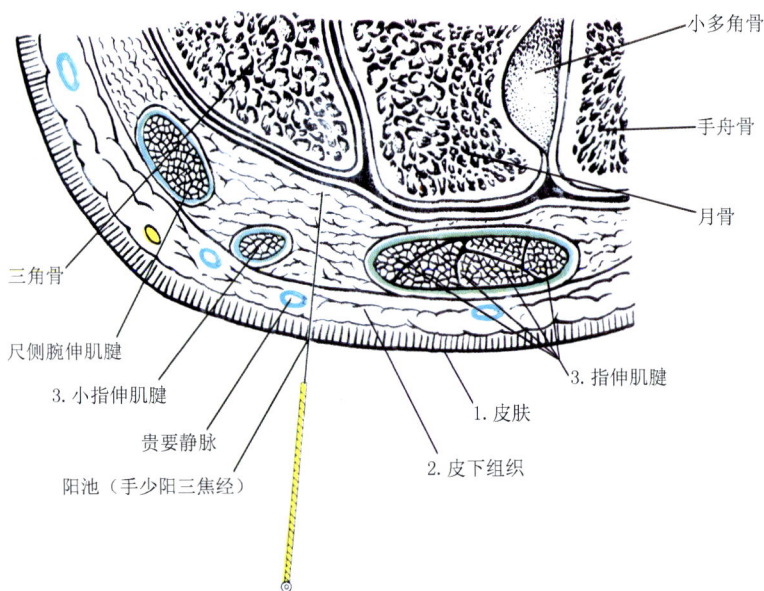

图 5-30　阳池穴的断面解剖（右侧，横切面）

1. 皮肤　由尺神经手背支和前臂后皮神经分布。

2. 皮下组织　内有上述皮神经的分支和贵要静脉。

3. 指伸肌腱和小指伸肌腱　前者位于进针部位的桡侧，后者位于进针部位的尺侧。指伸肌同"手三里穴"，小指伸肌同"支沟穴"。

三十一、腕骨

【所属经脉】手太阳小肠经。

【体表定位】在腕后区，第 5 掌骨底与三角骨之间的赤白肉际凹陷中。

【操作方法】直刺 0.3 ~ 0.5 寸。

【临床主治】头项强痛，耳鸣，目翳，黄疸，消渴，热病，疟疾，指挛腕痛。

【进针层次】（图 5 - 31）

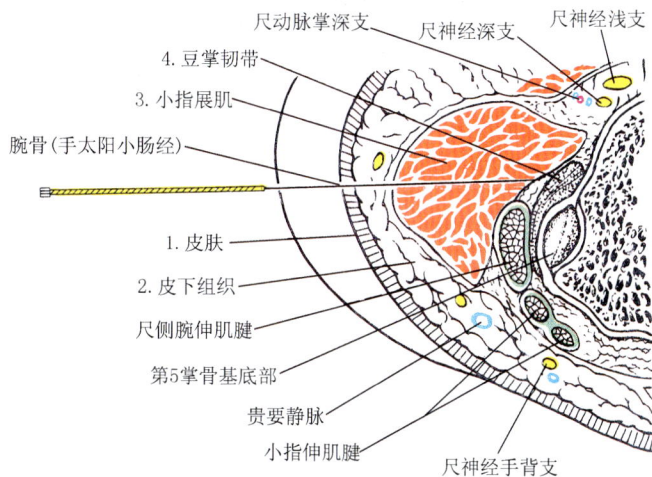

图 5 - 31　腕骨穴的断面解剖（右侧，横切面）

1. 皮肤　由前臂内侧皮神经、尺神经掌支和尺神经手背支分布。

2. 皮下组织　内有上述皮神经的分支。

3. 小指展肌　是位于手内侧缘的浅层肌，掌短肌的深面。该肌起自豌豆骨和豆钩韧带，肌纤维斜向下内，止于小指第 1 节指骨底的内侧，由尺神经支配。

4. 豆掌韧带　该韧带起自豌豆骨，止于第 5 掌骨底。

该穴的深面为钩骨。

三十二、中渚

【所属经脉】手少阳三焦经。

【体表定位】在手背，第 4、第 5 掌骨之间，第 4 掌指近端凹陷中。

【操作方法】直刺 0.3 ~ 0.5 寸。

【临床主治】头痛，目赤，耳鸣，耳聋，咽喉肿痛，热病，疟疾，消渴，手指屈伸不利，肘臂肩背疼痛。

【进针层次】（图 5 - 32）

1. 皮肤　由尺神经手背支分布。

2. 皮下组织　内有上述皮神经的分支和手背静脉网的尺侧部。

3. 第 4 骨间背侧肌　位于第 4 掌间隙。该肌起自无名指近节指骨底的内侧，止于该指的指背腱膜，由尺神经深支支配。

三十三、合谷

【所属经脉】手阳明大肠经。

【体表定位】在手背，第 2 掌骨桡侧的中点。

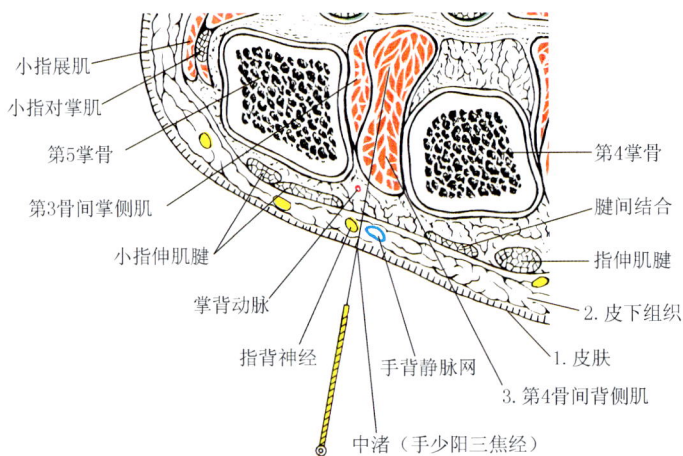

图 5 - 32　中渚穴的断面解剖（右侧，横切面）

【操作方法】直刺 0.5 ~ 1 寸。

【临床主治】头痛，齿痛，目赤肿痛，咽喉肿痛，鼻衄，耳聋，疟腮，口噤，口㖞，发热，无汗，多汗，经闭，滞产，腹痛，便秘，上肢疼痛、不遂。

【进针层次】（图 5 - 33）

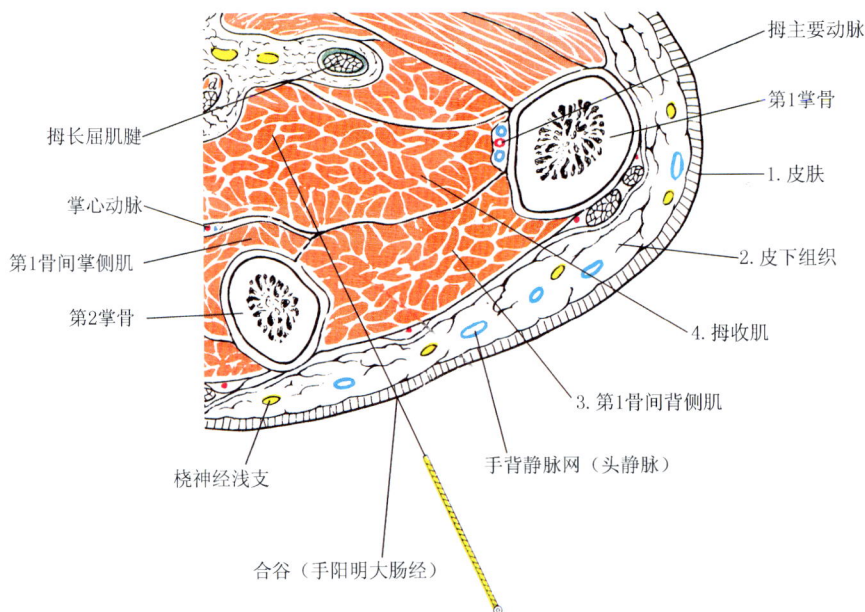

图 5 - 33　合谷穴的断面解剖（右侧，横切面）

1. 皮肤　由桡神经浅支分布。

2. 皮下组织　内有桡神经浅支的分支和头静脉起始部。

3. 第 1 骨间背侧肌　位于第 1 掌间隙。该肌起自第 1 掌骨尺侧和第 2 掌骨桡侧，止于示指近节指骨底桡侧和指背腱膜，由尺神经深支支配。

4. 拇收肌 位于第 1 骨间背侧肌的深面。该肌起点有斜头和横头，斜头起自头状骨和腕横韧带，横头起自第 3 掌骨的前面，肌束向桡侧集中，止于拇指近节指骨底的尺侧，由尺神经深支支配。

三十四、劳宫

【所属经脉】手厥阴心包经。

【体表定位】在手掌，第 2、第 3 掌骨之间偏第 3 掌骨，握拳屈指中指尖下。

【操作方法】直刺 0.3～0.5 寸。

【临床主治】中风昏迷，中暑，癫狂痫，心痛，心烦，呕吐，口疮，口臭，鹅掌风。

【进针层次】（图 5-34）

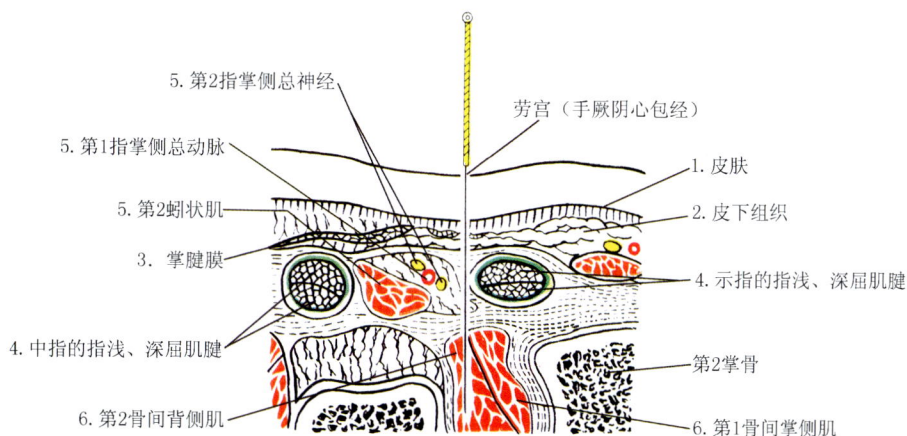

图 5-34 劳宫穴的断面解剖（右侧，横切面）

1. 皮肤 由正中神经掌支分布。

2. 皮下组织 内有许多纤维束将皮肤紧密地连于掌腱膜上，并将皮下脂肪分割成若干小隔，上述皮神经的分支穿行于其中。

3. 掌腱膜 为覆盖于指浅屈肌腱表面的深筋膜，略呈三角形，尖向近侧，在屈肌支持带的浅面与掌长肌腱相连，远侧部的纵行纤维分成 4 束，分别延续至第 2～5 指，附着于各指的指纤维鞘和掌指关节的侧副韧带上。

4. 示指与中指的指浅、深屈肌腱之间 示指的指浅、深屈肌腱位于进针部位的桡侧，中指的指浅、深屈肌腱位于进针部位的尺侧。指浅屈肌同"孔最穴"，指深屈肌同"郄门穴"。

5. 第 2 蚓状肌、第 1 指掌侧总动脉和第 2 指掌侧总神经 均位于进针部位的尺侧。第 2 蚓状肌位于示指与中指的指深屈肌腱之间，起自中指深屈肌腱，止于中指近节指骨背面和指背腱膜，由正中神经支配。第 1 指掌侧总动脉由掌浅弓发出，至指蹼附近分为示、中指相对缘的指掌侧固有动脉。第 2 指掌侧总神经为正中神经的分支，至指蹼附近分为示、中指相对缘的指掌侧固有神经。

6. 第 1 骨间掌侧肌和第 2 骨间背侧肌   第 1 骨间掌侧肌位于第 2 掌间隙,起自第 2 掌骨尺侧,止于示指近节指骨底和指背腱膜。第 2 骨间背侧肌位于第 2 掌间隙,起自第 2 掌骨尺侧和第 3 掌骨桡侧,止于中指近节指骨底桡侧和指背腱膜。两肌均由尺神经深支支配。

第六章 下　　肢

第一节　局部应用解剖

下肢的上端与躯干直接相连，前面以腹股沟与腹部分界，外侧和后面以髂嵴与腰、骶部分界，内侧以阴股沟与会阴分界。下肢可分为臀部、股部、膝部、小腿部、踝部及足部。除臀部外，其余各部又可分为若干区。

一、臀部

（一）浅层结构

臀部的皮肤较厚，富含皮脂腺和汗腺。浅筋膜丰厚，尤以后下部为甚，构成了坐位时承受体重的"脂肪垫"，内有臀上、中、下皮神经分布。

（二）深层结构

1. 深筋膜　臀部深筋膜又称臀筋膜。上部与髂嵴愈着，向下续于阔筋膜，内侧与骶骨背面愈着。

2. 肌层　臀肌属髋后群肌，分3层。浅层：为臀大肌。臀大肌与股骨大转子之间有臀大肌转子囊，与坐骨结节之间有臀大肌坐骨囊，两囊均为滑膜囊，可减少肌肉与骨面之间的摩擦。中层：自上而下依次为臀中肌、梨状肌、上孖肌、闭孔内肌腱、下孖肌和股方肌。深层：有臀小肌和闭孔外肌。

3. 梨状肌上、下孔及其通过的结构　梨状肌起自骶骨前面第2~4骶前孔的外侧，向外穿坐骨大孔出盆腔，将坐骨大孔分为梨状肌上孔和梨状肌下孔两个间隙，孔内有血管、神经穿过。

（1）通过梨状肌上孔的结构：由外侧向内侧依次为臀上神经、臀上动脉和臀上静脉。

（2）通过梨状肌下孔的结构：由外侧向内侧依次为坐骨神经、股后皮神经、臀下神经、臀下动脉、臀下静脉、阴部内动脉、阴部内静脉和阴部神经。

4. 坐骨小孔及其通过的结构　坐骨小孔由骶结节韧带、骶棘韧带和坐骨小切迹共同围成，孔内通过的结构由外侧向内侧依次为阴部内动脉、阴部内静脉和阴部神经。

二、股部

（一）股前内侧区

1. 浅层结构　此区的皮肤厚薄不一，内侧部较薄，移动性较大，外侧部较厚，移动性较小。浅筋膜内有大隐静脉及其属支、股外侧皮神经、股神经前皮支、股神经内侧皮支、闭孔神经皮支、腹股沟浅淋巴结等。

2. 深层结构

（1）深筋膜：大腿深筋膜又称阔筋膜，包裹着大腿，宽阔而坚韧，是全身面积最大、最厚的筋膜。

（2）肌群：为大腿前群肌和大腿内侧群肌。大腿前群肌包括缝匠肌和股四头肌；大腿内侧群肌包括耻骨肌、长收肌、短收肌、大收肌和股薄肌。

（3）肌腔隙与血管腔隙：腹股沟韧带与髋骨之间被髂耻弓（连于腹股沟韧带与髋骨的髂耻隆起之间的结缔组织纤维束）分隔为外侧的肌腔隙和内侧的血管腔隙，两者是腹、盆腔与股前内侧区的通道。肌腔隙的前界为腹股沟韧带外侧部，后外界为髂骨，内侧界为髂耻弓，内有髂腰肌、股神经和股外侧皮神经通过。血管腔隙的前界为腹股沟韧带内侧部，后内界为耻骨梳韧带，后外界为髂耻弓，内侧界为腔隙韧带，内有股动脉、股静脉、生殖股神经股支、股管以及淋巴管通过。

（4）股三角：位于股前内侧区上部，为底向上、尖向下的三角形凹陷区域，其向下续于收肌管。该三角的上界为腹股沟韧带，内侧界为长收肌外侧缘，外侧界为缝匠肌内侧缘，内有股鞘、股管、股神经、股动脉、股静脉、淋巴管、淋巴结和脂肪组织等。

（5）收肌管：位于大腿中部前内侧，缝匠肌深面，长约15cm，呈三棱形的管道。其前壁是缝匠肌和张于大收肌与股内侧肌之间的收肌腱板，外侧壁为股内侧肌，后壁为长收肌和大收肌。在收肌管内的结构：前方为股神经发出的股内侧肌支和隐神经，中间为股动脉，后方为股静脉、淋巴管和疏松结缔组织。

（6）闭孔血管和神经：闭膜管是闭孔外上方的裂隙，内有闭孔血管和神经通过。

（二）股后区

1. 浅层结构　该区的皮肤较薄，有一定的移动性。浅筋膜较股前内侧区更为丰厚，脂肪更多，内有股后皮神经分布。

2. 深层结构

（1）深筋膜：股后区的深筋膜是阔筋膜在大腿后面的延续。

（2）大腿后群肌：包括位于外侧的股二头肌和位于内侧的半腱肌、半膜肌。

（3）坐骨神经：从臀大肌深面经坐骨结节与股骨大转子连线中点稍内侧下行至股后区，再沿股二头肌长头与大收肌之间下行至腘窝上角，分为胫神经和腓总神经两支。

三、膝部

（一）膝前区

1. 浅层结构　此区的皮肤薄而松弛，移动性大。浅筋膜薄而少，股神经前皮支、股外侧皮神经的终末分支分别分布于膝前区的前上部和前外上部。

2. 深层结构　膝前区的深筋膜为阔筋膜向下的延续，并与其深面的肌腱相融合。膝外侧部有髂胫束；内侧部有缝匠肌腱、股薄肌腱和半腱肌腱；中间部有股四头肌腱，附着于髌底及两侧缘，继而延伸为髌韧带，止于胫骨粗隆。在髌骨两侧，股四头肌腱与阔筋膜形成髌内、外侧支持带，向下附着于髌骨、髌韧带和胫骨内、外侧髁。股四头肌腱与股骨之间有一大的滑膜囊，称为髌上囊，此囊多与膝关节腔相通。

（二）膝后区

1. 浅层结构　此区的皮肤薄而松弛，移动性大。浅筋膜中有股后皮神经的终末支、隐神经及腓肠外侧皮神经分布。小隐静脉一般在腘窝下角处穿深筋膜，注入腘静脉。

2. 深层结构

（1）深筋膜：膝后区的深筋膜称为腘筋膜，厚而坚韧，构成腘窝的顶。

（2）腘窝：为位于膝关节后方的菱形凹陷。其外上界为股二头肌腱，内上界为半腱肌和半膜肌，内下界和外下界分别为腓肠肌内、外侧头。其顶为腘筋膜，底自上而下依次是股骨腘面、膝关节囊后壁、腘斜韧带和腘肌及其筋膜。窝内由浅入深依次为胫神经、腘静脉、腘动脉，以及外上界的腓总神经。血管周围有腘深淋巴结和疏松结缔组织。

四、小腿部

（一）小腿前外侧区

1. 浅层结构　此区的皮肤较厚，移动性小。浅筋膜疏松，脂肪含量少，缺乏弹性，内有大隐静脉、隐神经和腓浅神经。

2. 深层结构　小腿前外侧区的深筋膜厚而致密，在内侧与胫骨体内侧面骨膜相融合。小腿前群肌包括胫骨前肌、姆长伸肌、趾长伸肌和第3腓骨肌；小腿外侧群肌包括腓骨长肌和腓骨短肌。主要有胫前动、静脉和腓深、浅神经。

（二）小腿后区

1. 浅层结构　此区的皮肤柔软，血供丰富。浅筋膜较薄，内有小隐静脉、腓肠内侧皮神经、腓肠外侧皮神经和腓肠神经分布。

2. 深层结构　小腿后区的深筋膜较致密。小腿后群肌分浅、深两层。浅层有小腿三头肌和跖肌；深层包括在近腘窝处的腘肌和在比目鱼肌深面的姆长屈肌、胫骨后肌和趾长屈肌。主要有胫后动、静脉和胫神经。

五、踝部和足部

（一）踝前区和足背

1. 浅层结构　踝前区和足背的皮肤较薄，移动性较大。浅筋膜疏松，浅静脉和皮神经穿行其内。浅静脉的主干在足背远侧部形成一个横行的足背静脉弓，该弓的内、外侧端分别向后沿足背两侧延续为大、小隐静脉。皮神经有在足背内侧与大隐静脉伴行的隐神经，在足背外侧前行的足背外侧皮神经（腓肠神经的终支），在足背中央部的足背内侧皮神经和足背中间皮神经（腓浅神经的终支）。此外，在第1、第2趾相对缘的背侧，还有腓深神经的终支分布。

2. 深层结构

（1）深筋膜：踝前区的深筋膜为小腿深筋膜的延续，并向足背延伸，在踝前区增厚形成伸肌上、下支持带。伸肌下支持带位于踝关节前方的足背区，并向深部的骨面发出2个纤维隔，形成3个骨纤维管。内侧管有胫骨前肌腱通过，中间管有姆长伸肌腱、足背血管、腓深神经通过，外侧管有趾长伸肌腱和第3腓骨肌腱通过，各肌腱表面均有腱鞘包裹。

（2）足背肌：位于趾长伸肌腱深面，包括姆短伸肌和趾短伸肌。

（3）足背动脉：为胫前动脉的直接延续，在踝关节前方姆长伸肌腱外侧可扪及其搏动。

（4）腓深神经：多行于足背动脉的内侧，分布于足背肌、跗跖关节和跖趾关节。

（二）踝后区

1. 浅层结构　此区的皮肤移动性大，浅筋膜疏松，跟腱两侧脂肪较多，足跟处的皮肤角化层较厚。

2. 深层结构　深筋膜在内踝与跟骨结节之间增厚形成屈肌支持带，在外踝后下方增厚形成腓骨肌上、下支持带。由屈肌支持带与内踝、跟骨内侧面共同围成踝管。屈肌支持带向深面发出3个纤维隔，将踝管分为4个骨纤维管。踝管内通过的结构由前向后依次为胫骨后肌腱及其腱鞘，趾长屈肌腱及其腱鞘，胫后动、静脉和胫神经，姆长屈肌腱及其腱鞘。

（三）足底

1. 浅层结构　足底的皮肤厚而致密，以足跟部为最厚。浅筋膜较厚，但较致密，其中有致密结缔组织纤维束将皮肤和足底深筋膜紧密相连，故足底皮肤移动性差。

2. 深层结构　足底的深筋膜可分浅、深两层。浅层覆盖在足底肌表面，两侧部较薄，中间部特别增厚称为足底腱膜；深层覆盖于骨间肌的跖侧，并与跖骨骨膜愈合，称为骨间跖侧筋膜。足底肌相当于手肌，也分内侧群、外侧群和中间群。胫后血管与胫神经通过踝管至足底，即分为足底内、外侧血管与足底内、外侧神经。

第二节　腧穴解剖结构

一、居髎

【所属经脉】足少阳胆经。

【体表定位】在臀部，髂前上棘与股骨大转子最高点连线的中点处。

【操作方法】直刺 1～1.5 寸。

【临床主治】腰胯疼痛，下肢痿痹，疝气，少腹痛。

【进针层次】（图 6 - 1）

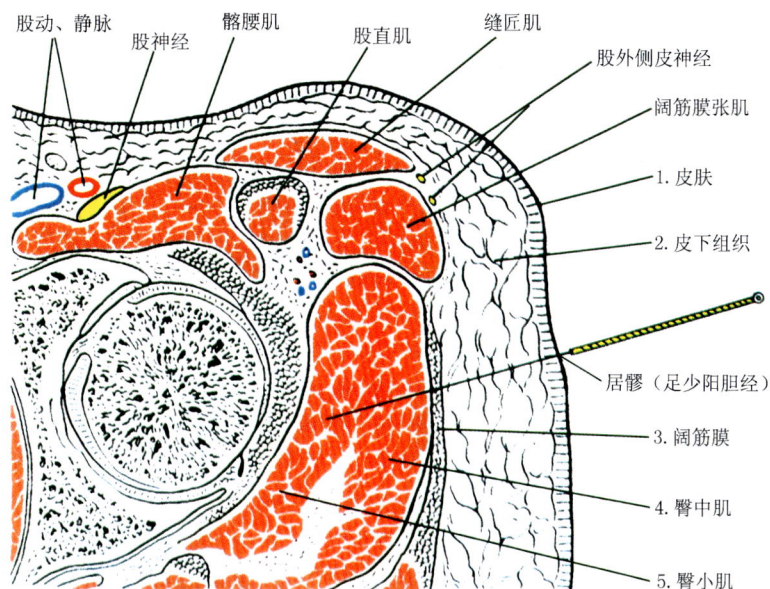

图 6 - 1　居髎穴的断面解剖（右侧，水平切面）

1. 皮肤　由髂腹下神经外侧皮支分布。

2. 皮下组织　内有髂腹下神经外侧皮支。

3. 阔筋膜　为大腿深筋膜的浅层，宽阔而坚韧，是全身面积最大、最厚的深筋膜。阔筋膜上方附着于腹股沟韧带和髂嵴，并与臀筋膜和会阴筋膜相延续；下方止于胫骨内侧髁、胫骨外侧髁、胫骨粗隆、腓骨头和膝关节周围韧带及肌腱，与腘筋膜和小腿筋膜相延续。

4. 臀中肌　前上部位于臀部的浅筋膜深面，后下部位于臀大肌的深面。该肌起自髂骨翼外面，向下止于股骨大转子，由臀上神经支配。

5. 臀小肌　位于臀中肌的深面。该肌起自髂骨翼外面，向下止于股骨大转子前缘，由臀上神经支配。

二、秩边

【所属经脉】足太阳膀胱经。

【体表定位】在臀部，平第4骶后孔，骶正中嵴旁开3寸。

【操作方法】直刺1.5~3寸。

【临床主治】腰骶痛，下肢痿痹，便秘，痔疮，阴部肿痛，小便不利。

【进针层次】（图6-2）

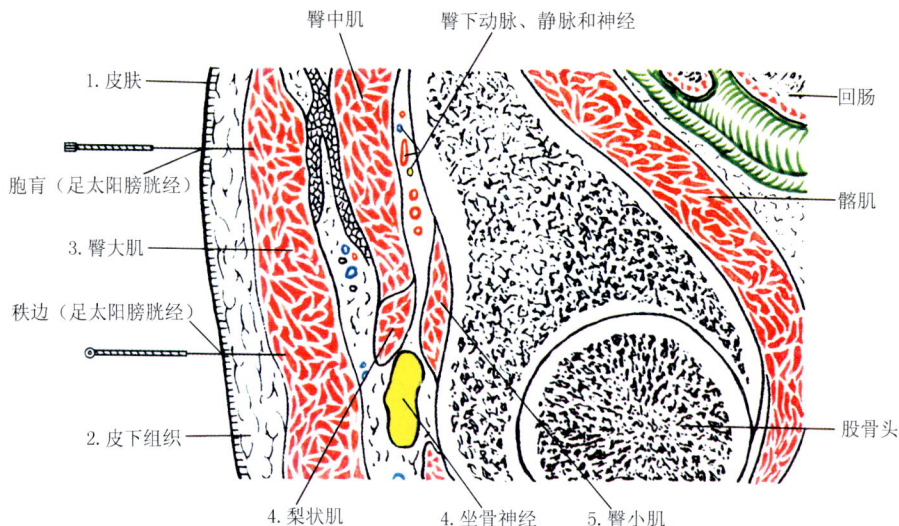

图6-2　秩边、胞肓穴的断面解剖（左侧，矢状切面）

1. 皮肤　由臀上皮神经分布。

2. 皮下组织　较发达，有许多纤维束连接皮肤与深筋膜，其间充满较厚的皮下脂肪，内有臀上皮神经的分支。

3. 臀大肌　是位于臀部的浅层肌，人类由于直立姿势的影响，故大而肥厚，形成特有的臀部隆起。该肌起自髂骨翼外面、骶骨后面和骶结节韧带，肌束斜向下外，止于股骨臀肌粗隆和髂胫束，由臀下神经支配。

4. 梨状肌和坐骨神经　梨状肌部分位于盆内，起自骶前孔外侧，穿坐骨大孔至臀部，将坐骨大孔分为梨状肌上、下孔，止于股骨大转子，由梨状肌神经支配。坐骨神经为全身最粗大、最长的神经，由骶丛分出，经梨状肌下孔出骨盆，在臀大肌深面，经大转子与坐骨结节之间至大腿后面，在股二头肌长头深面继续下行，多在腘窝上角附近分为胫神经和腓总神经。

5. 臀小肌　同"居髎穴"。

三、环跳

【所属经脉】足少阳胆经。

【体表定位】在臀部，股骨大转子最高点与骶管裂孔连线的外侧1/3与内侧2/3交点处。

【操作方法】直刺 2~3 寸。

【临床主治】腰腿痛，下肢痿痹，半身不遂。

【进针层次】（图 6 - 3）

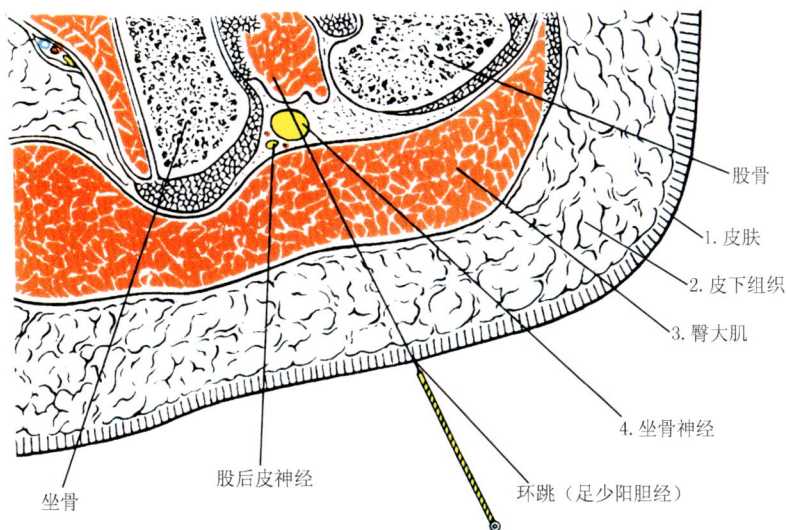

图 6 - 3　环跳穴的断面解剖（右侧，横切面）

1. 皮肤　由臀上皮神经分布。

2. 皮下组织　此处纤维脂肪组织特别丰富，内有上述皮神经的分支。

3. 臀大肌　同"秩边穴"。

4. 坐骨神经　同"秩边穴"。

5. 上孖肌、闭孔内肌和下孖肌　均位于梨状肌下方，臀大肌与髋关节囊之间，自上而下分别是上孖肌、闭孔内肌和下孖肌。上、下孖肌分别起自坐骨小切迹上、下端附近骨面，止于股骨转子窝，由骶丛分支支配。闭孔内肌位于上、下孖肌之间，起自闭孔膜内面及其周围骨面，穿坐骨小孔，止于股骨转子窝，由闭孔内肌神经支配。针刺角度偏上或偏下的不同，可刺中上孖肌、闭孔内肌或下孖肌，甚至可刺中梨状肌或股方肌。

四、承扶

【所属经脉】足太阳膀胱经。

【体表定位】在股后区，臀股沟的中点。

【操作方法】直刺 1.5~2.5 寸。

【临床主治】腰腿痛，下肢痿痹，痔疮。

【进针层次】（图 6 - 4）

1. 皮肤　由臀下皮神经分布。该神经为股后皮神经的分支。

2. 皮下组织　内有臀下皮神经。

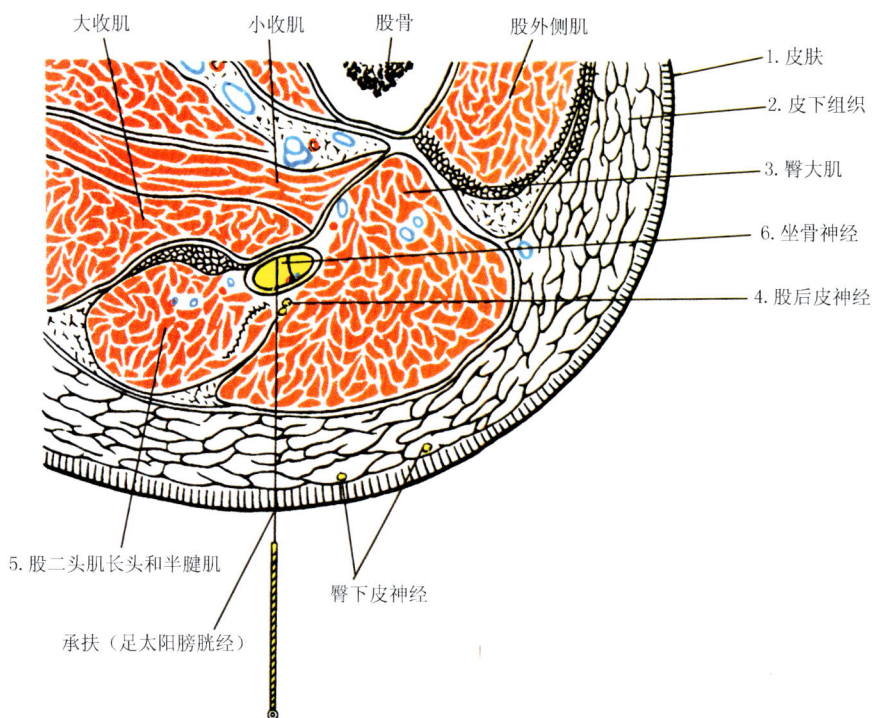

图 6 - 4   承扶穴的断面解剖（右侧，横切面）

3. 臀大肌   同"秩边穴"。

4. 股后皮神经   由骶丛发出后，经梨状肌下孔出盆腔，在臀大肌深面下降至股后区，分布于股后区的皮肤。

5. 股二头肌长头和半腱肌   股二头肌位于大腿后面外侧的浅筋膜深面，该肌起点有长、短两头，长头起自坐骨结节，短头起自股骨粗线，两头合并，向下移行为肌腱，止于腓骨头。半腱肌是位于大腿后面内侧的浅筋膜深面，下部的肌腱圆细而长，几乎占肌的一半，故名；该肌起自坐骨结节，肌束向下移行为一长腱，在股薄肌和缝匠肌的肌腱深面及下方，止于胫骨粗隆内侧。上述两肌均由坐骨神经支配。

6. 坐骨神经   同"秩边穴"。

五、伏兔

【所属经脉】足阳明胃经。

【体表定位】股前区，髌底上 6 寸，髂前上棘与髌底外侧端的连线上。

【操作方法】直刺 1 ~ 2 寸。

【临床主治】腰膝冷痛，下肢痿痹，脚气，疝气。

【进针层次】（图 6 - 5）

1. 皮肤   由股神经前皮支和股外侧皮神经分布。

2. 皮下组织   内有上述皮神经的分支。

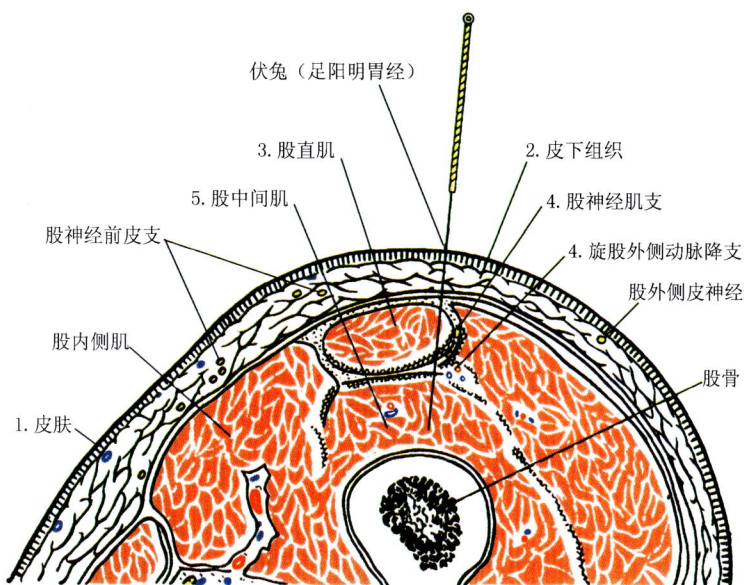

图 6-5 伏兔穴的断面解剖（右侧，横切面）

3. 股直肌 为股四头肌之一，位于大腿前面正中。股四头肌有股直肌、股内侧肌、股外侧肌和股中间肌四个头。股直肌起自髂前下棘，股内侧肌和股外侧肌分别起自股骨粗线内、外侧唇，股中间肌起自股骨体前面，四个头向下形成一个腱，包绕髌骨的前面和两侧缘，并向下延续为髌韧带，止于胫骨粗隆，由股神经支配。

4. 旋股外侧动、静脉降支和股神经肌支 均位于进针部位的外侧。旋股外侧动脉是股深动脉的分支，旋股外侧静脉与同名动脉伴行，股神经是腰丛的分支。

5. 股中间肌 为股四头肌之一，位于股直肌深面，股内、外侧肌之间，详见本穴的"股直肌"。

六、风市

【所属经脉】足少阳胆经。

【体表定位】在大腿外侧，直立垂手，掌心贴于大腿外侧时，中指尖下。

【操作方法】直刺 1~1.5 寸。

【临床主治】下肢痿痹，半身不遂，遍身瘙痒，脚气。

【进针层次】（图 6-6）

1. 皮肤 由股外侧皮神经分布。

2. 皮下组织 内有股外侧皮神经的分支。

3. 髂胫束 在大腿外侧阔筋膜甚为发达，上部包裹阔筋膜张肌的肌纤维，下部中间夹以坚强的纵行纤维而成的纵形带状腱膜，称为髂胫束。其上方起自髂前上棘至髂结节之间的髂嵴外侧唇，向下止于胫骨外侧髁，前部纤维为阔筋膜张肌的腱膜，后部纤维为臀大肌的肌腱延续部分。

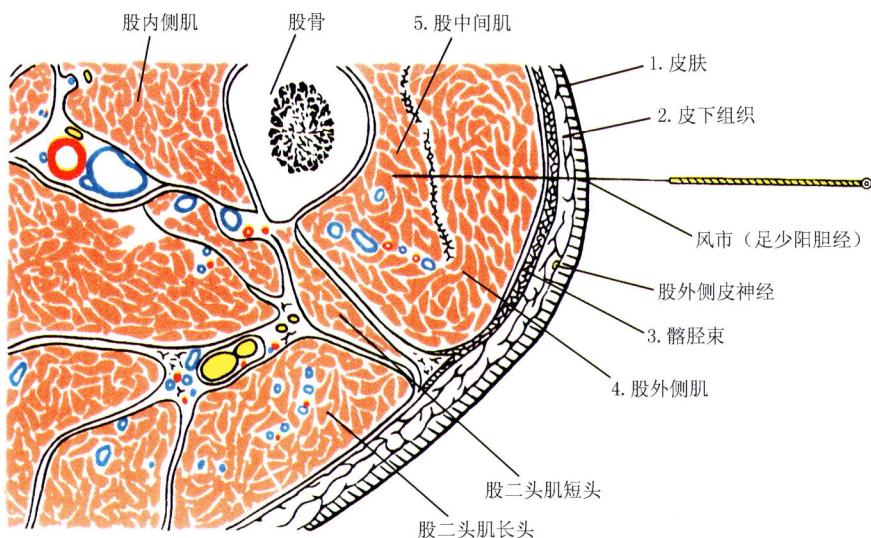

图 6-6 风市穴的断面解剖（右侧，横切面）

4. 股外侧肌 为股四头肌之一，位于股直肌的外侧，详见"伏兔穴"的"股直肌"。

5. 股中间肌 同"伏兔穴"。

七、血海

【所属经脉】足太阴脾经。

【体表定位】股前区，髌底内侧端上 2 寸，当股内侧肌隆起处。

【操作方法】直刺 1~1.2 寸。

【临床主治】月经不调，痛经，闭经，崩漏，瘾疹，湿疹，丹毒，膝痛，贫血。

【进针层次】（图 6-7）

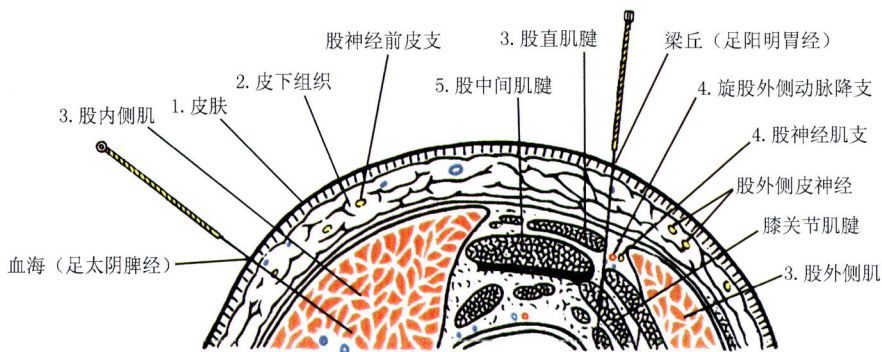

图 6-7 血海、梁丘穴的断面解剖（右侧，横切面）

1. 皮肤 由股神经前皮支分布。

2. 皮下组织 内有股神经前皮支的分支。

3. 股内侧肌 为股四头肌之一，位于股直肌的内侧，详见"伏兔穴"的"股直肌"。

八、梁丘

【所属经脉】足阳明胃经。

【体表定位】在股前区，髌底上 2 寸，股外侧肌和股直肌腱之间。

【操作方法】直刺 1～1.5 寸。

【临床主治】急性胃痛，乳痈，膝肿，下肢不遂。

【进针层次】（图 6-7）

1. 皮肤 由股神经前皮支和股外侧皮神经分布。

2. 皮下组织 内有上述皮神经的分支。

3. 股直肌腱和股外侧肌之间 前者位于进针部位的内侧，后者位于进针部位的外侧。股直肌同"伏兔穴"，股外侧肌同"风市穴"。

4. 旋股外侧动、静脉降支和股神经肌支 同"伏兔穴"。

5. 股中间肌腱 股中间肌同"伏兔穴"。

九、犊鼻

【所属经脉】足阳明胃经。

【体表定位】在膝前区，髌韧带外侧凹陷中。

【操作方法】屈膝90°，向内后斜刺 1～1.5 寸。

【临床主治】膝痛，下肢痿痹，脚气。

【进针层次】（图 6-8）

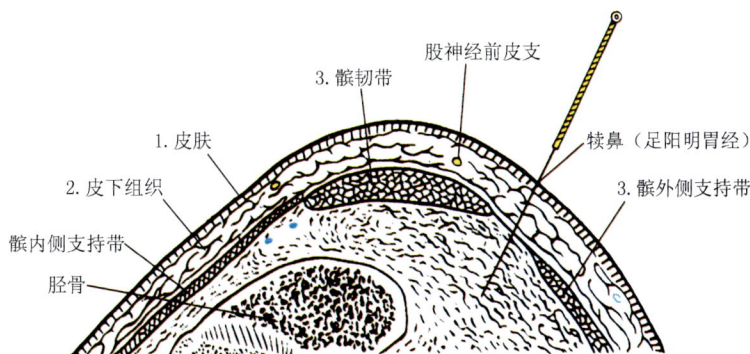

图 6-8 犊鼻穴的断面解剖（右侧，横切面）

1. 皮肤 由腓肠外侧皮神经和股神经前皮支分布。

2. 皮下组织 内有上述皮神经的分支。

3. 髌韧带与髌外侧支持带之间 前者位于进针部位的内侧，后者位于进针部位的外侧。髌韧带肥厚而坚韧，位于关节囊前部，为股四头肌腱延续的部分，上方起自髌尖和髌关节面的下方，向下止于胫骨粗隆及胫骨前嵴的上部。髌外侧支持带为股外侧肌腱的一部分，起自股外侧肌腱及髌底，沿髌韧带的外侧向下，止于胫骨上端的外侧面。

4. 膝关节囊 该囊广阔而松弛，各部厚薄不一。

5. 翼状襞 位于髌骨下方中线的两旁，由关节囊滑膜层向关节腔内突出形成的，襞内充以脂肪组织，充填关节内的空隙。

若继续深刺，针尖可穿过翼状襞进入关节腔。

十、委中

【所属经脉】足太阳膀胱经。

【体表定位】在膝后区，腘横纹中点，当股二头肌腱与半腱肌腱中间。

【操作方法】直刺0.5~1寸，或点刺出血。

【临床主治】腰痛，下肢痿痹，半身不遂，腘筋挛急，腹痛吐泻，小便不利，遗尿，丹毒，瘾疹，疔疮。

【进针层次】（图6-9）

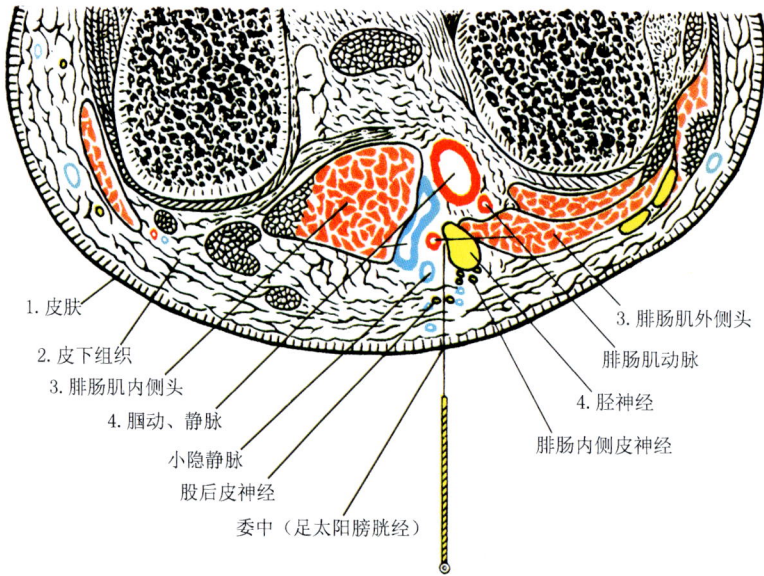

1.皮肤

2.皮下组织

3.腓肠肌内侧头

4.腘动、静脉

小隐静脉

股后皮神经

委中（足太阳膀胱经）

3.腓肠肌外侧头

腓肠肌动脉

4.胫神经

腓肠内侧皮神经

图6-9 委中穴的断面解剖（右侧，横切面）

1. 皮肤 由股后皮神经分布。

2. 皮下组织 内有小隐静脉、腓肠内侧皮神经和股后皮神经的分支。

3. 腓肠肌内、外侧头之间 腓肠肌是位于小腿后面的浅层肌，比目鱼肌的浅面。该肌有内、外侧两个头，外侧头起自股骨外侧髁后面，内侧头起自股骨内侧髁后面，两个头的肌束向下，于小腿中部相互愈着，移行为腱膜，与比目鱼肌腱膜相愈合，向下移行为跟腱，止于跟骨结节，由胫神经支配。

4. 胫神经及腘动、静脉 胫神经是坐骨神经的终支之一，多在腘窝上角由坐骨神经分出，然后沿腘窝中线在小腿三头肌深面，伴胫后动、静脉下行，经内踝后方屈肌支持带深面的踝管至足底，分为足底内侧神经和足底外侧神经。腘动脉由股动脉直接延续而来，自收肌管下口处，向下在腘窝深面下降，至腘肌下缘处分为胫前动脉和胫后动脉。腘静脉与腘动脉伴行，向上延续为股静脉。

【针刺意外与预防】该穴深面有腘动、静脉，若刺中动脉，针尖有搏动感；若大幅度提插、捻转，则可能引起大的血肿。由于血管、神经在腘窝内由浅入深和由外侧向内侧排列的次序是胫神经、腘静脉和腘动脉，因此进针时不宜偏内侧，以免刺中血管。

十一、委阳

【所属经脉】足太阳膀胱经。

【体表定位】在膝后区，腘横纹外侧端，当股二头肌腱的内侧缘。

【操作方法】直刺 0.5 ~ 1 寸。

【临床主治】腹满，水肿，小便不利，腰脊强痛，下肢痿痹。

【进针层次】（图 6 - 10）

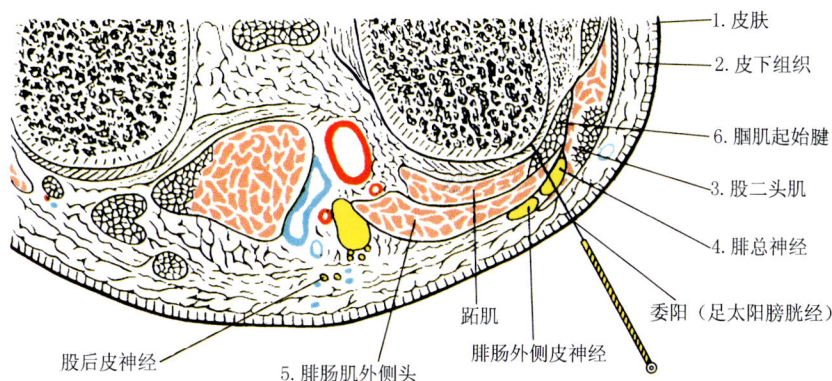

图 6 - 10 委阳穴的断面解剖（右侧，横切面）

1. 皮肤 由股后皮神经分布。

2. 皮下组织 内有股后皮神经的分支和腓肠外侧皮神经。

3. 股二头肌 同"承扶穴"。

4. 腓总神经 在腘窝上角由坐骨神经发出后，沿股二头肌腱内侧缘行向外下方，绕腓骨颈即分为腓浅神经和腓深神经。

5. 腓肠肌外侧头 同"委中穴"。

6. 腘肌起始腱 腘肌位于腓肠肌的深面，胫骨上端的后面，为扁平的三角形肌。该肌以细腱起自股骨外上髁，肌束斜向内下方，止于胫骨比目鱼肌线以上的骨面，由胫神经支配。

十二、曲泉

【所属经脉】足厥阴肝经。

【体表定位】在膝部，腘横纹内侧端，半膜肌腱内侧凹陷中。

【操作方法】直刺 1~1.5 寸。

【临床主治】月经不调，痛经，带下，阴挺，阴痒，产后腹痛，遗精，阳痿，疝气，小便不利，膝痛，下肢痿痹，癫痫，头痛，目眩，目赤。

【进针层次】（图 6-11）

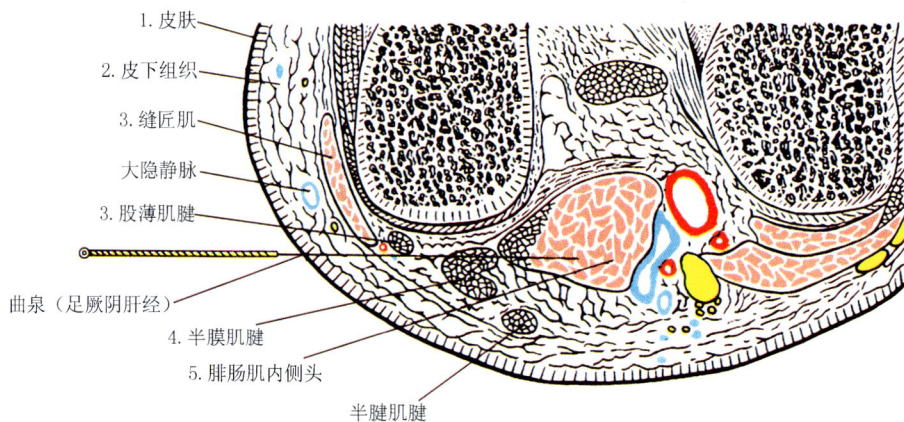

图 6-11　曲泉穴的断面解剖（右侧，横切面）

1. 皮肤　由隐神经髌下支和隐神经分布。

2. 皮下组织　内有上述皮神经的分支和大隐静脉。

3. 缝匠肌和股薄肌腱　均位于进针部位的前缘。缝匠肌是位于大腿前面及内侧面的浅层肌，为全身最长的肌，为细长的带形肌；该肌起自髂前上棘，肌纤维自外上方斜向内下方，绕过股骨收肌结节的后方，止于胫骨上端的内侧面，由股神经支配。股薄肌是位于大腿最内侧的浅层肌，为带状长肌；该肌起自耻骨下支的前面，肌束向下移行为长腱，经股骨内上髁和膝关节后方的内侧，在缝匠肌腱的深面止于胫骨上端的内侧面，由闭孔神经前支支配。

4. 半膜肌腱　半膜肌位于大腿后内侧的浅筋膜深面，半腱肌的内侧，为梭形肌。该肌以较长的腱膜起自坐骨结节，肌束向下集中移行为短腱，经膝关节后内侧，在半腱肌腱的深面，止于胫骨内侧髁的后面，由坐骨神经支配。

5. 腓肠肌内侧头　腓肠肌同"委中穴"。

【针刺意外与预防】若继续直刺过深，针尖可通过腓肠肌内侧头，进而可刺中位于腘窝处的腘动、静脉和胫神经；若刺中血管，并大幅度提插、捻转，则可能引起大的血肿。

十三、阳陵泉

【所属经脉】足少阳胆经。

【体表定位】在小腿外侧，腓骨头前下方凹陷中。

【操作方法】直刺 1~1.5 寸。

【临床主治】黄疸，胁痛，口苦，吞酸，下肢麻木、拘急，膝膑肿痛，小儿惊风。

【进针层次】（图 6-12）

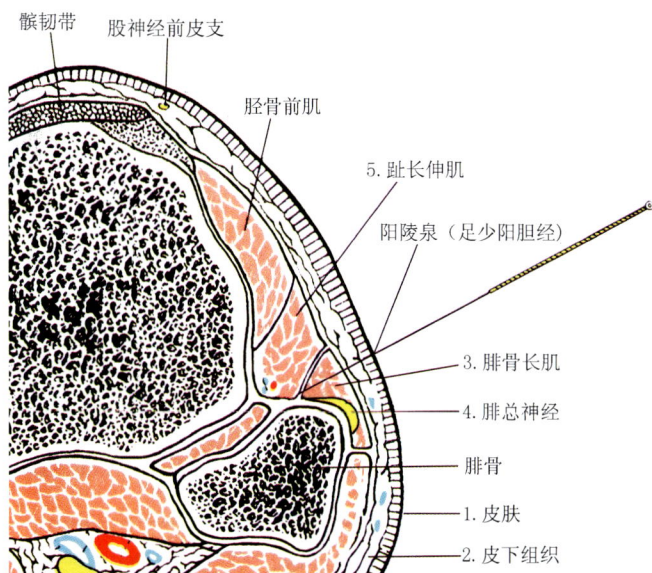

图 6 - 12　阳陵泉穴的断面解剖（右侧，横切面）

1. 皮肤　由腓肠外侧皮神经分布。

2. 皮下组织　内有腓肠外侧皮神经。

3. 腓骨长肌　是位于小腿外侧的浅层肌，紧贴腓骨的外侧面，下方遮盖腓骨短肌。该肌起自腓骨外侧面上 2/3，肌束向下移行为长腱，经腓骨短肌的后面，行于外踝的后方，经腓骨肌上、下支持带的深面至足底，止于内侧楔骨和第 1 跖骨底，由腓浅神经支配。

4. 腓总神经　同"委阳穴"。

5. 趾长伸肌　是位于小腿前外侧的浅层肌，其内侧上方为胫骨前肌，下方为跛长伸肌。该肌起自胫骨上端、腓骨前面及小腿骨间膜，肌束向下移行为一长的总腱，经伸肌上、下支持带的深面至足背，向下分为 4 个腱，分别止于第 2～5 趾的中节、远节趾骨底背面，由腓深神经支配。

若继续深刺，针尖可穿过小腿骨间膜，向内侧透刺阴陵泉穴。

十四、阴陵泉

【所属经脉】足太阴脾经。

【体表定位】在小腿内侧，胫骨内侧髁后下缘与胫骨内侧缘之间的凹陷中。

【操作方法】直刺 1～2 寸。

【临床主治】腹胀，水肿，黄疸，泄泻，小便不利，阴茎痛，遗精，妇人阴痛，带下，膝痛，半身不遂，下肢痿痹，虚劳。

【进针层次】（图 6 - 13）

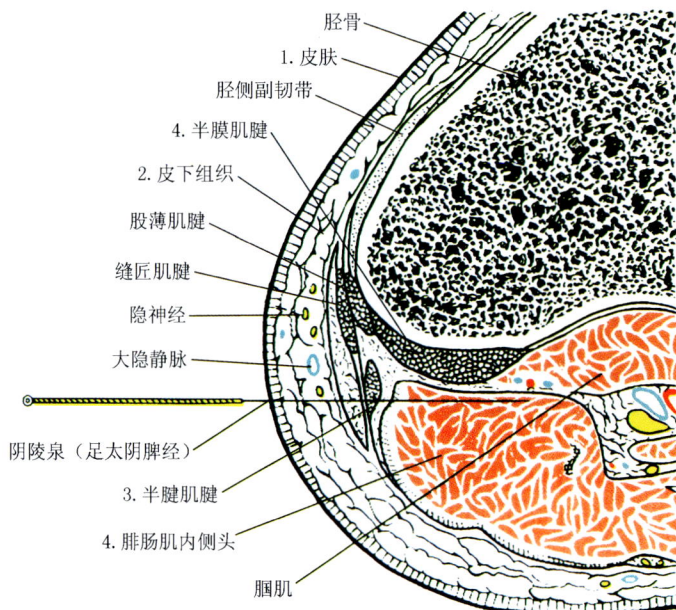

图 6-13   阴陵泉穴的断面解剖（右侧，横切面）

1. 皮肤   由隐神经分布。

2. 皮下组织   内有隐神经和大隐静脉。

3. 半腱肌腱   半腱肌同"承扶穴"。

4. 腓肠肌内侧头和半膜肌腱   腓肠肌同"委中穴"，半膜肌位于进针部位的前方，同"曲泉穴"。

若继续深刺，针尖可刺中胫神经和腘动、静脉。

十五、足三里

【所属经脉】足阳明胃经。

【体表定位】在小腿外侧，犊鼻下 3 寸，犊鼻与解溪穴的连线上。

【操作方法】直刺 1~2 寸。

【临床主治】胃痛，呕吐，腹胀，腹痛，肠鸣，食不化，泄泻，便秘，痢疾，乳痛，虚劳赢瘦，咳嗽，气喘，心悸，气短，头晕，失眠，癫狂，膝痛，下肢痿痹，脚气，水肿。

【进针层次】（图 6-14）

1. 皮肤   由腓肠外侧皮神经分布。

2. 皮下组织   内有腓肠外侧皮神经的分支。

3. 胫骨前肌   是位于小腿前外侧的浅层肌，紧贴胫骨的外面，其外侧的上方与趾长伸肌相邻，下方与踇长伸肌相邻。该肌起自胫骨外侧面的上 2/3，肌束向下移行为长腱，经伸肌上、下支持带的深面至足背，止于内侧楔骨和第 1 跖骨底，由腓深神经支配。

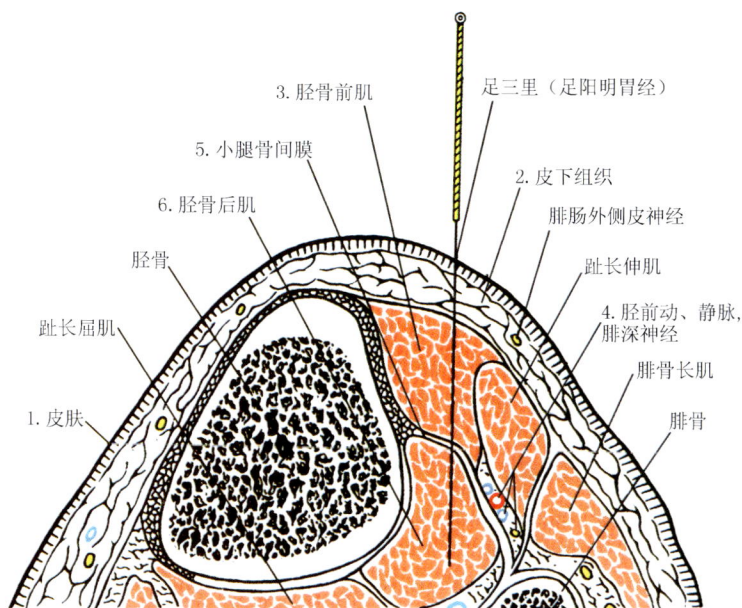

图 6 – 14　足三里穴的断面解剖（右侧，横切面）

4. 腓深神经及胫前动、静脉　均位于进针部位的外侧。腓深神经自腓总神经发出后，穿腓骨长肌起始部进入小腿前骨筋膜鞘，与胫前动脉伴行，沿途发出肌支支配小腿前群肌。胫前动脉在腘肌下缘起自腘动脉，向前穿小腿骨间膜上端进入小腿前骨筋膜鞘，沿小腿骨间膜前面下行，其上 1/3 段位于胫骨前肌与趾长伸肌之间，下 2/3 段位于胫骨前肌与踇长伸肌之间，至踝关节前方中点处移行为足背动脉。胫前静脉与胫前动脉伴行，向上注入腘静脉。

5. 小腿骨间膜　为一坚韧的纤维膜，连结胫、腓骨的骨间嵴之间。

6. 胫骨后肌　位于小腿三头肌的深面，趾长屈肌和踇长屈肌之间。该肌起自小腿骨间膜后面及胫、腓骨后面，肌腱经内踝后方，穿踝管至足底内侧缘，止于足舟骨粗隆及内侧、中间和外侧楔骨跖面，由胫神经支配。

十六、上巨虚

【所属经脉】足阳明胃经。

【体表定位】在小腿外侧，犊鼻下 6 寸，犊鼻与解溪穴的连线上。

【操作方法】直刺 1～1.5 寸。

【临床主治】腹痛，肠痛，泄泻，便秘，下肢痿痹，脚气。

【进针层次】（图 6 – 15）

1. 皮肤　由腓肠外侧皮神经分布。

2. 皮下组织　内有腓肠外侧皮神经的分支。

3. 胫骨前肌　同"足三里穴"。

4. 腓深神经及胫前动、静脉　均位于进针部位的外侧，同"足三里穴"。

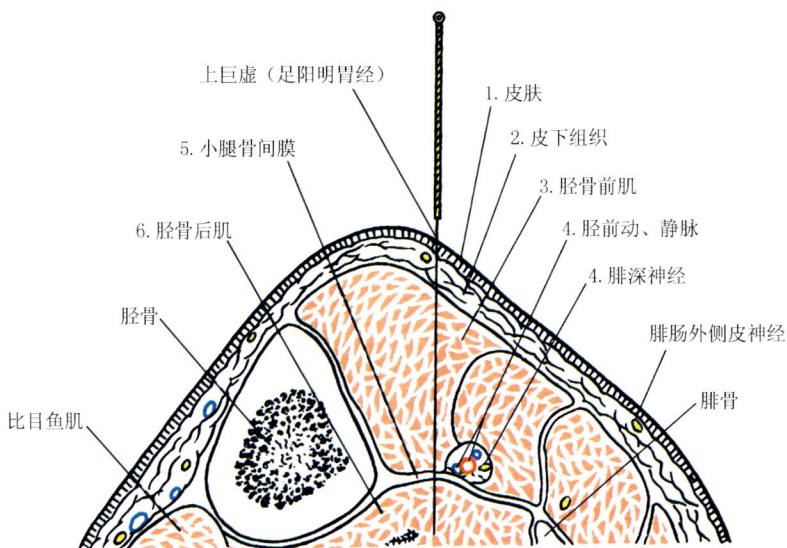

图 6 – 15   上巨虚穴的断面解剖（右侧，横切面）

5. 小腿骨间膜   同"足三里穴"。

6. 胫骨后肌   同"足三里穴"。

十七、下巨虚

【所属经脉】足阳明胃经。

【体表定位】在小腿外侧，犊鼻下9寸，犊鼻与解溪穴的连线上。

【操作方法】直刺1~1.5寸。

【临床主治】腹痛，腰脊痛引睾丸，泄泻，便秘，乳痈，下肢痿痹。

【进针层次】（图6 – 16）

1. 皮肤   由腓肠外侧皮神经分布。

2. 皮下组织   内有腓肠外侧皮神经的分支。

3. 胫骨前肌   同"足三里穴"。

4. 腓深神经及胫前动、静脉   同"足三里穴"。

5. 小腿骨间膜   同"足三里穴"。

6. 胫骨后肌   同"足三里穴"。

十八、条口

【所属经脉】足阳明胃经。

【体表定位】在小腿外侧，犊鼻下8寸，犊鼻与解溪穴的连线上。

【操作方法】直刺1~2寸。

【临床主治】下肢痿痹，跗肿，转筋，肩臂痛。

【进针层次】（图6 – 17）

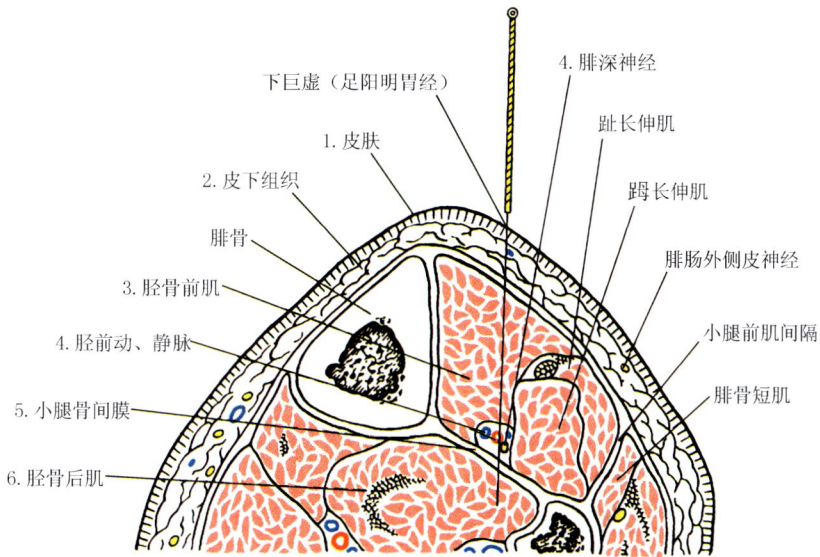

下巨虚（足阳明胃经）

1. 皮肤

2. 皮下组织

腓骨

3. 胫骨前肌

4. 胫前动、静脉

5. 小腿骨间膜

6. 胫骨后肌

4. 腓深神经

趾长伸肌

跛长伸肌

腓肠外侧皮神经

小腿前肌间隔

腓骨短肌

图 6 - 16　下巨虚穴的断面解剖（右侧，横切面）

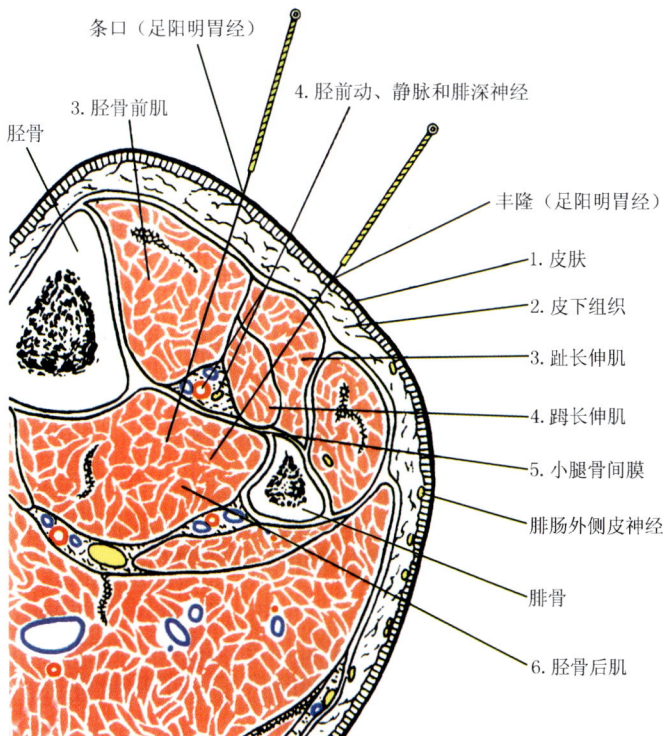

条口（足阳明胃经）

3. 胫骨前肌

胫骨

4. 胫前动、静脉和腓深神经

丰隆（足阳明胃经）

1. 皮肤

2. 皮下组织

3. 趾长伸肌

4. 跛长伸肌

5. 小腿骨间膜

腓肠外侧皮神经

腓骨

6. 胫骨后肌

图 6 - 17　条口、丰隆穴的断面解剖（右侧，横切面）

1. 皮肤　由腓肠外侧皮神经分布。

2. 皮下组织　内有腓肠外侧皮神经的分支。

3. 胫骨前肌 同"足三里穴"。

4. 腓深神经及胫前动、静脉 均位于进针部位的外侧，同"足三里穴"。

5. 小腿骨间膜 同"足三里穴"。

6. 胫骨后肌 同"足三里穴"。

十九、丰隆

【所属经脉】足阳明胃经。

【体表定位】在小腿外侧，外踝尖上 8 寸，犊鼻与外踝尖连线的中点；或条口穴外侧一横指。

【操作方法】直刺 1～1.5 寸。

【临床主治】痰多，咳嗽，哮喘，头痛，眩晕，癫狂痫，下肢痿痹。

【进针层次】（图 6-17）

1. 皮肤 由腓肠外侧皮神经分布。

2. 皮下组织 内有腓肠外侧皮神经的分支。

3. 趾长伸肌 同"阳陵泉穴"。

4. 跗长伸肌 位于胫骨前肌与趾长伸肌之间，其上端被该两肌遮盖，下端位于浅筋膜深面。该肌起自腓骨内侧面下 2/3 和小腿骨间膜，肌束向下移行为长腱，经伸肌上、下支持带的深面至足背，止于跗趾远节趾骨底背面，由腓深神经支配。

5. 小腿骨间膜 同"足三里穴"。

6. 胫骨后肌 同"足三里穴"。

二十、承山

【所属经脉】足太阳膀胱经。

【体表定位】在小腿后区，腓肠肌肌腹与肌腱交角处。

【操作方法】直刺 0.7～1 寸。

【临床主治】痔疮，便秘，腰腿拘急、疼痛，脚气。

【进针层次】（图 6-18）

1. 皮肤 由腓肠内侧皮神经分布。

2. 皮下组织 内有腓肠内侧皮神经的分支和小隐静脉。

3. 腓肠肌 同"委中穴"。

4. 比目鱼肌 位于腓肠肌的深面，状如比目鱼，故名。该肌起自腓骨上部后面和胫骨比目鱼肌线，向下移行为跟腱，止于跟骨结节，由胫神经支配。

5. 胫神经及胫后动、静脉 胫神经同"委中穴"。胫后动脉为腘动脉的终支之一，在腘肌下缘由腘动脉分出，然后沿小腿后面浅、深层屈肌之间下行，经内踝后方，屈肌支持带深面的踝管转至足底，分为足底内、外侧动脉。胫后静脉与胫后动脉伴行，向上注入腘静脉。

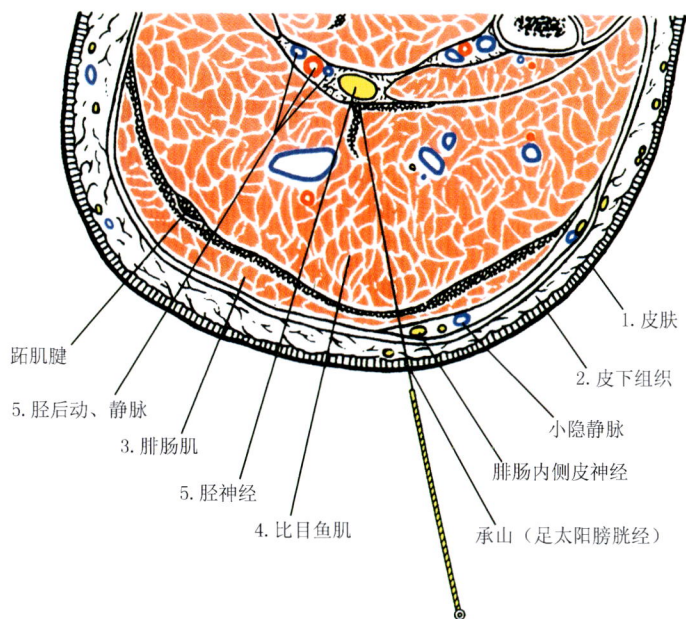

图 6 – 18 承山穴的断面解剖（右侧，横切面）

二十一、地机

【所属经脉】足太阴脾经。

【体表定位】在小腿内侧，阴陵泉下 3 寸，胫骨内侧缘后际。

【操作方法】直刺 1 ~ 1.5 寸。

【临床主治】食欲不振，腹胀，泄泻，水肿，小便不利，月经不调，痛经，遗精，腰痛，下肢痿痹。

【进针层次】（图 6 – 19）

1. 皮肤 由隐神经分布。

2. 皮下组织 内有隐神经的分支和大隐静脉。

3. 腓肠肌 同"委中穴"。

4. 比目鱼肌 同"承山穴"。

若继续深刺，针尖可刺中胫神经和胫后动、静脉。

二十二、飞扬

【所属经脉】足太阳膀胱经。

【体表定位】在小腿后区，昆仑穴直上 7 寸，腓肠肌外下缘与跟腱移行处。

【操作方法】直刺 1 ~ 1.5 寸。

【临床主治】头痛，目眩，鼻塞，鼻衄，腰腿疼痛，下肢无力，痔疮。

【进针层次】（图 6 – 20）

1. 皮肤 由腓肠外侧皮神经分布。

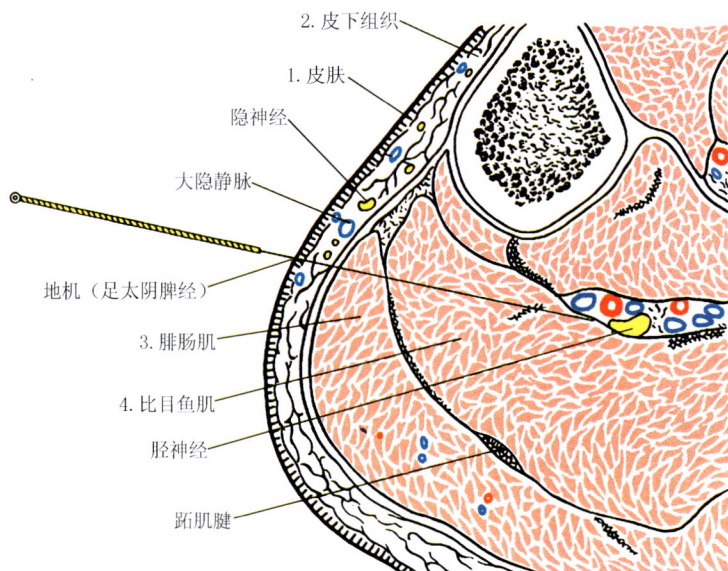

图 6 - 19　地机穴的断面解剖（右侧，横切面）

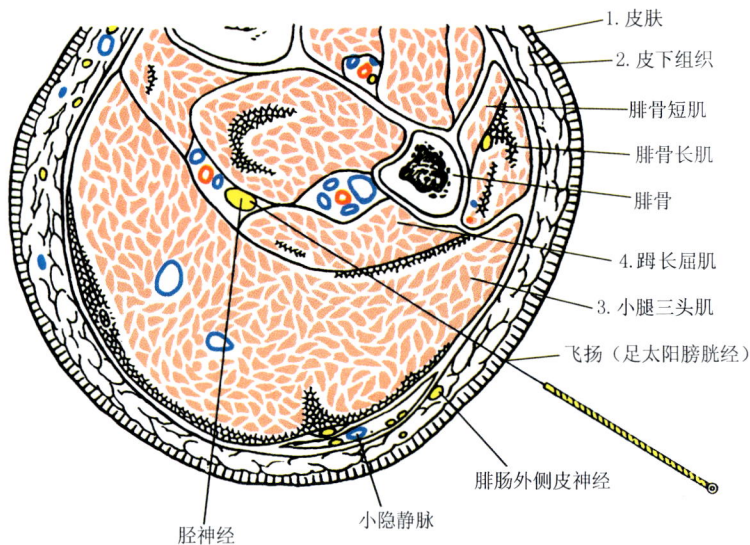

图 6 - 20　飞扬穴的断面解剖（右侧，横切面）

2. 皮下组织　内有腓肠外侧皮神经的分支。

3. 小腿三头肌　该肌由腓肠肌和比目鱼肌组成。腓肠肌同"委中穴"，比目鱼肌同"承山穴"。

4. 踇长屈肌　位于小腿三头肌深面，腓骨后面。该肌起自腓骨体后面下 2/3，肌腱经内踝后方，穿踝管至足底，与趾长屈肌腱交叉后，止于踇趾远节趾骨底，由胫神经支配。

若继续直刺深刺，针尖可刺中胫神经和胫动、静脉。

二十三、蠡沟

【所属经脉】足厥阴肝经。

【体表定位】在小腿内侧，内踝上5寸，胫骨内侧面的中央。

【操作方法】平刺0.5~0.8寸。

【临床主治】月经不调，带下，阴挺，阴痒，疝气，睾丸肿痛，阳强，阳缩，小便不利，腰痛。

【进针层次】（图6-21）

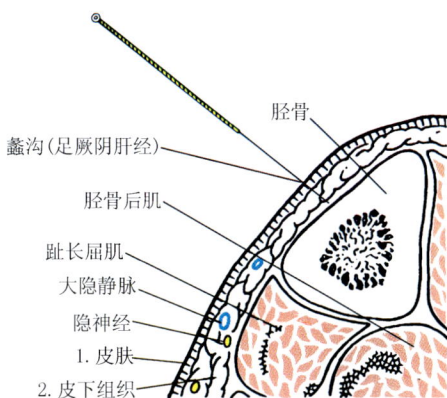

图6-21　蠡沟穴的断面解剖（右侧，横切面）

1. 皮肤　由隐神经分布。

2. 皮下组织　内有隐神经的分支和大隐静脉的属支。

该穴的深面为胫骨内侧面的骨面。

二十四、光明

【所属经脉】足少阳胆经。

【体表定位】在小腿外侧，外踝尖上5寸，腓骨前缘。

【操作方法】直刺1~1.5寸。

【临床主治】目痛，夜盲，近视，胸乳胀痛，乳少，下肢痿痹。

【进针层次】（图6-22）

1. 皮肤　由腓肠外侧皮神经分布。

2. 皮下组织　内有腓肠外侧皮神经的分支和腓浅神经。

3. 腓骨短肌　位于腓骨长肌的深面，为羽状肌。该肌起自腓骨外侧面下2/3及小腿前、后肌间隔，其肌腱与腓骨长肌腱一起下降，行至外踝后方和腓骨肌上支持带的深面，沿跟骨外侧面向前行，止于第5跖骨粗隆，由腓浅神经支配。

4. 小腿前肌间隔　小腿前区的深筋膜厚而致密，在外侧发出小腿前肌间隔附着于

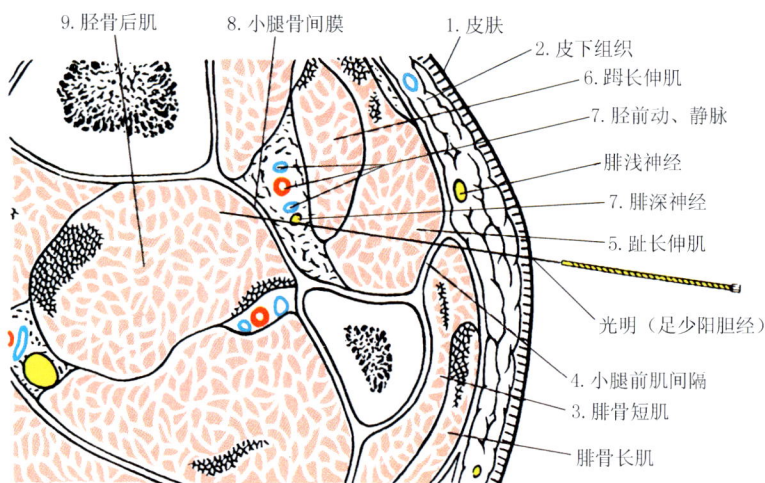

图 6-22　光明穴的断面解剖（右侧，横切面）

腓骨骨膜，分隔小腿前群肌和外侧群肌。

5. 趾长伸肌　同"阳陵泉穴"。

6. 跨长伸肌　同"丰隆穴"。

7. 腓深神经及胫前动、静脉　均位于进针部位的前方，同"足三里穴"。

8. 小腿骨间膜　同"足三里穴"。

9. 胫骨后肌　同"足三里穴"。

二十五、三阴交

【所属经脉】足太阴脾经。

【体表定位】在小腿内侧，内踝尖上 3 寸，胫骨内侧缘后际。

【操作方法】直刺 1~1.5 寸。

【临床主治】月经不调，崩漏，带下，阴挺，经闭，不孕，难产，恶露不尽，遗精，阳痿，阴茎痛，疝气，小便不利，遗尿，水肿，腹痛，肠鸣，泄泻，便秘，失眠，下肢痿痹，湿疹。

【进针层次】（图 6-23）

1. 皮肤　由隐神经分布。

2. 皮下组织　内有隐神经和大隐静脉。

3. 趾长屈肌　位于小腿三头肌深面，胫骨后面，跨长屈肌和胫骨后肌的内侧。该肌起自胫骨后面中 1/3，肌束向下移行为长腱，在胫骨下端后面与胫骨后肌腱交叉，经内踝后方，在胫骨后肌腱与跨长屈肌腱之间穿踝管至足底，分为 4 条腱，止于第 2~5 趾的远节趾骨底，由胫神经支配。

4. 胫骨后肌　同"足三里穴"。

5. 跨长屈肌　同"飞扬穴"。

若向后外斜刺，针尖可刺中胫后动、静脉和胫神经。

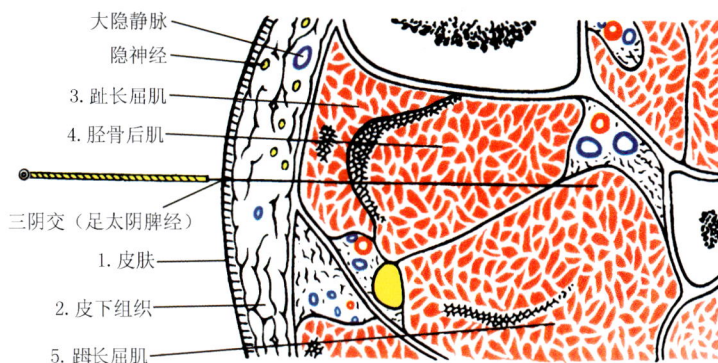

图 6 - 23　三阴交穴的断面解剖（右侧，横切面）

二十六、悬钟

【所属经脉】足少阳胆经。

【体表定位】在小腿外侧，外踝尖上 3 寸，腓骨前缘。

【操作方法】直刺 1～1.5 寸。

【临床主治】痴呆，中风，颈项强痛，胸胁胀满，下肢痿痹。

【进针层次】（图 6 - 24）

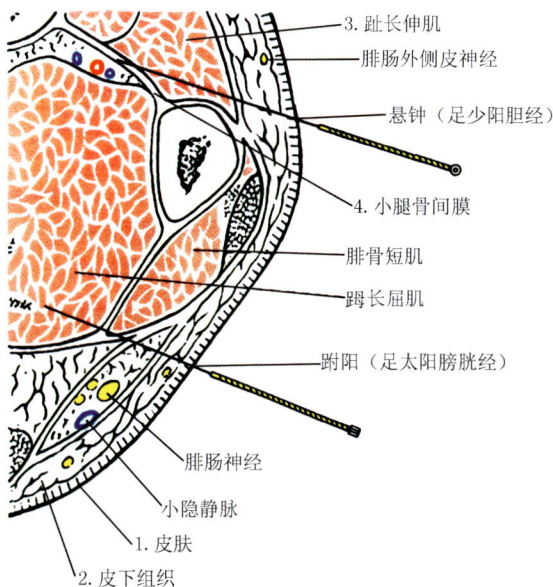

图 6 - 24　悬钟、跗阳穴的断面解剖（右侧，横切面）

1. **皮肤**　由腓肠外侧皮神经分布。

2. **皮下组织**　内有腓肠外侧皮神经的分支。

3. **趾长伸肌**　同"阳陵泉穴"。

4. 小腿骨间膜 同"足三里穴"。

若继续深刺，针尖可穿过小腿骨间膜，可刺中腓动、静脉。

二十七、复溜

【所属经脉】足少阴肾经。

【体表定位】在小腿内侧，内踝尖上2寸，跟腱前缘。

【操作方法】直刺0.5～1寸。

【临床主治】水肿，腹胀，泄泻，盗汗，热病无汗，下肢痿痹。

【进针层次】（图6-25）

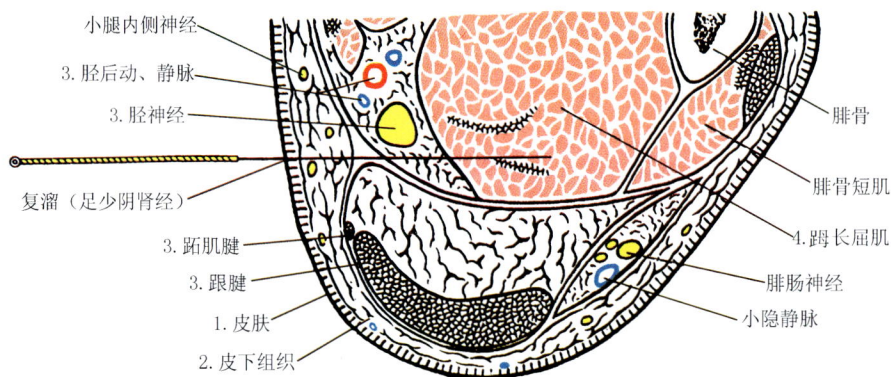

图6-25 复溜穴的断面解剖（右侧，横切面）

1. 皮肤 由隐神经分布。

2. 皮下组织 内有隐神经的分支。

3. 胫神经及胫后动、静脉与跟腱、跖肌腱之间 胫神经及胫后动、静脉位于进针部位的前方，跟腱和跖肌腱位于进针部位的后方。胫神经同"委中穴"，胫后动、静脉同"承山穴"。跟腱为小腿三头肌下端的肌腱，止于跟骨结节。跖肌位于腓肠肌外侧头与比目鱼肌之间，肌腹呈细小的梭形，但腱非常长；该肌起自腘窝外下部及膝关节囊后面，向下移行于跟腱内侧或单独止于跟骨结节，由胫神经支配。

4. 踇长屈肌 同"飞扬穴"。

二十八、太溪

【所属经脉】足少阴肾经。

【体表定位】在踝区，内踝尖与跟腱之间的凹陷中。

【操作方法】直刺0.5～1寸。

【临床主治】月经不调，遗精，阳痿，小便频数，消渴，泄泻，腰痛，头晕，目眩，耳聋，耳鸣，咽喉肿痛，齿痛，失眠，咳喘，咳血。

【进针层次】（图6-26）

1. 皮肤 由隐神经分布。

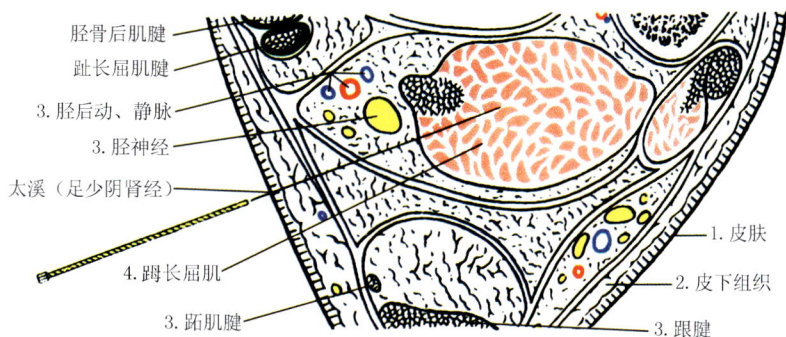

图 6 - 26　太溪穴的断面解剖（右侧，横切面）

2. 皮下组织　内有隐神经的分支。

3. 胫神经和胫后颈、静脉与跟腱、跖肌腱之间　胫神经和胫后动、静脉位于进针部位的前方，跟腱和跖肌腱位于进针部位的后方。胫神经同"委中穴"，胫后动、静脉同"承山穴"，跟腱和跖肌腱同"复溜穴"。

4. 蹈长屈肌　同"飞扬穴"。

若偏向前外斜刺，针尖有可刺中胫神经和胫后动脉、静脉。

二十九、昆仑

【所属经脉】足太阳膀胱经。

【体表定位】在踝区，外踝尖与跟腱之间凹陷中。

【操作方法】直刺 0.5 ~ 1 寸。

【临床主治】头痛，项强，目眩，鼻衄，腰骶痛，足跟痛，肩背拘急，难产，癫痫。

【进针层次】（图 6 - 27）

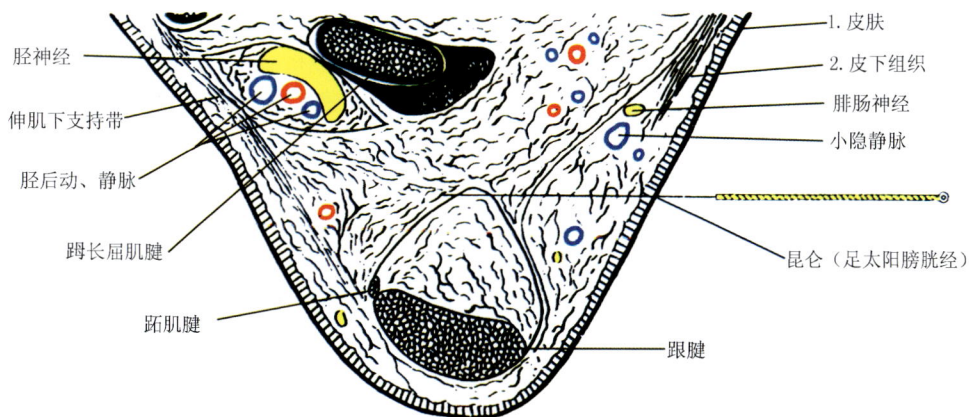

图 6 - 27　昆仑穴的断面解剖（右侧，横切面）

1. 皮肤　由腓肠神经支配。

2. 皮下组织　内有腓肠神经和小隐静脉。

3. 疏松结缔组织　针在跟腱前方进入疏松结缔组织。

三十、解溪

【所属经脉】足阳明胃经。

【体表定位】在踝区，踝关节前面中央凹陷中，姆长伸肌腱与趾长伸肌腱之间。

【操作方法】直刺0.5~1寸。

【临床主治】头痛，眩晕，癫狂，腹胀，便秘，下肢痿痹，足踝肿痛。

【进针层次】（图6-28）

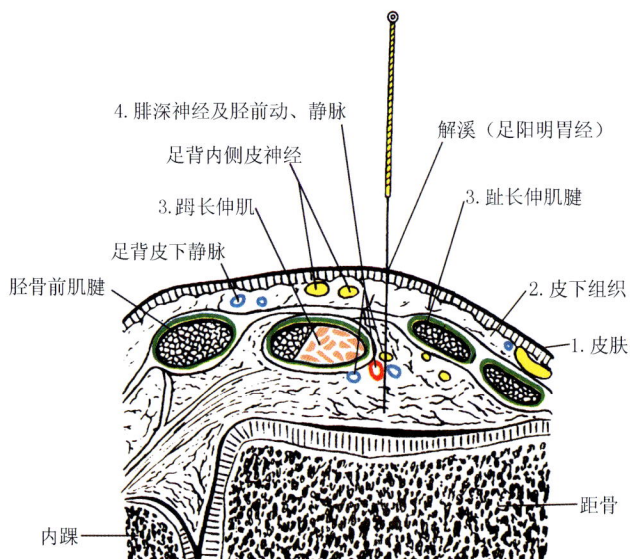

图6-28　解溪穴的断面解剖（右侧，横切面）

1. 皮肤　由足背内侧皮神经分布。该神经为腓浅神经的分支。

2. 皮下组织　内有足背内侧皮神经的分支和足背浅静脉。

3. 姆长伸肌与趾长伸肌腱之间　姆长伸肌位于进针部位的内侧，趾长伸肌腱位于进针部位的外侧。姆长伸肌同"丰隆穴"，趾长伸肌同"阳陵泉穴"。

4. 腓深神经及胫前动、静脉　同"足三里穴"。

该穴的深面为距骨。

三十一、申脉

【所属经脉】足太阳膀胱经。

【体表定位】在踝区，外踝尖直下，外踝下缘与跟骨之间凹陷中。

【操作方法】直刺0.2~0.3寸。

【临床主治】头痛，眩晕，失眠，嗜睡，癫狂痫，腰腿痛，项强，足外翻。

【进针层次】（图6-29）

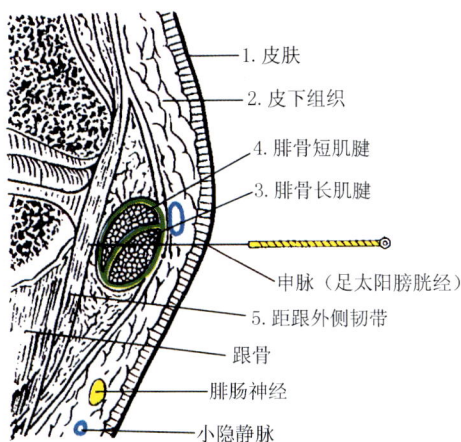

图 6 – 29　申脉穴的断面解剖（右侧，横切面）

1. **皮肤**　由腓肠神经支配。
2. **皮下组织**　内有腓肠神经和小隐静脉。
3. **腓骨长肌腱**　腓骨长肌同"阳陵泉穴"。
4. **腓骨短肌腱**　腓骨短肌同"光明穴"。
5. **距跟外侧韧带**　起自距骨外突，止于跟骨外侧面。

三十二、照海

【所属经脉】足少阴肾经。

【体表定位】在踝区，内踝尖下1寸，内踝下缘边际凹陷中。

【操作方法】直刺0.3~0.5寸。

【临床主治】月经不调，痛经，带下，阴挺，阴痒，小便频数，癃闭，咽喉干痛，目赤肿痛，痫证，失眠。

【进针层次】（图6–30）

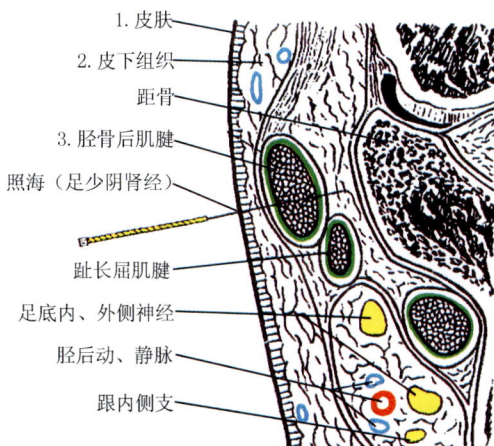

图 6 – 30　照海穴的断面解剖（右侧，横切面）

1. 皮肤 由隐神经分布。

2. 皮下组织 内有隐神经的分支。

3. 胫骨后肌腱 胫骨后肌同"足三里穴"。

该穴的深面为距骨。

三十三、丘墟

【所属经脉】足少阳胆经。

【体表定位】在踝区，外踝前下方，趾长伸肌腱外侧凹陷中。

【操作方法】直刺0.5~0.8寸。

【临床主治】目赤肿痛，胸胁胀痛，下肢痿痹，中风瘫痪，疝气，疟疾。

【进针层次】（图6-31）

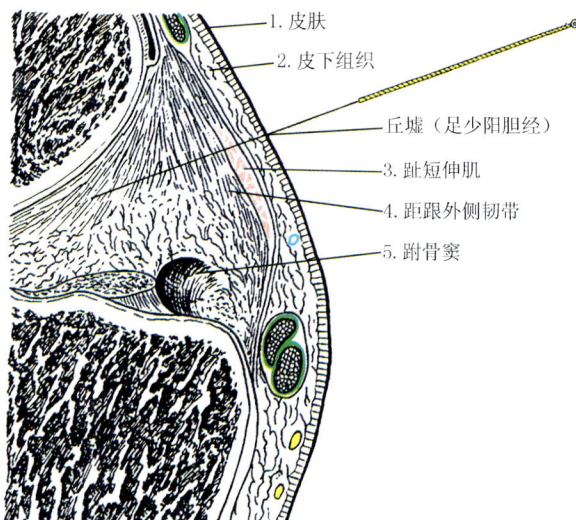

图6-31 丘墟穴的断面解剖（右侧，横切面）

1. 皮肤 由足背外侧皮神经分布。该神经为腓肠神经的终支。

2. 皮下组织 内有足背外侧皮神经的分支。

3. 趾短伸肌 是位于足背的浅层肌，为弱小的扁肌。该肌起自跟骨前端的上面和外侧面及伸肌支持带，肌束行向前内方，移行为细腱，分别止于第2~4趾的趾背腱膜，由腓深神经支配。

4. 距跟外侧韧带 同"申脉穴"。

5. 跗骨窦 为跟骨的跟骨沟与距骨的距骨沟构成的漏斗形腔隙，窦内有脂肪组织填充。

该穴的深面为距骨和跟骨。

三十四、足临泣

【所属经脉】足少阳胆经。

【体表定位】在足背，第 4、第 5 跖骨底结合部的前方，第 5 趾长伸肌腱外侧凹陷中。

【操作方法】直刺 0.3 ~ 0.5 寸。

【临床主治】偏头痛，目赤肿痛，胁肋疼痛，足跗肿痛，月经不调，乳痈，乳胀。

【进针层次】（图 6 - 32）

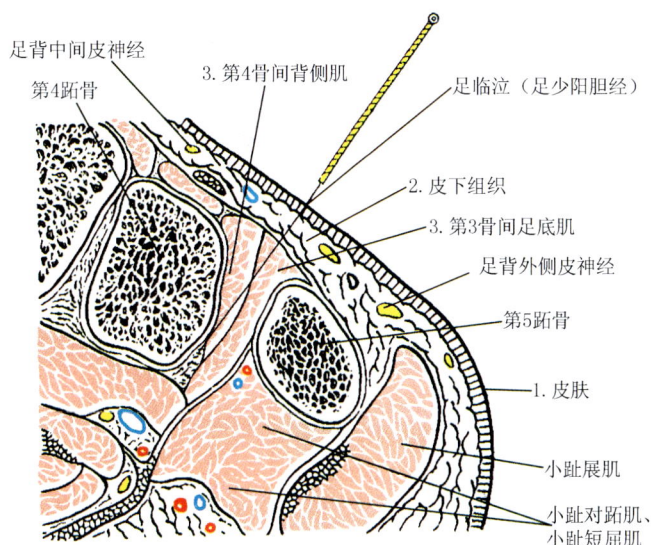

图 6 - 32　足临泣穴的断面解剖（右侧，冠状切面）

1. 皮肤　由足背中间皮神经分布。该神经为腓浅神经的分支。

2. 皮下组织　内有足背中间皮神经的分支和足背浅静脉。

3. 第 4 骨间背侧肌和第 3 骨间足底肌　两肌均位于第 4、第 5 跖骨之间，均由足底外侧神经支配。第 4 骨间背侧肌起自第 4、第 5 跖骨的相对缘，止于第 4 趾骨近节趾骨底的外侧和趾背腱膜；第 3 骨间足底肌起自第 5 跖骨近侧端的内侧面，止于第 5 趾骨近节趾骨底和趾背腱膜。

若继续深刺，针尖可通过第 4、第 5 跖骨之间至足底，刺中踇收肌斜头、足底外侧神经和足底外侧动、静脉。

三十五、太冲

【所属经脉】足厥阴肝经。

【体表定位】在足背，第 1、第 2 跖骨结合部的前方凹陷中。

【操作方法】直刺 0.5 ~ 0.8 寸。

【临床主治】头痛，眩晕，耳聋，耳鸣，口㖞，目赤肿痛，咽干咽痛，胁痛，黄疸，呕吐，月经不调，痛经，经闭，崩漏，带下，遗精，阳痿，早泄，阳强，阳缩，中风，癫狂痫，小儿惊风，脏躁，郁证，健忘，失眠，癃闭，遗尿，下肢痿痹，足跗肿痛。

【进针层次】（图 6 - 33）

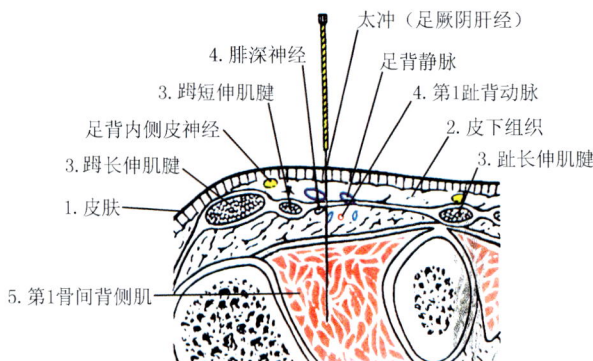

图 6-33　太冲穴的断面解剖（右侧，冠状切面）

1. 皮肤　由腓浅神经的足背内侧皮神经分布。

2. 皮下组织　内有足背内侧皮神经和足背静脉弓。

3. 拇长、短伸肌腱与趾长伸肌腱之间　前者位于进针部位的内侧，后者位于进针部位的外侧。拇长伸肌同"丰隆穴"，趾长伸肌同"阳陵泉穴"。拇短伸肌位于趾长伸肌的外侧，起自跟骨前端的上面和外侧面，肌束斜向前内方，移行于细腱，止于拇趾近节趾骨底的背面，由腓深神经支配。

4. 第 1 趾背动、静脉和腓深神经　第 1 趾背动脉是足背动脉的分支，第 1 趾背静脉是足背静脉的属支。腓深神经来自腓总神经，经踝关节前方至足背，行于第 1 跖骨间隙，其末端分为两支，分布于第 1、第 2 趾的相对缘皮肤。

5. 第 1 骨间背侧肌　位于第 1、第 2 跖骨之间。该肌起自第 1、第 2 跖骨的相对缘，向前止于第 2 趾骨近节趾骨底的内侧面和趾背腱膜，由足底外侧神经支配。

若继续深刺，针尖可通过第 1、第 2 跖骨之间至足底，刺中拇收肌斜头和拇短屈肌。

三十六、公孙

【所属经脉】足太阴脾经。

【体表定位】在足内侧，第 1 跖骨底的前下缘赤白肉际处。

【操作方法】直刺 0.5～1 寸。

【临床主治】胃痛，呕吐，食不化，腹痛，腹胀，黄疸，肠鸣，泄泻，痢疾，心痛，胸闷，失眠，嗜睡，癫狂，水肿。

【进针层次】（图 6-34）

1. 皮肤　由隐神经的足内缘支分布。

2. 皮下组织　纤维结缔组织多，脂肪组织少，故较为致密。内有隐神经的足内缘支和大隐静脉的属支。

3. 拇展肌　是位于足底内侧缘的浅层肌，为坚强的羽状肌。该肌起自跟骨结节的内侧及舟骨粗隆，肌束向前移行于肌腱，止于拇趾近节趾骨底，由足底内侧神经支配。

4. 拇短屈肌　位于拇展肌的外侧和深面，紧贴第 1 跖骨。该肌起始有内、外侧头，内侧头起自内侧楔骨的跖面，外侧头起自胫骨后肌腱和足底内侧肌间隔，止于拇趾近节

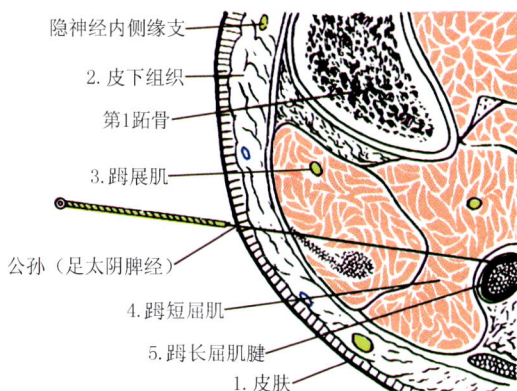

隐神经内侧缘支
2.皮下组织
第1跖骨
3.踇展肌
公孙（足太阴脾经）
4.踇短屈肌
5.踇长屈肌腱
1.皮肤

图6－34 公孙穴的断面解剖（右侧，冠状切面）

趾骨底，由足底内侧神经支配。

5. 踇长屈肌腱 踇长屈肌同"飞扬穴"。该肌腱在此处位于踇短屈肌内、外侧头之间，针刺此腱有一定的韧性阻力。

若向前外可透刺涌泉，可刺及踇收肌、第2趾足底总神经及第2跖足底总动、静脉。

三十七、涌泉

【所属经脉】足少阴肾经。

【体表定位】在足底，蜷足时，足前部凹陷处；或足底第2、第3趾趾缝纹端与足跟连线的前1/3与后2/3交点处。

【操作方法】直刺0.5～1寸。

【临床主治】头顶痛，眩晕，昏厥，癫痫，小儿惊风，失眠，便秘，小便不利，咽喉肿痛，咽干，失音，足心热。

【进针层次】（图6－35）

1. 皮肤 由足底内、外侧神经分布。

2. 皮下组织 内有上述神经的分支。并有众多的纤维束，外连皮肤，内连足底腱膜。

3. 足底腱膜 又称跖腱膜，为足底中间部特别增厚的深筋膜，相当于手掌的掌腱膜。

4. 第2趾足底总神经和第2趾足底总动、静脉 第2趾足底总神经是足底内侧神经的分支，第2趾足底总动脉是足底动脉弓的分支，第2趾足底总静脉是足底静脉弓的属支。

5. 第2蚓状肌 位于足底腱膜的深面，第2、第3趾的趾长屈肌腱之间。该肌起自第2、第3趾的趾长屈肌腱的相对缘，绕过第3趾的近节趾骨底，移行于趾背腱膜，由足底外侧神经支配。

若继续深刺，针尖可刺入第2、第3跖骨之间的第1骨间足底肌。

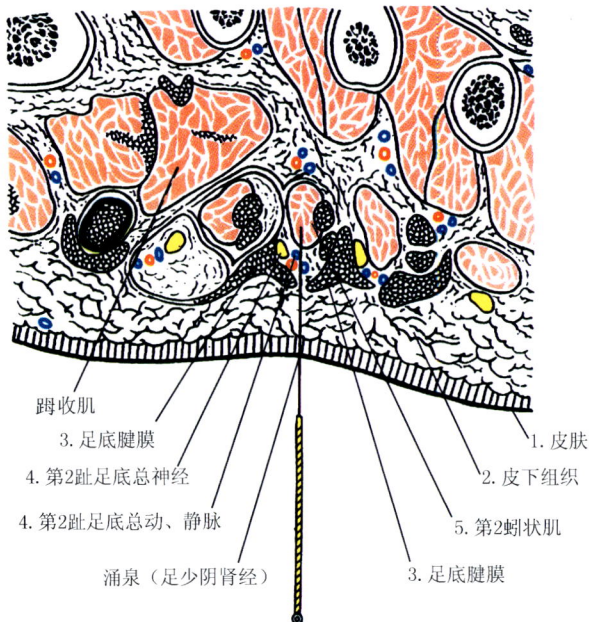

图 6 - 35　涌泉穴的断面解剖（右侧，冠状切面）

三十八、内庭

【所属经脉】足阳明胃经。

【体表定位】在足背，第 2、第 3 趾之间，趾蹼缘后方赤白肉际处。

【操作方法】直刺或向上斜刺 0.5 ~ 1 寸。

【临床主治】头痛，齿痛，咽喉肿痛，口㖞，鼻衄，热病，腹痛，腹胀，便秘，痢疾，足背肿痛。

【进针层次】（图 6 - 36）

1. 皮肤　由足背内侧皮神经的趾背神经分布。

2. 皮下组织　内有足背内侧皮神经的趾背神经和足背浅静脉。

3. 第 2 与第 3 趾的趾长、短伸肌腱之间　第 2 趾的趾长、短伸肌腱位于进针部位的内侧，第 3 趾的趾长、短伸肌腱位于进针部位的外侧。趾长伸肌同"阳陵泉穴"，趾短伸肌同"丘墟穴"。

4. 第 2 趾背动、静脉　第 2 趾背动脉是第 2 跖背动脉的分支，趾背静脉是第 2 跖背静脉的属支。

该穴的深面为第 2、第 3 跖骨头之间。

三十九、至阴

【所属经脉】足太阳膀胱经。

【体表定位】在足趾，小趾末节外侧，趾甲根角旁 0.1 寸。

内庭（足阳明胃经）

3. 第3趾的趾长、短伸肌腱

趾背神经

第3跖骨

4. 第2趾背动、静脉

1. 皮肤

3. 第2趾的趾长、短伸肌腱

2. 皮下组织

第2跖骨

第4跖骨

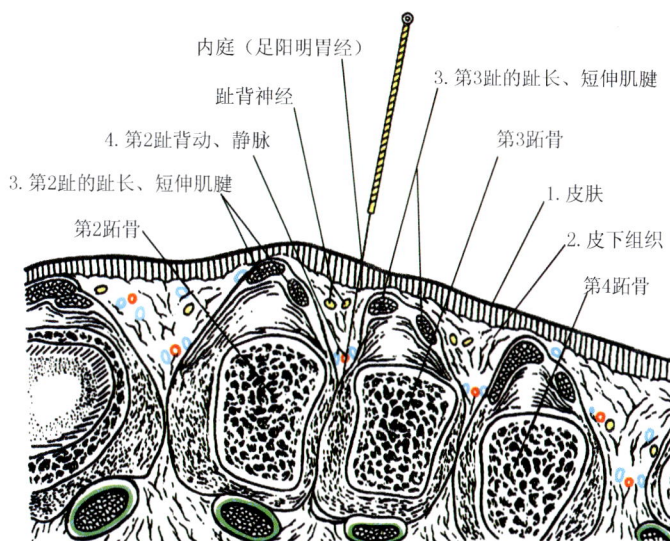

图 6-36 内庭穴的断面解剖（右侧，冠状切面）

【操作方法】浅刺 0.1 寸；或点刺出血。

【临床主治】胎位不正，难产，胞衣不下，头痛，鼻塞，鼻衄，目痛。

【进针层次】（图 6-37）

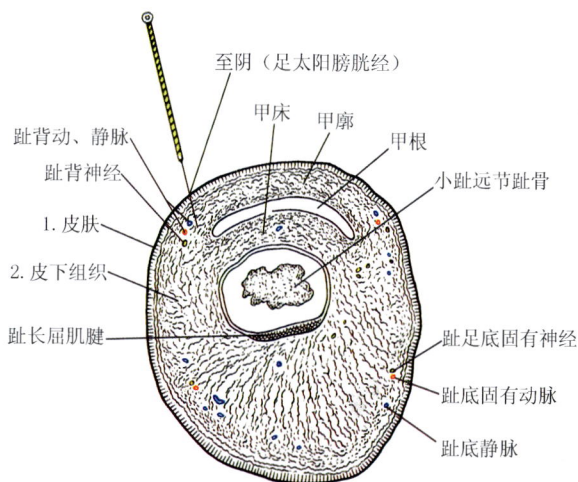

至阴（足太阳膀胱经）

甲床 甲廓

甲根

趾背动、静脉

趾背神经

小趾远节趾骨

1. 皮肤

2. 皮下组织

趾长屈肌腱

趾足底固有神经

趾底固有动脉

趾底静脉

图 6-37 至阴穴的断面解剖（右侧，冠状切面）

1. 皮肤 由足背外侧皮神经的趾背神经分布。

2. 皮下组织 由致密的纤维结缔组织和少量的脂肪组织构成。内有上述皮神经的分支和趾背动、静脉。由于该穴皮肤厚，皮下组织致密，神经末梢丰富，故针刺时有明显的痛感。

该穴的深面为小趾远节趾骨。

附　　篇

一、多学科研究穴位的方法

20 世纪 50 年代起国内外科学工作者对针灸穴位实质的研究报道甚多，从不同角度、用不同方法、在不同程度上揭示了穴位的基本特性。在研究方法上，不外乎是西医学、物理学、系统科学、电子计算机等多学科的运用。下面就多学科研究穴位的方法，作一概括性介绍。

（一）西医学方法

1. 解剖学方法　早期穴位形态结构的研究多采用大体解剖方法，对古籍所描述的人体经络穴位进行了比较详细的对比观察，结果发现大多数穴位与神经、血管、淋巴等有密切关系[1,2]。神经解剖新方法（HRP 法）研究表明：足三里穴区与胃的一级感觉神经元在下胸部及腰部是相互重叠的。因此，认为这种重叠和交汇可能是针刺"足三里"影响胃肠活动的形态学基础[3]。

2. 组织化学方法　文琛等以儿茶酚胺荧光和胆碱酯酶方法观察针刺周围皮下组织中的感觉器和神经纤维分布，主要是游离神经末梢和它们联系的胆碱酯酶阳性神经，并认为细小动脉旁的游离神经末梢是主要针感感受器，针感传入纤维主要是无髓神经纤维[4,5]。

3. 生物化学方法　天津中医学院研究发现：家兔经穴的 Ca^{2+} 浓度明显高于非经非穴处，K^+ 浓度亦高于非经非穴处，Na^+ 浓度则低于非经非穴处[6]。王华观察到曲池、合谷、足三里等穴深层组织的 PO_2 值明显低于非穴位处[7]。

4. 电生理学方法　日本中谷义雄早在 20 世纪 50 年代初，就发现某些内脏病变常常可以在体表出现与经穴位置相吻合的低电阻良导点现象，且以十二经原穴为著[8]。刘金兰等观察到家兔内关穴区皮肤电阻明显低于非穴区，麻醉和死亡对家兔内关穴区皮肤电阻影响不大，但不改变穴区低电阻特性[9]。

5. 免疫学方法　桂金水观察到化脓灸后哮喘患者淋巴细胞转化率、E－花环的数值明显提高，提示化脓灸有提高机体细胞免疫功能的作用，同时观察到对 IgG、IgA、IgM、C2 数值有双相调整作用[10]。

6. 内分泌学方法　针刺足三里对实验性高血糖家兔具有对抗血糖浓度持续上升的作用，但对实验性低血糖家兔则能阻止血糖持续下降。因此，学者认为针刺足三里对血糖浓度具有双向调节作用[11]。

（二）物理学方法

1. 声信息　应用声发射技术在健康人、肩周炎患者及家兔身上均检测到了"经穴声信息"，说明经穴声信息在个体中存在着普遍性和可重复性。健康人曲池穴检测到的经穴声信息与曲池内、外各 2cm 处检测到的经穴声信息比较，有极显著性差异[12]。

2. 超微弱冷光　严智强对十二经脉穴位进行发光信息检测，结果发现经穴的发光强度高于非穴位部位，特定穴组发光强度高于非特定穴组，井、输（原）、下合穴组的发光强度高于其他特定穴[13]。

3. 红外线热显影法　原晖章根据某些穴位具有高温的特点，采用医用红外线摄影装置拍摄了 314 幅经穴影像，每幅影像均清楚地显示了经穴的位置[14]。

4. 超声波显影法　采用医用超声波诊断装置所摄 8 幅肾俞、志室横断影像，放大后显示穴区中央为体液性反射波，并可见到微弱的心脏样搏动。在针刺得气后，此搏动若消失，患者的疼痛之类不适感也随之消失；反之，此搏动若不消失，患者不适感将继续存在[14]。

5. 辐射场照相法　王志煜等利用辐射场照相观察了合谷、中冲等穴针刺时同侧手部发光区的分布及其发光强度的变化[15]。前苏联、罗马尼亚已分别用辐射场照相与电子照相照出了 300 多个经穴[16]。

6. CT 扫描摄影法　严振国对穴位采用医用计算机断层 CT 扫描摄像进行研究分析，结果发现：足三里、合谷、神门、三阴交等穴位的皮下组织、深筋膜层的组织间隙均较小，多数为肌肉、肌腱组织充实穴位[17]。

（三）系统科学方法

1. 系统论　渡仲三从系统论的角度将人体看成一个小宇宙，认为包围着身体的一切森罗万象对人体健康的维持均给予着某种影响，对这种影响难以顺应时便会发病，而体表最早感知这种外界变化的部分即是穴位[18]。刘立群提示对穴位的研究宜采取模拟自然条件，对动物机体进行"黑箱式"研究[19]。

2. 信息论　中医"气""血""经气"及"生命信息"均可看综合信息，自然界及人工合成信息属体外信息。根据信息理论，信息的相应沟通必须具备公共的讯号库，而实验表明许多自然信息或人工信息，诸如热、电、光、声、磁、激光、微波等均可在腧穴部位激发经络现象。这证明腧穴及经络作为讯号库而言，具备信息转输的功能[20]。

（四）电子计算机方法

1. 计算机多媒体技术　应用多媒体技术是 20 世纪 90 年代计算机的又一次革命。多媒体技术是计算机综合处理多种信息，如文本、图形、图像和声音，使多种信息建立逻辑连接，集成一个系统并具有交互性。国内医学领域也逐步发展自己的多媒体系统，但因受资金、设备的限制，进展较缓慢[21,22]。而中医学中，发展仅限于计算机化专家系统[23]，方法单一，缺乏整体性和系统性。余安胜等[24]以严振国主编的《常用穴位解剖学基础》为蓝本，采用实体标本来展示穴位的层次及断面结构，运用 Author ware 多媒体制作软件，将图片、声音、视频等多种媒体信息组合在一起，制作了"常用穴位解剖学多媒体"教学课件，并以光盘的形式出版发行。

2. 计算机三维重建技术　随着现代计算机技术的发展，诞生了计算机三维重建和显示技术。在医学领域，运用于生物和人体形态的研究[25,26]。国内开始探索对人体器官的连续切片和 CT 断面图像进行计算机三维重建和显示[27]。余安胜等[28]采用三维重建技术，进行了重建穴位组织立体结构的研究，即穴位三维重建，经计算机重建后程序运算速度快、精度高、色彩真、立体感强，而且能任意旋转，不同角度切割，有利于观察穴位各层次结构，有助于进一步研究穴位的实质。

综上所述，穴位的研究方法是多样的，开拓了穴位研究的思路，打开了穴位研究的局面。针灸学的发展，历来是多学科间的渗透和相互影响的结果，运用现代科学技术和方法研究针灸学，是时代的需要，也是科学发展的需要。我们相信，随着现代科学技术的发展和研究方法的创新，有关穴位实质的研究将会有新的突破，并能更好地服务于临床。

【参考文献】

［1］姜凯采．十二经循行部位及其穴位与人体结构关系的解剖观察［J］．上海中医学院学报，1960，（1）：57．

［2］龚启华．经脉与淋巴管的关系［C］．全国针灸针麻学术讨论会论文摘要，1979，232．

［3］陶之理．足三里穴区与胃交感传入神经元的节段性分布–HRP 法研究［C］．第二届全国针灸针麻学术讨论会论文摘要，1984，399．

［4］文琛，金鸿华，赵长龙，等．家兔"人中"穴位神经分布的初步观察［J］．中国针灸，1985，5（4）：175－178．

［5］文琛，刘金兰，刘志云，等．以大白鼠针刺镇痛模型探讨针感传入的形态学基础［J］．针刺研究，1981，6（2）：141－148．

［6］郭义，陈进生．家兔经穴钙离子浓度特异性的研究［J］．针刺研究，1991，16（1）：66－68．

［7］王华．经络深层组织 PO_2 在体检测与分析［C］．第七届全国经络学术会议发言材料，1993．

［8］张笑平．经穴研究概况［J］．浙江中医杂志，1980，（8）：371．

［9］刘金兰，张振莉．家兔"内关"穴区皮肤电阻测定及其影响因素的观察［J］．中国针灸，1989，9（2）：36－38．

［10］硅金水．不同灸法对人体免疫功能的影响［C］．科研论文汇编（上海中医学院编），1983，247．

［11］雷梦楠，马丽康，张佩珠，等．针刺足三里、三阴交对家兔血糖浓度的影响［J］．云南中医学院学报，1993，16（1）：33－35．

［12］朱凤山，彭静山，王品山，等．经穴声信息传导的实验研究——经穴声信息传导与机体不同组织功能关系的探讨［J］．辽宁中医杂志，1984，（1）：37－39．

［13］严智强．人体十二经脉穴位冷光规律的探讨［J］．中国针灸，1984，4（2）：24－24．

［14］王本显．经穴的影像［J］．国外医学中医中药分册，1978（创刊号），46．

［15］王志煜．针刺对辐射场摄影的影响及其机理的初步分析［C］．全国针灸针麻学术研究会论文摘要，1979，220．

［16］钟研勤. 国外中医药研究概况［J］. 中医杂志，1979，（10）：58－64.

［17］严振国. 经穴断面解剖图解［M］. 上海：上海科学技术出版社，2002.

［18］渡仲三. 纵谈穴位［J］. 国外医学中医中药分册，1988，（2）：27.

［19］刘立群. 经络、经穴－人体与自然界统一性自稳态的反应系统和反应点［J］. 医学与哲学，1987，（5）：27－30.

［20］姚立丹. 生物场、信息、时值假说导论——经络实质的宏观探讨之一［J］. 南京中医学院学报，1988；（2）：57－60.

［21］陈永健，胡文祥，恽榴红. 多媒体技术在医药学领域的应用［J］. 计算机应用，1994，14（5）：6－8.

［22］袁宏春. 多媒体技术及其在我国的发展［J］. 计算机应用，1994，14（5）：1－3.

［23］黄卫平. 中医专家系统研究概况与展望［J］. 医学与哲学，1993，（1）：17－19.

［24］余安胜，张建华，严振国，等. 临床常用穴位解剖学多媒体研究［J］. 针刺临床杂志，2003；19（7）：9－11.

［25］Gary W, et al. Microcomputer reconstruction of pan creatoco biliay embryogenesis［J］. Clin Anat，1989，（4）：225.

［26］左换琛. 解剖学的电脑化［J］. 解剖学杂志，1992，15（5）：595－398.

［27］黄泽奇，左焕琛，刘卫民，等. 人心计算机三维重建和显示研究［J］. 解剖学杂志，1991，14（4）：318－321.

［28］余安胜，赵英侠，李西林，等. 内关穴的三维图像重构形态学研究［J］. 上海针灸杂志，1996，15（1）：30－31.

二、穴位形态结构配布的研究

中医学认为穴位是脏腑经络气血输注于体表的部位，也是针灸施术的特定部位。为什么穴位有治疗疾病的作用？在穴位处有哪些组织成分参与这一作用？穴位的实质又是什么？这些问题，近几十年国内外许多学者进行了研究，主要表现在大体解剖学和组织学方面做了大量的工作，至今尚无统一的认识。纵观各研究成果，下面就穴位形态结构实质进行初步探讨。

（一）穴位与神经的配布

上海中医学院对全身 309 穴进行了解剖观察：穴位针刺点正当神经干者占 49.18%，针刺点旁有神经干者占 50.81%[1]。亦有人观察了十二经脉和任脉 324 穴，有脑神经或脊神经支配的占 99.6%。且从 21 穴的组织结构观察，各穴基本结构的厚薄、神经分布的密度、纤维的粗细和排列方向等都有一定差异，而且神经末梢的形态也不同[2,3]。

畑本平男通过对 183 具尸体解剖观察后发现，经穴部位有神经走行，而且经穴部位的神经密度高[4]。胡佩儒等解剖了手少阳三焦经 7 穴后发现，穴区内出现神经支为 100%[5]。以上资料均表明，穴位与周围神经有密切关系。

（二）穴位与血管的配布

上海中医学院资料还表明：穴位不但与神经有密切关系，同时与血管亦有密切关系。针刺点正当动脉干者占 7.26% ，针刺点旁有动、静脉干者占 84.36%[1]。国外采用光、电镜对小鼠、大鼠、家兔、人的穴位与非穴位进行了形态学的比较、鉴别，经计算机处理结果，血管密度和神经纤维量超过非穴位，前者是 8.82/2.26 （约 4 倍），后者为 7.22/5.28 （约 1.4 倍）[6]。

Zerlauth B 采用新鲜尸体对十余个穴位在显微镜下进行了组织学观察，在真皮 - 皮下组织的边界处发现，穴位区可见静脉、动脉及其伴行的神经纤维，且可见到丰富的小动脉、静脉及毛细血管。在盲点区（非穴区）未见这种"特异性血管 - 神经束"结构[7]。

（三）穴位与淋巴的配布

龚启华等提出连接头面和躯体的主要经脉中转站是缺盆，与锁骨上淋巴结相关；连接上肢和躯干的经脉中转站是缺盆、云门、极泉，分别与锁骨上淋巴结、锁骨下淋巴结和腋淋巴结相关；连接躯体与下肢的经脉中转站是冲门、维道、气冲、急脉、承扶和秩边，与腹股沟淋巴结和臀淋巴结相关[8]。

穴位的显微淋巴管观察发现：多数淋巴管经过穴位，有集束特征，同经络的走行关系极为密切，说明穴位与淋巴关系密切[9]。

（四）穴位与肥大细胞的配布

辽宁中医学院报道：截肢标本各穴区的真皮内有大量的肥大细胞存在，呈弥散或成群分布，在小血管、小神经束或神经末梢处较多。穴区肥大细胞数量明显高于相应的非穴区，且有非常显著性差异[10]。林继海等亦观察到深层经穴区肥大细胞密集成群，数量多，浅层单个存在，数量少。深层穴区肥大细胞数量明显高于非穴区，浅层无显著性差异。深层穴区 cGMP 显色反应强，cAMP 显色反应弱，非穴区差别不明显，从而说明经穴区肥大细胞代谢旺盛[11]。

（五）穴位与感受器的配布

林文注等观察到针感点可以分布在穴位的皮下至骨膜各层组织中，以深部组织为主。在针感点中见到有粗细不等的小神经束、游离神经末梢、环层小体、神经干支和血管中的一种或数种，其中以小神经束、游离神经末梢最多见[12,13]。张可仁等观察发现：肌肉丰厚处穴位以肌梭为主，肌与腱接头处穴位多腱器官，周围有肌梭，腱附近或两腱之间主要是环层小体，头皮处穴位主要为游离神经末梢[14]。

王仲涛等观察到涌泉穴有以下几种感受器：游离神经末梢、肌梭、肌膜旁丛状感受器、肌纤维旁丛状感受器[15,16]。王仲涛等又在合谷穴观察到针感点位于穴位的深部肌层，其附近有游离神经末梢、肌梭、运动终板和常常与小血管伴行的小神经束[17]。潘朝宠等亦认为血管、神经干和支、游离神经末梢三者及穴位所在为主的感受器共同组成针感的形态学基础[18]。

（六）穴位立体构筑理论

上面叙述了穴位与神经、血管、淋巴、肥大细胞、感受器的配布有密切关系，还有一些未提到的组织结构。到底穴位是怎样的一个结构呢？Kim Gyoug Hi 认为针穴区相当于皮肤活动点和肌肉骨膜间分布的神经和血管组成的一个立方体区[19]。

自 1975 年以来，严振国[20,21] 在穴位层次、断面、CT 解剖学研究的基础上，开展了穴位立体构筑课题研究，采用了大体、巨微、显微解剖技术相结合的方法，最终提出了穴位立体构筑理论：穴位是由皮肤、筋膜、肌肉、肌腱、神经、血管、淋巴等多种已知正常组织共同组成的空间立体结构（不排除未发现的组织结构），这些结构在不同的穴位中所起的作用各有所侧重，穴位与非穴位的差别在于已知正常组织的不同配布，穴位的功能是这些组织共同作用的结果。

随着现代科学技术和方法的运用，多学科知识的不断渗透，我们相信，穴位实质的研究定会得到突破。

【参考文献】

［1］姜凯采．十二经循行部位及其穴位与人体结构关系的解剖观察［J］．上海中医学院学报，1960，（1）：57.

［2］杨枫．经络穴位和神经节段支配的相关规律性［C］．全国针灸针麻学术讨论会论文摘要（一），1979，232.

［3］周沛华．经络腧穴与周围神经的关系［C］．全国针灸针麻学术讨论会论文摘要（一），1979，233.

［4］畑本平男．有关经络、经穴结构的神经解剖学研究［J］．国外医学中医中药分册，1989，11（6）：49.

［5］胡佩儒，赵志远．手少阳三焦经主要穴位与周围神经关系的局部解剖研究［J］．中国针灸，1987；7（3）：25－29.

［6］Nakazo Watari，et al. 针灸穴位与非穴位的形态学研究［C］．第一届世界针灸学术大会论文摘要汇编，1987，110.

［7］Zerlauth B，et a1. 针刺穴位的组织学［J］．国外医学中医中药分册，1993，15（3）：36.

［8］龚启华．经脉与淋巴管的关系［C］．全国针灸针麻学术讨论会论文摘要（一），235.

［9］龚启华．手太阴肺经与淋巴管关系的剖析［C］．第二届全国针灸针麻学术讨论会论文摘要，1984，184.

［10］辽宁中医学院．穴位组织中肥大细胞的初步观察［J］．辽宁中医杂志，1980，（3）：26－28.

［11］林继海，黎君若．人体皮肤经穴处结缔组织中肥大细胞的形态学和免疫组化的观察［J］．河南中医，1989，（1）：2－6.

［12］林文注，徐明海．人体针感与穴位结构的关系及电针与手捻针针感的比较［J］，上海针灸杂志，1983，（2）：21－25.

［13］林文注，胡亚州．人体穴位针感的感受结构［J］．上海中医药杂志，1983，（5）：41－43.

［14］张可仁．关于体针穴位针感感受器的研究［C］．全国针灸针麻学术讨论会论文摘要（二），1979，75

［15］王仲涛，吴淑兰，曹玉纯．对合谷与涌泉穴内肌肉感受器的观察［J］．针刺研究，1980，5

（4）：304 – 307.

　　［16］曹玉纯，吴淑兰，王仲涛，等.人涌泉穴区肌梭的电镜观察［J］.针刺研究，1984；9（1）：24 – 27.

　　［17］王仲涛.对合谷穴内神经末梢形态学观察［C］.全国针灸针麻学术讨论会论文摘要（二），1979，90.

　　［18］潘朝宠.人体穴位针感的形态学研究［C］.全国针灸针麻学术讨论会论文摘要（一），1979，235.

　　［19］Kin Gyong Hi，et al.针灸穴位与皮肤生物电活动点间的关系的研究［C］.第一届世界针灸学术大会论文摘要汇编，1987，113.

　　［20］严振国.折迭式经穴层次解剖图解［M］.上海：上海科学技术出版社，1986.

　　［21］严振国.经穴断面解剖图解［M］.上海：上海科学技术出版社，2002.

三、危险穴位针刺深度的研究

　　由于针刺不慎，刺及某些重要解剖结构而引起针刺意外事故的穴位，我们称之为危险穴位。对于这些危险穴位，各类针灸书籍所提供的针刺深度各异，如哑门穴最浅的针刺深度为 0.3 寸[1]，最深的针刺深度为 2 寸[2]；人迎穴最浅的针刺深度为 0.2 寸[3]，最深的针刺深度可达 2 寸[4]。危险穴位所处位置的解剖结构具有特殊性和复杂性，当其针刺合理深度没有确定时，则存在着一定的危险性。掌握其针刺安全深度，在临床操作中对避免针刺意外的发生尤为重要。据此，我们对头颈部、胸腹部和腰背部重要危险穴位的针刺安全深度、危险深度及其解剖结构进行了研究[5~12]。

（一）材料与方法

　　1. 材料　随机抽样选取 51 具发育正常、无变形、胖瘦适中的较新鲜成人尸体，其中男尸 21 具、女尸 30 具。

　　2. 方法

　　（1）在尸体上画线定穴：穴位的皮肤点，称为"浅点"。浅点的定位以 1990 年 6 月 7 日颁布的《经穴部位标准化》为准。先在尸体上用颜色笔定穴和画切割线。头颈部穴位的切割线为水平方向，胸腹部及背腰部穴位的切割线为上下方向。

　　（2）低温冰冻尸体：为了便于穴位断面的切割，将定穴和画好切割线的尸体存入 −30℃以下的低温冰柜内，低温冰冻 4 天。

　　（3）穴位断面切割：在皮肤穴位浅点处，沿画好的切割线，用电动尸体切割机，切割成穴位断面。切割机的锯条与穴位皮肤呈 90°垂直。

　　（4）测量穴位深度：待标本穴位断面自然化冻后，用电子数显游标卡尺测量穴位断面浅点与深点之间的最短距离。深点为针刺引起危险的脏器点，即"危险点"。

　　（5）测量数据处理：每一具尸体，每一个穴位测量得到的数据均逐一输入电脑。用电脑统计学软件进行数据处理，分析它们的结果。测量长度单位用毫米（mm）。

（二）研究结果

　　1. 头颈部危险穴位的针刺深度研究　对头颈部 10 个危险穴位进行了研究，测量这些穴位的危险深度并计算针刺的安全深度，其研究结果见表 1[5~7]。

表 1   头颈部危险穴位针刺的安全深度、危险深度及易损伤脏器（单位：mm）

穴名	安全深度	危险深度	易损伤脏器
睛明	29.97	42.81	视神经管外口处视神经
承泣	27.30	39.00	视神经管外口处视神经
人迎	21.70	31.00	颈总动脉、迷走神经或颈交感干
风府	35.07	50.10	延髓或脊髓
哑门	33.33	47.62	延髓或脊髓
风池	34.80	49.71	延髓或椎动脉
肩井	39.17	55.96	肺
天髎	42.19	60.27	肺
肩中俞	40.08	57.25	肺
肩外俞	38.79	55.42	肺

2. 胸腹部危险穴位针刺深度的研究   对胸部 23 个危险穴位及腹部 17 个危险穴位进行了研究，测量这些穴位的危险深度并计算针刺的安全深度，其研究结果见表 2[8~11]。

表 2   胸腹部危险穴位针刺的安全深度、危险深度及易损伤的脏器（单位：mm）

穴名	安全深度	危险深度	易损伤脏器	穴名	安全深度	危险深度	易损伤脏器
俞府	18.72	26.31	肺	天溪	12.08	17.26	肺
彧中	9.51	13.59	肺	食窦	10.62	15.17	肺
神藏	8.31	11.87	肺	天突	13.41	22.91	气管或肺
灵墟	9.15	13.08	肺或心	不容	10.87	15.53	肝
神封	10.09	14.41	肺或心	承满	9.56	13.65	肝
步廊	11.26	16.09	肺或心	梁门	9.14	13.06	肝或胃
缺盆	26.83	38.34	肺	关门	9.19	13.13	肝或胃
气户	21.43	30.62	肺	幽门	9.32	13.31	肝
库房	13.65	18.66	肺	腹通谷	8.13	11.62	肝
屋翳	10.79	15.42	肺	阴都	7.99	11.11	肝
膺窗	10.32	14.74	肺	商曲	8.23	11.75	胃
乳根	8.55	12.21	肺	横骨	17.60	25.14	膀胱或小肠
期门	8.97	12.81	肺	腹哀	8.88	12.69	肝、胆、横结肠
日月	10.63	15.19	肝	章门	10.90	15.57	肝、结肠或脾
天池	10.50	15.00	肺	京门	11.75	16.79	肝下缘或肾
渊腋	13.61	19.44	肺	鸠尾	10.29	14.70	肝
大包	12.74	18.19	肺	巨阙	8.06	11.52	肝
辄筋	11.55	16.50	肺	上脘	8.22	11.74	肝
周荣	17.29	24.70	肺	中脘	8.51	12.16	胃或横结肠
胸乡	13.84	19.77	肺	曲骨	16.58	23.68	膀胱或小肠

3. 腰背部危险穴位针刺深度的研究 对腰背部 24 个危险穴位进行了研究，测量这些穴位的危险深度并计算针刺的安全深度，其研究结果见表 3[11,12]。

表 3 腰背部危险穴位针刺的安全深度、危险深度及易损伤的脏器（单位：mm）

穴名	安全深度	危险深度	易损伤脏器	穴名	安全深度	危险深度	易损伤脏器
大杼	43.77	62.54	肺	附分	36.98	52.83	肺
风门	41.17	58.82	肺	魄户	31.09	44.42	肺
肺俞	35.42	50.60	肺	膏肓	25.34	36.20	肺
厥阴俞	29.58	42.25	肺	神堂	20.50	29.28	肺
心俞	25.56	36.52	肺	譩譆	16.55	23.65	肺
督俞	22.96	32.80	肺	膈关	14.43	20.61	肺
膈俞	21.13	30.18	肺	魂门	13.78	19.68	肺
胃脘下俞	21.54	30.77	肺	阳纲	14.34	20.49	肺
肝俞	22.45	32.07	肺	意舍	15.90	22.71	肺或肝
胆俞	25.01	35.73	肺	胃仓	19.73	28.19	肝
脾俞	26.68	38.11	肺或肝	肓门	22.53	32.18	肾
胃俞	29.86	42.65	肝	志室	23.32	33.32	肾

注：上述表 1、表 2 和表 3 中的危险深度是 51 具尸体所测量数据的平均数值，在临床上针刺绝不可达到该深度，否则会出现针刺意外事故。危险穴位的危险深度有一个离散度，为了针刺的安全性，我们对上述穴位提出了一个针刺安全深度的计算公式，即：安全深度 = 危险深度 × 70%。上述针刺安全深度是指中等身材的成年人。临床若遇过胖、过瘦之人或儿童，针刺深度要适当调整，特别是过瘦之人或儿童，针刺深度必须减小，谨防针刺意外事故的发生。

（三）讨论

危险穴位主要分布在头颈部、胸腹部及腰背部，针刺深度不当而引起损伤或造成危险的主要脏器有延髓、脊髓、心、肺、肝、胆囊、肾、脾、胃及膀胱等。应用断面解剖学方法对分布于头颈部、胸腹部及腰背部 74 个危险穴位的针刺危险深度进行了研究，为临床医生提供针刺的安全深度，有利于提高针刺临床疗效，防止针刺意外事故的发生。

头颈部位不仅神经、血管丰富，而且脑、视器、前庭蜗器、口鼻等许多重要组织器官也位于此。由于头颈局部解剖结构的复杂性及穴位深部脏器的重要性，头颈部成为针刺最危险的区域。有些医师为此放弃使用这些临床疗效较好的危险穴位，或针刺操作时不敢达到应有的深度，从而不能获得较好的疗效。

胸腹部的解剖结构特点为：胸前壁较薄，胸腔内有心、肺等重要脏器；腹前壁的深部为腹腔，腹腔内有肝、胆囊、胃、肠、肾、脾和膀胱等脏器。胸腹部的危险穴位主要分布在任脉、足少阴肾经、足阳明胃经和足太阴脾经等经脉上。这些穴位多为临床常用穴位，有较好的治疗效果。针刺胸腹部的危险穴位，若深刺，极易刺伤上述脏器。如果深刺并大幅度提插捻转，就会造成脏器的严重损伤，引起针刺意外。

腰背部是胸腹腔的组成部分，内有心、肺、肝、肾等重要脏器。背部较薄，正如古人所云"背薄如纸"。针刺背部的心俞、肺俞、大杼、风门等危险穴位，若针刺过深，易损伤肺和胸膜，出现气胸。腰部有肾脏紧贴于腹后壁脊柱两旁，针刺腰部的胃俞、肓门、志室等危险穴位，若针刺过深，易伤及肾脏，严重者会出现尿血。腰背部的危险穴位主要分布于背部足太阳膀胱经的第1、第2侧线上，多距重要脏器较近，进针过深易损伤心、肺、肝、肾等，甚至危及生命。

【参考文献】

［1］中国中医研究院.针灸学简编［M］.北京：人民卫生出版社，1978.
［2］天津中医学院第一附属医院针灸科.实用针灸学［M］.天津：天津科学技术出版社，1981.
［3］杨甲三.腧穴学［M］.上海：上海科技出版社，1984.
［4］王英.关于人迎穴的研究概况［J］.上海针灸杂志，1996，15（2）：36-37.
［5］严振国，张建华，顾洪川，等.头颈部"危险穴位"针刺安全深度的研究［J］.上海针灸杂志，1996，15（3）：37-38.
［6］张建华，余安胜，赵英侠，等.风池穴的解剖结构和针刺深度［J］.针刺研究，2003，28（2）：141-143.
［7］张建华，余安胜，赵英侠，等.肩井穴的解剖结构与其针刺安全深度探讨［J］.针刺研究，2002，27（2）：152-154.
［8］张建华，严振国，顾洪川，等.胸部危险穴位针刺安全深度的研究［J］.上海针灸杂志，1998，17（6）：24-25.
［9］张建华，严振国，余安胜，等.腹部常用经穴针刺深度研究［J］.中国针灸，2001，21（2）：83-84.
［10］张建华，余安胜，赵英侠，等.缺盆穴的解剖结构和针刺深度［J］.中国针灸，2001，21（8）：403-404.
［11］张建华，严振国，余安胜，等.针刺意外穴位的安全深度［J］.针刺研究，2000，25（3）：233-235.
［12］张建华，严振国，顾洪川，等.背腰部穴位针刺深度的研究［J］.中国针灸，1998，18（7）：403-404.

四、穴位数字化虚拟人的研究

数字化虚拟人是通过对一具有一定特征的尸体标本进行断层切片，每切一片再进行数码拍照，以及在切割之前进行 CT、MRI 扫描，将人体结构数字化，然后应用计算机技术和图像处理技术，在电脑屏幕上出现一个看似真实的虚拟人体，再进一步将人体功能性的研究成果加以数字化，由信息科学家将其转变为电脑的语言符号，赋加到这个虚拟人体上，通过操作者的调控，这个"虚拟人"将能模仿真人做出各种各样的反应。若设置有声音和力反馈的装置，还可以提供视、听、触等直观而又自然的实时感[1]。数字化虚拟人的研究目标，是通过人体从微观到宏观结构和功能的数字化、可视化，进而完整地描述基因、蛋白质、细胞、组织及器官的形态与功能，最终达到人体信息的整体精确模拟。

（一）数字化虚拟人的研究阶段

数字化虚拟人的研究有 3 个发展阶段：虚拟可视人、虚拟物理人和虚拟生理人。①虚拟可视人是从几何角度定量描绘人体解剖结构，把人体变成切片数据，然后在计算机中重建成三维人体，没有生理变化，不能动，是人体断层解剖学意义上的数字化的"解剖人"。②虚拟物理人是在虚拟可视人的基础上加入人体组织的力学特性和形变等物理特性，在质感、质地、软硬度及温度等方面达到和人体一样的指标。如皮肤有弹性、肌肉可以收缩、骨骼遭到打击时会断裂、血管受到损伤后会出血，可用于物理碰撞方面的研究。③虚拟生理人是在虚拟物理人的基础上赋予人体微观结构及生物特性，是能从解剖到生理、生化，从宏观到微观，从表象到本质全方位反映人体的交互式数字化人体模型，具有心跳、血液循环、新陈代谢等生理功能。可用于研究人体疾病的发生机制，预测疾病发展规律、疾病的诊断治疗及进行新药筛选等[2,3]。

（二）数字化虚拟人的国内外研究进展

1. 可视人计划（Visible Human Project，VHP）　数字化虚拟人研究的起源要追溯到美国国立医学图书馆（NLM）发起的可视人计划。1989 年美国国立医学图书馆开始酝酿建立一个医学图像库，以提供生物医学文献的图像检索系统。这需要采集人体横断面、CT、MRI 和组织学数据集，目的是为利用计算机图像重构技术建造虚拟人做准备。

1991 年科罗拉多大学健康科学中心（Health Sciences Center）承担实施可视人计划的人体断面获取工作，1994 年 11 月完成第 1 套 VHP 数据集并向世界公布。该数据集为男性，共有 1878 个横断面图像，相邻断面之间距 1mm。每幅断面图像分辨率为 250 万（2048×1216）像素，总数据量为 13GB。1995 年完成了女性数据集的采集，共有 5189 个横断面图像，断面之间距 0.33mm，总数据量为 43GB[4,5]。

2. 韩国可视人计划（Visible Korean Human，VKH）　韩国 Ajou 医科大学和韩国医学情报研究所获得国家科学基金资助，2001 年 3 月获取了第 1 例韩国可视人体的数据集。该数据集为男性，共有 8590 个连续横断面图像，相邻断面之间距为 0.2mm，CT 和 MRI 扫描厚度为 1mm，断面图像分辨率为 610 万（3040×2008）像素，总数据量为 216GB。这是世界上见到的第 2 例男性标本的数据集[6]。

3. 日本虚拟人体计划　日本 2001 年启动为期 10 年的人体测量国家数据库建造计划。该计划的目标是：在 5 年内完成以数万人为对象，进行人体基本情况调查，收集从儿童到老人的各类体形数据。10 年为完成以 7 岁到 90 岁为对象的人体 178 个部位的测定，制定出各年龄段的男性和女性同类型的人体虚拟模型。2002 年 5 月在大阪举行的第 11 届 ME 大会上提出大阪虚拟人体项目（VHPO），决定实施日本虚拟人体计划，这项计划的宗旨是用计算机来生成汽车座椅、设计等必需的人体模型。

4. 中国虚拟人研究　2001 年 11 月在北京召开了香山科学会议第 174 次学术讨论会，启动了中国数字化虚拟人体研究。在香山会议后，我国解剖学专家们加强协作，目前提供了 5 个可视人数据集。

（1）虚拟中国人（Virtual Chinese Human，VCH）：虚拟中国人（VCH）的研究项目在国家高科技术研究发展计划（863 计划）的资助下，由解放军第一军医大学承担标本原型遴选，实施组织切片、CT、MRI 图像的获取工作。2002 年完成了"数字化虚拟人体若干关键技术"的系列研究。2003 年 2 月获取中国数字化虚拟人女一号（VCH FE-MALE - 1）的数据集。该数据集共有 8556 个连续横断面图像，相邻断面之间距为 0.2mm。图像分辨率为 600 万（3024 × 2016）像素，总数据量为 159GB。血管灌注效果的像素级测试，心、肝和肾的动脉及颈动脉、股动脉、腹主动脉等取得良好标识效果。对于局部的细小动脉的标识也取得进展，检测过程发现的最小标识血管的管径为 0.46mm[7,8]。

（2）中国数字化可视人（Chinese Digitized Visible Human，CDVH）：中国数字化可视人（CDVH）获得国家杰出青年基金资助，由解放军第三军医大学承担实施。2002 年 8 月完成了中国数字化可视人体男性数据集采集。该数据集连续横断面总数为 2518 个，断层间距：头颈部 0.5mm，颅底部 0.1mm，其他部位 1.0mm，数字化摄影分辨率为 6291456（3072 × 2048）像素，每个断面图像文件为 36MB，总数据量为 90.648GB。2003 年 2 月完成了中国数字化可视人体女性数据集采集与可视化研究。该数据集连续横断面总数 3640 个，断层间距：头颈部 0.25mm，其他部位 0.5mm，数字化摄影分辨率为 6291456（3072 × 2048）像素，每个断面图像文件为 36MB，总数据量为 131.04GB[9,10]。

（3）中国穴位三维人（Chinese Acupoint Visible Human，CAVH）：中国穴位三维人在国家自然基金青年项目、卫生部优秀青年人才基金项目、上海市启明星计划项目资助下，由上海中医药大学承担实施。中国穴位三维人体的特点为建立人体标定穴位后的连续断面解剖图片数据库，为阐明穴位的大体形态构筑提供了原始的基础资料。2002 年完成了 CAVH 男性数据集采集。该数据集横断面总数为 1058 个，断层间距 2mm。2003 年完成了 CAVH 女性数据集采集。该数据集横断面总数为 3022 个，断层间距 0.6mm[11,12]。

（4）穴位数字化虚拟人：在国家自然科学基金和上海科委科研基金的资助下，上海中医药大学以多年来对穴位的结构从层次解剖结构到断面解剖结构、从大体解剖结构到显微结构的研究工作为基础，采用 VHP 男性数据集数据，运用计算机图形与图像处理技术及先进的算法，将穴位数据融合到 VOXEL - MAN 汉堡数字化人体中，重建内含穴位结构的虚拟虚拟人体，最终完成了针灸学三维浏览器（VOXEL - MAN 3D Navigator：Acupuncture）的开发。该操作平台能从多层次、多方位、任意角度观察和了解常用穴位和危险穴位针刺的解剖要点和针刺动态全过程，为中医药学与针灸经络学的进一步研究和新领域的开拓提供了图像显示平台[13,14]。

（三）数字化虚拟人的应用前景

1. 为医学教学与研究提供模型　数字化虚拟人结合了医学和计算机科学的最新成果，运用信息技术建立数字化的人体各个层次的计算机模型，为医学研究与教学提供形象而真实的模型。如在外科教学上，以往培训一位技艺高超、手到病除的外科医生，要在上级医生带领下，长期在患者身上积累开刀的经验。这种“练手艺”的过程，通过数字化虚拟人体的程序设定，可在电脑上反复进行演练。又如在医学科学技术或新药研制方面，必须先通过动物实验、小样本临床验证，才能用于临床实践。数字化虚拟人的研究为这一过程提供模型进行预演，从而降低了医疗风险和提高了科研质量，加速了医学教育和医学研究的现代化。

2. 为计算机辅助医学奠定基础　现有的解剖学知识和数据是经过将人体剖切开以后进行观察和测量得来的，应用数字化虚拟人体研究，建立人体数字化解剖学。人体数字化解剖学将为以计算机技术为支撑的现代临床诊断和治疗手段的计算机辅助医学，提供器官或结构在人体空间中的准确定位、三维测量数据和立体图像。如脑干、三叉神经、大脑动脉环的可视化模型能准确反映出该区域复杂的解剖结构特点及其相邻器官的空间关系，可为该区域疾病的影像诊断和外科定位治疗提供形态学依据，从而为计算机辅助医学奠定坚实的基础。

3. 为临床影像诊断提供依据　CT 和 MRI 已能将断层的厚度减小到 1～2mm 甚至更薄，使得微小病灶的检出率得到了提高，对于占位性病变尤其是肿瘤的早期发现和早期治疗具有重要意义。数字化虚拟人体数据集采集的连续断面的图像，其断层间距离的精确度可达 0.2mm，甚至 0.1mm，从而为临床断层影像诊断提供与之匹配的断面图像和数据。

4. 为临床介入诊断与治疗模拟定位　数字化虚拟人体数据集包含有丰富的图像信息，可为介入诊断和介入治疗提供虚拟现实技术的应用环境。如耳部可视化模型，应用虚拟内窥镜技术克服了传统内窥镜在中耳及内耳内操作技巧及空间范围的限制，可清楚显示中耳及内耳结构的三维形态。

5. 为中医药与针灸研究开拓新领域　中医理论体系的特点是整体观念和辨证论治，数字化虚拟人将从宏观、微观方面多指标、全方位地为科学阐述这一理论奠定基础。融入针灸穴位数据的数字化虚拟人体，可从多层次、任意角度观察穴位的解剖结构及毗邻结构和针刺要点，为探讨针灸经络实质提供数字化平台，从而为中医药与针灸的深入研究开拓新领域。

【参考文献】

［1］钟世镇．数字化虚拟人体研究现状和展望［J］．解放军医学杂志，2003，28（5）：385－388.

［2］秦笃烈．可视人体、虚拟人体及数字人体研究的国内外进展及应用［C］．北京香山科学会议，2001，（174）：20－26.

［3］毕思文，汪湘，罗述谦，等．数字人体基础理论框架研究与应用［J］．中国医学影像技术，2003，19（1）：4-7．

［4］Ackerman MJ. The Visible Human Project［J］. Proceeding on IEEE，1998，86：504-510.

［5］Spitzer VM，AcKerman MJ，Scherzinger AL et al. The visible human male：a technical report［J］. J Am Med Inform Assoc，1996，3（2）：118-130.

［6］Chung MS，Kim SY. Three-dimensional image and virtual dissection program of the brain made of KOrean cadaver［J］. Yousci Med J，2000，41（3）：299-303.

［7］唐雷，原林，黄文华，等．"虚拟中国人"（VCH）数据采集技术研究［J］．中国临床解剖学杂志，2002，20（5）：324-326．

［8］ZHONG Shi-zhen，YUAN Lin，TANG Kai，et al. Research report of experimental database establishment of digitized virtual Chinese No. 1 female［J］. J First Mil Med Univ，2003（3）：196-203.

［9］张绍祥，刘正津，谭立文，等．首例中国数字化可视人体完成［J］．第三军医大学学报，2002，24（10）：1231-1232．

［10］张绍祥，刘正津，谭立文，等．首例中国女性数字化可视人体数据集与可视化研究完成［J］．第三军医大学学报，2003，25（5）：394-396．

［11］余安胜，张东海，李凤梅，等．人体穴位标本断面切割方法的研究［J］．针刺研究，2002，27（3）：224-227．

［12］余安胜，张东海，李凤梅，等．穴位标本断面图像配准方法的研究［J］．中国针灸，2003，23（2）：89-91．

［13］白娟，刘红菊，郑雷，等．针灸穴位数字化可视人体建模研究［J］，中国中医药信息杂志，2005，12（2）：108-10．

［14］邵水金，牟芳芳，严振国，等．基于VOXEL-MAN操作平台的肩井穴可视化研究［J］，江苏中医药，2008；40（10）：75-77．

五、骨性、肌性和皮肤的体表标志

（一）头颈部

1. 眶上切迹　有时为眶上孔，位于眶上缘的外侧2/3与内侧1/3交界处，即距正中线约2.5cm处，内有眶上血管和神经通过。鱼腰穴约当眶上切迹或眶上孔处。

2. 眶下孔　位于眶下缘中点的下方约0.8cm处，内有眶下血管和神经穿过。四白穴正当该孔处。

3. 颏孔　位于下颌第2前磨牙根下方，下颌体上、下缘连线的中点或其稍上方，距正中线约2.5cm，内有颏血管和神经通过。此处既是颏神经麻醉的进针部位，又是下颌骨骨折的好发部位之一。夹承浆穴正当该孔处。眶上切迹或孔、眶下孔和颏孔三者之间的连线，一般为一条直线，三者是临床上检查三叉神经压痛点的部位。

4. 眉弓　位于眶上缘上方的弓形隆起，男性隆起较显著。眉弓适对大脑额叶的下缘，其内侧份的深面有额窦。眉弓表面有眉毛覆盖，眉毛的内侧端为攒竹穴，外侧端为丝竹空穴。

5. 顶结节　在耳尖上方约5cm处，是顶骨外侧面的隆凸部。

6. 颧弓   位于耳屏至眶下缘的连线上，为颧骨向后延伸的骨性隆起，由颧骨的颞突和颞骨的颧突共同构成。因位置突出，是颌面部骨折的好发部位之一。颧弓下缘与下颌切迹之间的半月形中点，为咬肌神经封闭及上、下颌神经阻滞麻醉的进针点，此处亦为下关穴的位置所在。

7. 翼点   在颞窝内，颧弓中点上方约两横指（约3.8cm）处，为蝶骨、额骨、顶骨和颞骨4骨的汇合处，多呈"H"形。该处骨质薄弱，深面有脑膜中动脉前支通过。此处受暴力打击易发生骨折，并常伴有该动脉的破裂出血，形成硬膜外血肿。太阳穴约在翼点处。

8. 下颌角   位于耳郭的前下方，为下颌骨下缘与下颌支后缘相交处。其位置较为突出，骨质较薄弱，为下颌骨骨折的好发部位。下颌角前上方一横指处为颊车穴，下颌角后方、胸锁乳突肌前缘为天容穴。

9. 乳突   位于耳垂后方，是颞骨的一骨性突起。其根部的前内方有茎乳孔，面神经由此出颅；其后部的颅骨内面有乙状窦沟，容纳乙状窦。乳突与下颌角之间为翳风穴，乳突中央为瘈脉穴，乳突后下方为完骨穴。

10. 髁突   位于耳屏前方，颧弓下方。其上端为下颌头，参与颞下颌关节的构成。在张口、闭口运动时，可触及髁突向前、向后滑动。在耳屏和髁突之间自上而下分别有耳门、听宫和听会穴，宜张口取穴。

11. 上颞线   起自颧骨与额骨相接处，弯向上后，经额骨、顶骨，再转向下前达乳突基部。

12. 枕外隆凸   位于枕部，后正中线上，头发内，是枕骨后外侧正中处最突出的隆起，其内面正对窦汇。枕外隆凸的下方凹陷处为风府穴。

13. 上项线   为枕外隆凸向两侧延伸至乳突的骨嵴，内面平对横窦。

14. 前囟点   又称额顶点，为冠状缝和矢状缝的交点。在新生儿，此处的颅骨因骨化尚未完成，仍为结缔组织膜性连接，呈菱形凹陷，称为前囟，在1~2岁时闭合。临床上可借前囟的膨出或内陷，判断颅内压的高低。

15. 人字点   又称顶枕点，为矢状缝后端与人字缝的交点，位于枕外隆凸上方约6cm处。在新生儿，此处呈凹陷，称为后囟。后囟较前囟小，生后不久即闭合。患有佝偻病和脑积水时，前、后囟均闭合较晚，甚至不闭合。

16. 舌骨   位于颏隆凸的下后方，适对第3颈椎下缘平面。舌骨体两侧可触及舌骨大角，是寻找舌动脉的标志。廉泉穴在舌骨上缘的中点处。

17. 甲状软骨   位于舌骨体下方，上缘平第4颈椎上缘，正对颈总动脉分叉处。前正中线上的甲状软骨前角、喉结及上缘处呈一个"V"形凹陷的甲状软骨切迹，均可触及，喉结在成年男性则清晰可见。喉结旁开1.5寸为人迎穴。

18. 环状软骨   位于甲状软骨下方，平对第6颈椎横突，此处分别是咽与食管、喉与气管的分界标志，又可作为计数气管软骨环和甲状腺触诊的标志。环状软骨上缘与甲状软骨下缘中部之间有环甲正中韧带相连，急性喉梗塞患者可在此进行切开或穿刺，以建立暂时通气管道。

19. 气管软骨　自环状软骨弓向下，沿颈正中线至胸骨上窝，可清楚地触及气管颈部的气管软骨环，一般有 7～11 个气管软骨环。气管切开术常在第 3～5 气管软骨环处施行。

20. 颈动脉结节　即第 6 颈椎横突前结节，在环状软骨外侧可触及，颈总动脉行其前方。

21. 颈静脉切迹　为胸骨柄上缘中份的切迹。成人男性的颈静脉切迹平对第 2 胸椎，女性平对第 3 胸椎。临床上常以此切迹检查气管是否偏移。胸骨颈静脉切迹上方的凹陷处为胸骨上窝，此窝为天突穴所在的部位。

22. 咬肌　位于耳垂前下方，下颌支外侧面，当上、下牙列咬合时，呈肌性隆起。咬肌隆起处为颊车穴，咬肌前缘为大迎穴。

23. 颞肌　在颧弓上方的颞窝内。

24. 胸锁乳突肌　斜列于颈部两侧，是颈部分区的重要肌性标志。当头屈向胸锁乳突肌一侧时，则在该侧颈部可明显看到自后上斜向前下的长条状肌性隆起。胸锁乳突肌后缘中点有颈丛皮支穿出，为颈部皮肤浸润麻醉的阻滞点。平喉结，该肌的前缘、后缘之间为扶突穴。

25. 前、后发际　额部头发根部的边缘线为前发际，枕部头发根部的边缘线为后发际。前、后发际为头部穴位定位的重要标志，如前发际正中直上 5 寸为百会，后发际正中直上 0.5 寸为哑门。

26. 鬓发、额角　鬓发是指耳郭前上方的头发，鬓发前缘后方约 0.5 寸自上而下有颔厌、悬颅、悬厘、曲鬓穴，鬓发后缘有耳和髎穴。额角是指前发际与鬓发前缘相接处，额角发际上 0.5 寸为头维穴。

27. 上、下眼睑　睑的游离缘称为睑缘，睑缘长有睫毛。上、下睑内侧相连处称为内眦；外侧相连处称为外眦。上、下睑之间的裂隙称为睑裂。眼睑处皮下组织疏松，当面部水肿时，眼睑尤其是上睑常先出现浮肿。目内眦的稍内上方为睛明穴，目外眦为瞳子髎穴。

28. 鼻　位于面部中央。在鼻上部，左、右内眦之间的部位称为鼻根。鼻下部中央，隆凸最高处，称为鼻尖。鼻根和鼻尖之间的部位，称为鼻背。鼻尖两侧的膨大部，称为鼻翼。鼻下部有一对向下开口的洞孔，称为鼻孔。左、右鼻孔之间为鼻小柱，向后延续为鼻中隔，分隔左、右鼻腔。鼻尖为素髎穴。

29. 上、下唇　为口腔的前壁。上、下唇外侧的连接处称为口角。口角外开 0.5 寸为地仓穴。上、下唇与口角围成的裂隙称为口裂。在唇的游离面皮肤与黏膜移行处，因有丰富的毛细血管而呈鲜红色，称为唇红；机体缺氧时则可变为暗红色乃至绛紫色，称为发绀或紫绀。

30. 人中　又称人中沟，为上唇表面正中线上的纵行浅沟。该沟的上 1/3 与下 2/3 交界处为水沟穴。

31. 鼻唇沟　为鼻翼外侧向口角外侧延伸的浅沟，位于上唇与颊之间，左右对称。面神经麻痹时，同侧鼻唇沟变浅或消失。迎香穴在鼻翼外缘中点旁开，平鼻唇沟中点。

32. 颏唇沟　为下唇下方与颏部交界处的浅沟。此沟中点为承浆穴。

33. 颞窝　为颞弓上方凹陷处，内有颞肌等结构。

34. 耳郭　位于头的两侧，为外耳外露的部分，大部分由软骨构成支架。耳郭前部，外耳道口前方的小隆起称为耳屏。在耳屏前方约 1cm 处可触及颞浅动脉的搏动。耳郭下 1/5 部为耳垂，内无软骨，为临床采血的常用部位。耳郭向前对折，上端为耳尖穴。

35. 锁骨上小窝　位于胸锁关节上方，为胸锁乳突肌的胸骨头、锁骨头和锁骨之间的凹陷。此处为气舍穴所在的位置。

36. 锁骨上大窝　位于锁骨中 1/3 上方的凹陷处。此窝中央为缺盆穴所在的部位。在行臂丛麻醉、颈根部手术和针刺颈根部穴位时，应避免损伤胸膜顶和肺尖，以免产生气胸。

（二）躯干部

1. 锁骨　在胸廓前上方两侧，全长在皮下均可摸到。其内侧 2/3 向前凸，外侧 1/3 向后凸；内侧端粗大，外侧端扁平；内侧 2/3 与外侧 1/3 交界处薄弱，为骨折好发部位。锁骨内侧 2/3 与外侧 1/3 交界处的下方为锁骨下窝，其深面有腋血管和臂丛通过。

2. 喙突　位于锁骨下窝内，当锁骨下方一横指处，向后深按可摸到喙突。喙突处为肩前穴。

3. 胸骨角　为胸骨柄和胸骨体交界处形成的凸向前方的横行隆起，其两侧平对第 2 肋软骨，是计数肋的标志。胸骨角向后平对主动脉弓起始处、气管杈、左主支气管与食管交叉处和第 4 胸椎体下缘。

4. 剑突　为胸骨体下方一薄骨片，幼年时为软骨，老年后才完全骨化。其与胸骨体相接处称为胸剑结合，此处两侧与第 7 肋软骨相连。胸剑结合位置表浅而清晰，平第 9 胸椎；而剑突本身形状不固定，位置又较胸剑结合深，轮廓常不易摸清。胸剑结合处为中庭穴，剑突下端为鸠尾穴。

5. 肋和肋弓　肋共 12 对，由肋骨和肋软骨构成。除第 1 肋位于锁骨后方不易触及外，其余各肋及肋间隙在胸壁均可摸到。第 1~7 对肋骨借肋软骨直接与胸骨相连；第 8~10 对肋软骨不直接连于胸骨，而是依次连于上一肋软骨，如此形成一对肋弓，是肝和脾的触诊标志，其最低点即第 10 肋的最低处向后约平对第 2、第 3 腰椎之间。两侧肋弓在前正中线相交会，两者之间的夹角称为胸骨下角，为 70°~110°。一侧肋弓和剑突之间的夹角称为剑肋角，左剑肋角为心包穿刺常用的进针部位之一。第 11、第 12 对肋前端游离于腹壁肌之中，故又称浮肋。第 12 肋在背部下方可触及，为背部和腰部的分界标志。第 11 肋前端为章门穴，第 12 肋前端为京门穴。

6. 髂嵴、髂前上棘　髂嵴为髂骨翼的上缘。两侧髂嵴最高点的连线平对第 4 腰椎棘突，是计数椎骨棘突的标志。髂前上棘位于髂嵴的前端。髂嵴和髂前上棘是骨髓穿刺的常用部位。髂前上棘前 0.5 寸为五枢穴。

7. 髂结节　位于髂前上棘后方 5~7cm 处，为髂嵴外唇向外的凸起，是重要的体表标志。

8. 耻骨联合上缘和耻骨结节 在腹前正中线的下端可触及耻骨联合上缘，其下方有外生殖器。耻骨联合上缘中点处为曲骨穴。耻骨结节为耻骨联合面外上方的骨性隆起，距腹前正中线约 2.5cm 处。

9. 耻骨弓 位于会阴部，由两侧的耻骨下支和坐骨支构成，其间的夹角称为耻骨下角，男性为 70°~75°，女性为 90°~100°。

10. 棘突 后正中线上的浅沟称为后正中沟或背纵沟，在沟底可触及各椎骨的棘突。头俯下时，平肩处可摸到显著突起的第 7 颈椎棘突，常用为辨认椎骨序数的标志。胸椎棘突斜向后下，呈叠瓦状。腰椎棘突呈水平位。骶椎棘突退化后融合成骶正中嵴。第 7 颈椎棘突下为大椎穴，第 1、第 3、第 5、第 6、第 7、第 9、第 10、第 11 胸椎棘突下分别为陶道、身柱、神道、灵台、至阳、筋缩、中枢、脊中穴，第 1、第 2、第 4 腰椎棘突下分别为悬枢、命门、腰阳关穴。

11. 肩胛骨 位于背部外上方皮下，可以摸到肩胛冈、肩峰、肩胛骨上角（内侧角）和下角。肩胛冈外侧端为肩峰，是肩部的最高点。两侧肩胛冈内侧端的连线平对第 3 胸椎棘突，两侧肩胛骨上角的连线平对第 2 胸椎棘突，两侧肩胛骨下角的连线平对第 7 胸椎棘突。

12. 髂后上棘 为髂嵴后端的凸起。胖人为一皮肤凹陷，瘦人则为一骨性凸起。两侧髂后上棘的连线平对第 2 骶椎棘突。

13. 骶正中嵴 在骶骨后面正中线上可触及骶正中嵴，其中以第 2、第 3 骶椎处最显著。

14. 骶管裂孔和骶角 沿骶正中嵴向下，由第 4、第 5 骶椎背面的切迹与尾骨围成的孔称为骶管裂孔，是椎管的下口。裂孔两侧向下的凸起为骶角，体表易于触及，是骶管麻醉的进针定位标志。骶管裂孔为腰俞穴。

15. 尾骨尖 位于骶骨下方，在肛门后上方约 4cm 处可触及。尾骨尖下为长强穴。

16. 第 12 肋 在背部下方可触及，为背部和腰部的分界标志。但有些个体此肋较短，不易触及，易将第 11 肋误认为第 12 肋。

17. 胸大肌 为胸前部的肌性隆起。肌肉发达者，其轮廓明显可见。

18. 前锯肌 做上肢前推动作时，在胸侧壁上可见到前锯肌下部肌齿，肌肉发达者比较明显。与前锯肌下部肌齿交错处为腹外斜肌的附着部位。

19. 腹直肌 位于腹前壁正中线两侧，被 3~4 条横沟分成多个肌腹，这些横沟即腱划。该肌收缩时，在脐以上可见到明显的轮廓。

20. 腹外斜肌 位于腹外侧壁，以肌齿起自下数肋，其轮廓较为清楚。

21. 竖脊肌 位于后正中沟的两侧，呈纵行隆起，在棘突的两侧可触及。该肌外侧缘与第 12 肋的交角，称为脊肋角。肾位于该角深部，是肾囊封闭常用的进针部位。

22. 斜方肌 自项部正中线及胸椎棘突向肩峰伸展呈三角形的轮廓，一般不明显，运动时可辨认。

23. 背阔肌 为覆盖腰部及胸部下份的阔肌，运动时可辨认其轮廓。

24. 乳头   在胸前壁表面可见。男性乳头平对第 4 肋间隙，为针灸取穴的重要标志。女性乳头略低，偏外下方。男性两乳头连线的中点为膻中穴，乳头为乳中穴。

25. 心尖搏动点   位于左侧第 5 肋间隙，左锁骨中线内侧 1~2cm 处，或距前正中线 7~9cm 处，为心脏体表投影的左下点。

26. 白线   位于腹前正中线，两侧腹直肌之间，由剑突至耻骨联合，在脐以上较宽，脐以下则不明显。

27. 脐   位于腹前正中线上，为一圆形的凹陷，位置不稳定，约平第 3、第 4 腰椎之间。在正常情况下，脐在头顶和足跟之间中点稍上方。脐中央为神阙穴所在的位置。

28. 半月线   由腹直肌外侧缘形成，自第 9 肋软骨前端向下至耻骨结节，呈略凸向外侧的弧形线。右侧半月线与右肋弓的相交处，相当于胆囊底的体表投影点。肥胖者此线则不明显。

29. 腹股沟   位于髂前上棘和耻骨结节之间，是腹部和股前部在体表分界的浅沟，其深面有腹股沟韧带。

30. 菱形区   由后正中沟的下部扩大而成。菱形区的上角相当于第 5 腰椎棘突，两侧角相当于髂后上棘，下角为尾骨尖。当腰椎或骶、尾骨骨折或骨盆畸形时，菱形区可出现变形。

31. 臀裂   为左右两侧圆隆臀部在骶骨后面下端正中线上的纵形沟裂，该裂可作为骶管裂孔穿刺进针的定位标志。胖人，骶管裂孔在臀裂顶点下方 0.5cm 处；瘦人，骶管裂孔在臀裂顶点上方 0.5cm 处；体形适中者，骶管裂孔正好在臀裂顶点处。

（三）上肢部

1. 肩峰   顺着肩胛冈向外上方触摸，可触到扁平的骨性隆，此起为肩峰，是肩部的最高点。

2. 肩胛冈   相当于第 3 胸椎棘突平面处，起自肩胛骨的脊柱缘，由此向外上方逐渐高起移行为肩峰。肩胛冈横列于肩胛骨后面，并将其分为上小下大的两个窝，分别称为冈上窝和冈下窝。冈下窝的中点为天宗穴。

3. 肱骨大、小结节   肱骨大结节位于肱骨上端的外侧，凸出于肩峰的外下方，为肩部最外侧的骨性隆起；肱骨小结节在肩胛骨喙突的稍外方。两者之间为结节间沟，内有肱二头肌长头腱通过。肱骨大结节与肩峰之间为肩髃穴。

4. 三角肌粗隆   位于臂中部的外侧，是三角肌的止点，此处表面皮肤可见一小的凹陷。

5. 肱骨内、外上髁   是肘部两侧最凸出的骨性隆起。在内上髁的后下方有尺神经沟，内有尺神经通过。外上髁较内上髁略小，临床上患网球肘时，此处疼痛。内上髁与尺骨鹰嘴之间为小海穴。

6. 尺骨鹰嘴   为肘后明显的骨性凸起。当肘关节屈伸时，可见其上、下移动。

7. 桡骨头   在肘后窝，肱骨外上髁的下方极易摸到。当前臂做旋前、旋后动作时，可清晰地感知桡骨头在旋转。

8. 桡骨茎突 为桡骨远端外侧的骨性隆起。桡骨茎突上方，腕横纹上 1.5 寸为列缺穴。

9. 尺骨头与尺骨茎突 尺骨下端逐渐变细，形成尺骨头和尺骨茎突。尺骨茎突位于尺骨头的内下方，比桡骨茎突高 1cm。掌心向胸时，养老穴在尺骨茎突桡侧凹陷中。

10. 三角肌 从前、后、外侧包裹肩关节，使肩部呈圆形隆起。在肩关节脱位或三角肌萎缩时，可呈"方形肩"。三角肌止点处为臂臑穴。

11. 肱二头肌及肱二头肌内、外侧沟 肱二头肌是位于臂前面的肌性隆起，屈肘时更加明显，肌的两侧分别是肱二头肌内、外侧沟。屈肘时，在肘窝内摸到紧张的肱二头肌腱。肱二头肌腱的桡侧缘为尺泽穴，肱二头肌腱的尺侧缘为曲泽穴。

12. 肱三头肌 当前臂伸直时，在三角肌后缘下方的一条纵行肌隆起为其长头，其外侧的隆起为外侧头，内下方的隆起为内侧头。

13. 腕掌侧肌腱 握拳屈腕时，在腕前区有 3 条纵行的肌腱隆起，正中是掌长肌腱，桡侧是桡侧腕屈肌腱，尺侧为尺侧腕屈肌腱。在桡侧腕屈肌腱与掌长肌腱之间可按压到正中神经。桡侧腕屈肌腱与掌长肌腱之间，腕横纹上 2 寸为内关穴。

14. 腕背侧肌腱 当腕、指背伸，拇指外展时，由桡侧向尺侧可摸到拇长展肌腱、拇短伸肌腱、拇长伸肌腱和 4 条指伸肌腱。指伸肌腱的尺侧缘为阳池穴，指伸肌腱的桡侧缘为中泉穴。

15. 腕尺、桡侧隆起 腕尺侧隆起位于腕前尺侧的皮下，后伸桡腕关节明显隆起，深面为豌豆骨；腕桡侧隆起位于腕前桡侧的皮下，后伸腕关节明显隆起，深面为手舟骨。

16. 腋窝 为胸部外侧与臂之间的凹陷，位于肩部的下方。当上肢下垂时，用手伸入腋窝可辨别其各壁及前、后缘。腋窝中央为极泉穴。上肢下垂时，在腋窝前面，臂皮肤与胸部皮肤交点处为腋前襞；在腋窝后面，臂皮肤与背部皮肤交点处为腋后襞。腋前襞与肩髃连线的中点为肩前穴，腋后襞上 1 寸为肩贞穴。

17. 肘窝、肘横纹 肘窝是肘关节前方的一个三角形的凹陷。屈肘时，出现于肘窝处横行的皮肤皱纹称为肘横纹。肘横纹外侧端与肱骨外上髁连线的中点为曲池穴，肘横纹内侧端与肱二头肌腱之间为少海穴。

18. 腕掌侧横纹 一般有 3 条，腕近侧横纹约平尺骨头，腕中横纹不恒定，腕远侧横纹较明显，其外侧端可摸到手舟骨，内侧端可摸到豌豆骨，中点深面是掌长肌腱，为正中神经入掌处。腕远侧横纹外侧端，桡动脉的桡侧为太渊穴；腕远侧横纹内侧端，尺侧腕屈肌腱的桡侧为神门穴；腕远侧横纹上，桡侧腕屈肌腱与掌长肌腱之间为大陵穴。

19. 鼻烟窝 是位于腕背外侧部的浅窝，在拇指充分外展、后伸时明显。其外侧界为拇长展肌腱和拇短伸肌腱，内侧界为拇长伸肌腱；窝底为手舟骨和大多角骨。窝内有桡动脉通过，可触及其搏动。阳溪穴正当鼻烟窝内。

20. 鱼际、小鱼际与掌心 鱼际为手掌桡侧的肌性隆起，小鱼际为手掌尺侧的肌性隆起，两鱼际之间的凹陷部分称为掌心。握掌中指尖下，掌心处为劳宫穴。

21. 掌纹 在手掌上有 3 条掌横纹：鱼际纹斜位于鱼际的尺侧，近侧端常与腕远侧横纹的中点相交，远侧端达第2掌指关节桡侧缘。掌中纹略斜行于掌中部，桡侧端与鱼际纹重叠。掌远纹自手掌尺侧缘横行向桡侧，稍弯向第2指蹼处，恰对第3~5掌指关节线。

22. 手指　手指掌面与手掌交界处及各指骨间关节处的皮肤皱纹称为指掌侧横纹。手指远端掌面为指腹，有丰富的神经末梢。指腹皮肤上有细密的沟、嵴，排列成弧形或旋涡状的皮纹，称为指纹。指纹的形状终生不变，个体差异明显，常作为个体鉴定的标志。指端的背面为指甲。指甲深面的真皮称为甲床。围绕甲根和甲体两侧的皮肤皱襞为甲廓，常因损伤后感染引起甲沟炎。

（四）下肢部

1. 坐骨结节　屈髋时，在臀大肌下缘可摸到，是坐骨的最低点。或取坐位时，与凳子相接触的皮下可摸到。

2. 大转子　为髋部最外侧的隆起点。直立时，在股外侧，髂结节下方约10cm处。

3. 股骨内、外侧髁　为股骨远侧端向两侧的膨大处，外侧髁较宽大，内侧髁较凸出。内、外侧髁侧面最凸出部为股骨内、外上髁。在股骨内上髁上方还可触及收肌结节，为大收肌腱附着处。

4. 髌骨　位于膝关节前方，常作为测量标志。髌骨上缘中点处为鹤顶穴。

5. 胫骨粗隆　为髌韧带下端止点处的骨性隆起，在皮下可触及。

6. 胫骨内、外侧髁　屈膝时，可在髌韧带两侧触及。胫骨内侧髁下方为阴陵泉穴。

7. 腓骨头　在小腿上方外侧，平胫骨粗隆水平可摸到腓骨头，其下方为腓骨颈。腓骨头前下方为阳陵泉穴。

8. 胫骨前、后缘　胫骨粗隆向下延续为胫骨前缘，是一条较锐的骨嵴，全长均可触及。胫骨内侧面在胫骨前缘的内侧，位于皮下，易触及。胫骨后缘为胫骨内侧面的后缘，皮下可触及。外膝眼下3寸，胫骨前缘外一横指处为足三里穴。内踝上3寸，胫骨后缘为为三阴交穴。

9. 内踝与外踝　位于踝关节的内、外侧。外踝尖较内踝低，内踝是测量下肢长度的标志点。在踝关节前面，小腿与足背交界处为踝横纹。踝横纹中点处为解溪穴，内踝后方与跟腱之间为太溪穴，外踝后方与跟腱之间为昆仑穴。

10. 跟骨结节　是跟骨后端的凸出部分，为跟腱的附着处。

11. 舟骨粗隆　是足舟骨向内下方的隆起，在内踝前下方约3cm处，在足跟与第1趾骨根部连线的中点处可触及。舟骨粗隆的下缘为然谷穴。

12. 第5跖骨粗隆　在足外侧缘中部，足跟与小趾尖连线的中点处可触及。第5跖骨粗隆的后缘为束骨穴。

13. 臀大肌　形成臀部圆隆的外形。

14. 股四头肌　形成大腿前面的肌性隆起，肌腱经膝关节前面包绕髌骨的前面和两侧缘，向下延伸为髌韧带，止于胫骨粗隆。

15. 髌韧带　为连于髌骨与胫骨粗隆之间的韧带。其外侧凹陷处为犊鼻穴，内侧凹陷处为内膝眼穴。

16. 半腱肌腱、半膜肌腱和股二头肌腱　屈膝时，在膝关节后方，内侧可摸到半腱肌腱和半膜肌腱，外侧可摸到股二头肌腱。

17. 腓肠肌内、外侧头　腓肠肌腹形成小腿后面的肌性隆起，俗称小腿肚。其内、外侧头构成腘窝的下内、下外侧界。

18. 胫骨前肌腱、踇长伸肌腱和趾长伸肌腱　位于踝关节前面，当伸踝、伸趾时，可见到 3 条肌腱，位于中间者为踇长伸肌腱，位于内侧者为胫骨前肌腱，位于外侧者为趾长伸肌腱。

19. 跟腱　在踝关节的后方，呈粗索状，向下止于跟骨结节。

20. 臀股沟　又称臀沟，为臀部皮肤与大腿后面皮肤之间的横行浅沟。臀股沟的中点处为承扶穴。

21. 腘窝、腘横纹　腘窝为膝关节后面的菱形窝。腘横纹为膝关节后面横行的皮肤皱纹。腘横纹中点处为委中穴，外侧端为委阳穴，内侧端为阴谷穴。

六、血管神经的体表定位

（一）头颈部

1. 面动脉　咬肌下端前缘至目内眦的连线，为面动脉的体表投影。在咬肌前缘下颌骨下缘处，可摸到该动脉的搏动，将面动脉压向下颌骨，可使眼裂以下面部止血。

2. 颞浅动脉　在外耳门前上方、颧弓根部可摸到搏动，压迫该处可使颞部和头顶部止血。

3. 颈总动脉和颈外动脉　取下颌角与乳突尖连线的中点，由此点至胸锁关节引一连线，为这两条动脉的体表投影线。又以甲状软骨上缘为界，下方为颈总动脉的体表投影线，上方为颈外动脉的体表投影线。在环状软骨侧方可摸到颈总动脉的搏动，将该动脉向后内方压迫于第 6 颈椎横突的颈动脉结节上，可使一侧头部止血。

4. 锁骨下动脉　自胸锁关节至锁骨上缘中点画一条凸向上的弧形线，最高点在锁骨上缘约 1cm。于锁骨上大窝中点向下，将该动脉压在第 1 肋上，可使肩和上肢止血。

5. 颈外静脉　位于下颌角至锁骨中点的连线上。

6. 面神经　主干自茎乳孔出颅后，经乳突的前内方，耳垂的下方，向前进入腮腺，在腮腺内分支并相互交织成丛，最后分为 5 支呈扇形分布于面肌。

7. 副神经　自乳突尖与下颌角连线的中点，经胸锁乳突肌后缘中、上 1/3 交界处，至斜方肌前缘中、下 1/3 交界处的连线为副神经的体表投影。

8. 臂丛　自胸锁乳突肌后缘中、下 1/3 交界处至锁骨中、外 1/3 交界处稍内侧的连线。臂丛在锁骨中点后方比较集中，位置浅表，易于触及，常作为臂丛锁骨上入路阻滞麻醉的部位。

9. 神经点　在胸锁乳突肌后缘中点处，颈丛皮支浅出颈筋膜的集中点，是临床颈部皮神经阻滞麻醉的部位。

（二）躯干部

1. 腹壁下动脉 为腹股沟韧带中、内 1/3 交界处与脐的连线。腹腔穿刺或手术切口，宜在此线的外上方，以免损伤该动脉。

2. 枕下神经 为第 1 颈神经后支，穿寰椎后弓上方和椎动脉下方，进入枕下三角，分布于枕下肌。

3. 枕大神经 为第 2 颈神经后支的内侧支，较粗大，穿斜方肌腱至皮下，伴枕动脉上行，分布于枕部皮肤。

4. 第 3 枕神经 为第 3 颈神经后支的内侧支，穿斜方肌浅出，分布于枕下区皮肤。

5. 腰神经的后支 腰神经后支及其分出的内、外侧皮支在各自行程中，都分别经过横突、上关节突及韧带构成的骨纤维孔，以及腰椎乳突与副突之间的骨纤维管，或穿胸腰筋膜裂隙。在正常情况下这些孔、管或裂对通过其内的血管、神经有保护作用，但若孔、管周围骨质增生或韧带硬化则造成对腰神经后支的压迫，这是临床上腰腿痛的重要原因之一。

6. 臀上皮神经 为第 1~3 腰神经后支的外侧支，一般有 3 支，在髂嵴上方竖脊肌的外侧缘穿出胸腰筋膜，越过髂嵴，分布于臀上部皮肤。

7. 臀上动、静脉和神经 髂后上棘与股骨大转子尖连线的上、中 1/3 交界处，即为臀上动、静脉和神经出盆处的体表投影。

8. 臀下动、静脉和神经 髂后上棘与坐骨结节连线的中点，即为臀下动、静脉和神经出盆处的体表投影。

（三）上肢部

1. 腋动脉和肱动脉 上肢外展 90°，手掌向上，由锁骨中点至肱骨内、外上髁中点稍下方引一直线，为这两条动脉的体表投影。背阔肌或大圆肌下缘以上为腋动脉的体表投影，以下为肱动脉的体表投影。在肱二头肌内侧沟可摸到肱动脉的搏动。将肱动脉压向肱骨，可使压迫点以下的上肢止血。

2. 桡动脉 自肱骨内、外上髁中点稍下方至桡骨茎突的连线，即桡动脉的体表投影。腕上方桡侧腕屈肌腱的桡侧，可摸到该动脉的搏动，中医称为"寸口脉"，常在此切脉，此处也是计数脉搏最常用的部位。

3. 尺动脉 自肱骨内上髁至豌豆骨桡侧缘的连线，该线的下 2/3 段为尺动脉下段的体表投影。自肱骨内、外上髁中点稍下方，向内下方引一条线至上述连线的上、中 1/3 交界处，为尺动脉上段的体表投影。在腕横纹两端同时向深部压迫，可压住桡、尺动脉，使手部止血。

4. 掌浅、深弓 掌浅弓相当于握拳时中指所指的水平，而掌深弓则约在其近侧 1.5cm 处。

5. 指掌侧固有动脉 位于手指掌侧面的两缘，在手指根部两侧压向指骨，可使手指止血。

6. 臂丛 位于锁骨下动脉的上后方，下行至腋动脉处，臂丛的内侧束、外侧束和后束则分别排列于腋动脉的内侧、外侧和后方。

7. 尺神经 自肱二头肌内侧沟上端肱动脉起始端搏动点至肱骨内上髁与鹰嘴之间，继而沿前臂尺侧达豌豆骨外侧缘的连线为尺神经的体表投影。

8. 正中神经 自肱二头肌内侧沟上端肱动脉起始端搏动点至肘部肱骨内、外上髁连线中点稍内侧，继而循前臂正中向下，达腕部桡侧腕屈肌腱与掌长肌腱之间至腕掌侧横纹中点的连线为正中神经的体表投影。

9. 桡神经 自腋后襞下缘外端与臂交点处起，向外斜过肱骨后方，至肱骨外上髁的连线为桡神经本干的体表投影；自肱骨外上髁至桡骨茎突的连线为桡神经浅支的体表投影；自肱骨外上髁至前臂后面中线的中、下 1/3 交界处的连线，为桡神经深支的体表投影。

10. 臂内侧皮神经 发自臂丛内侧束，行于腋静脉的后方和内侧，于臂上部内侧穿出深筋膜，分布于臂内侧皮肤。

11. 前臂内侧皮神经 发自臂丛内侧束，先行于腋动、静脉之间，然后行于肱动脉内侧于臂中部穿出深筋膜，分布于前臂内侧皮肤。

12. 前臂外侧皮神经 肌皮神经在肱二头肌与肱肌之间行向外下方，其末支于肱二头肌外侧缘穿出深筋膜成为前臂外侧皮神经，分布于前臂外侧部皮肤。

13. 臂外侧上皮神经 腋神经自三角肌后缘穿出深筋膜即为臂外侧上皮神经，分布于臂外侧区上部及肩部皮肤。

14. 臂外侧下皮神经 起自桡神经，在三角肌止点远侧浅出，分布于臂下外侧部皮肤。

15. 臂后皮神经 起自桡神经，在腋窝处发出，较小，分布于臂后区皮肤。

16. 前臂后皮神经 起自桡神经，在臂中份外侧穿出深筋膜，继而在前臂后面下行至腕部，分布于前臂后面皮肤。

（四）下肢部

1. 股动脉 在腹股沟韧带中点处可摸到股动脉的搏动。下肢外展、外旋时，髂前上棘与耻骨联合连线的中点至收肌结节的连线，上 2/3 段为股动脉的体表投影。在股三角内，股动脉的外侧为股神经，内侧为股静脉。在腹股沟中点稍下方可摸到股动脉搏动，将股动脉压向耻骨上支，可使下肢止血。

2. 腘动脉 大腿后面上 2/3 与下 1/3 的分界线，与大腿后面正中线交点的内侧 2.5cm 处至腘窝中点的连线为腘动脉斜行段的体表投影；腘窝中点至腘窝下角的连线为腘动脉直行段的体表投影。或自腘窝上角内侧一横指处至腘窝下角的连线为腘动脉的体表投影。在腘窝中加垫，屈膝包扎，可压迫腘动脉，使小腿和足止血。

3. 胫前动脉 胫骨粗隆与腓骨头之间的中点至内、外踝前面连线中点的连线为胫前动脉的体表投影。

4. 胫后动脉 腘窝下角至内踝与跟腱内侧缘之间中点的连线为胫后动脉的体表投影。在内踝与跟结节之间可摸到其搏动。将该动脉压向深部，可减轻足底出血。

5. 足背动脉 内、外踝前面连线的中点至第 1、第 2 跖骨底之间的连线为足背动脉的体表投影。在足背，踇长伸肌腱的外侧可摸到足背动脉的搏动，中医称为跗阳脉，向下压迫可减轻足背出血。

6. 大隐静脉　在大腿的体表投影为自耻骨结节外下 4cm 处至收肌结节的连线上。

7. 坐骨神经　髂后上棘与坐骨结节连线中点的外侧 2～3cm 处为坐骨神经出盆点的体表投影。经坐骨结节与股骨大转子的外侧 2/3 与内侧 1/3 交点至股骨内、外侧髁之间中点（或腘窝上角）的连线为坐骨神经主干的体表投影。

8. 胫神经　自股骨的内、外侧髁之间中点向下至内踝与跟腱之间的连线。

9. 股外侧皮神经　发自腰丛，在髂前上棘下方 5～6cm 处穿阔筋膜浅出皮下。其位置恒定，分前、后两支，前支较长，分布于股外侧面皮肤，后支分布于臀区外侧皮肤。

10. 腓浅神经　由腓总神经分出，于小腿外侧中、下 1/3 交界处穿出深筋膜至皮下，随即分为内、外侧支行至足背，即足背内侧皮神经和足背中间皮神经。

11. 股后皮神经　为骶丛的分支，在臀大肌下缘穿深筋膜浅出，然后沿股后正中线的深面下行，自本干沿途发出分支，分布于股后区、腘窝和小腿后面上部的皮肤。

12. 腓肠内侧皮神经　在腘窝由胫神经发出，与小隐静脉伴行于腓肠肌内、外侧头之间，多数在小腿中份穿深筋膜浅出，随后与腓肠外侧皮神经发出的交通支吻合成腓肠神经。

13. 腓肠外侧皮神经　由腓总神经发出，于腘窝外侧角穿出深筋膜，向下分布于小腿后外上部的皮肤，并发出一条交通支与腓肠内侧皮神经吻合。

14. 腓肠神经　多由腓肠内侧皮神经和腓肠外侧皮神经发出的交通支于小腿后区下部吻合而成，穿出深筋膜后，经外踝后方达足背外侧，分布于小腿后区下部及足背外侧的皮肤。

七、内脏器官的体表投影

（一）肺和胸膜的体表投影

1. 肺尖和胸膜顶　胸膜顶包裹肺尖，突入颈根部，高出锁骨内侧 1/3 上方 2～3cm。颈部针刺时应加以注意，以免引起气胸。

2. 肺前缘和胸膜前界　肺的前缘几乎与胸膜前界一致，自锁骨内侧 1/3 上方 2～3cm 处向下经胸锁关节后面，至第 2 胸肋关节高度两侧靠拢，继而垂直向下。左侧至第 4 胸肋关节高度斜向外下，至胸骨体外侧 2～2.5cm 下行，达第 6 肋软骨中点处移行为下界。右侧至第 6 胸肋关节高度移行为下界，跨过右剑肋角者约占 1/3，因此心包穿刺以左剑肋角较安全。两侧胸膜前界在第 2～4 胸肋关节高度靠拢，有时可相互重叠，出现率约 26%，老年人可达 39.5%。前界一般可分上段和下段，形成上、下两个三角形无胸膜区。上区称为胸腺区，内有胸腺；下区称为心包区，内有心包和心。

3. 肺下缘和胸膜下界　肺下缘即肺下界，高出胸膜下界约 2 个肋或 2 个胸椎的高度。平静呼吸时，肺下界在锁骨中线、腋中线和肩胛线分别与第 6、第 8、第 10 肋相交，在后正中线平第 10 胸椎棘突。小儿肺下界比成人约高 1 个肋。胸膜下界左侧起自第 6 肋软骨中点处，右侧起自第 6 胸肋关节后方，两侧均斜向外下方。在锁骨中线、腋中线和肩胛线分别与第8、第10、第11肋相交,在后正中线平第12胸椎棘突。右侧胸膜下界一般比左侧胸膜稍高。

(二)心和瓣膜的体表投影

1. 心的体表投影 心在胸前壁的投影可以用4点及其连线来确定,即左上点在左第2肋软骨下缘,胸骨左侧缘外侧1.2cm;右上点在右第3肋软骨上缘,胸骨右侧缘外侧1cm;右下点位于右第6胸肋关节处;左下点即心尖点,在左侧第5肋间隙距前正中线7~9cm或锁骨中线内侧1~2cm。左、右上点与左、右下点的连线分别为心的上界与下界;左上、下点向左微凸的弧线为心的左界;右上、下点向右微凸的弧线为心的右界。

2. 房室瓣和动脉瓣的体表投影 肺动脉瓣位于左侧第3胸肋关节处;主动脉瓣在胸骨左缘,平对第3肋间隙处;二尖瓣在左侧第4胸肋关节处;三尖瓣在前正中线平对第4肋间隙的高度上。上述4组瓣膜的投影与临床所用的各瓣膜听诊区并非完全一致,后者主要是由血流方向决定的。

(三)腹腔主要脏器的体表投影

腹腔主要脏器在腹前壁的投影,随着年龄、体位、体型、消化道充盈状态及腹壁肌肉紧张度的差异而有所变化(表4)。

表4 成人腹腔主要器官在腹前壁的投影

右季肋区	腹上区	左季肋区
(1)肝右叶大部分	(1)肝右叶小部分和肝左叶大部分	(1)肝左叶小部分
(2)部分胆囊	(2)部分胆囊	(2)贲门、胃底和部分胃体
(3)结肠右曲	(3)幽门部和部分胃体	(3)脾
(4)部分右肾	(4)十二指肠上部和降部	(4)胰尾
	(5)胰头和胰体	(5)结肠左曲
	(6)两肾的一部分和肾上腺	(6)部分左肾

右外侧区	脐区	左外侧区
(1)升结肠	(1)充盈时的胃大弯	(1)降结肠
(2)部分回肠	(2)横结肠及大网膜	(2)部分空肠
(3)右肾下部	(3)左肾下部	(3)左肾下部
	(4)左、右输尿管	
	(5)部分十二指肠、空肠、回肠	
	(6)腹主动脉和下腔静脉	

右髂区	腹下区	左髂区
(1)盲肠	(1)部分回肠	(1)大部分乙状结肠
(2)阑尾	(2)充盈时的膀胱	(2)部分回肠
(3)回肠末端	(3)妊娠后期的子宫	
	(4)部分乙状结肠	
	(5)左、右输尿管	

（四）肝的体表投影

肝上界与膈穹隆一致，在右腋中线起自第 7 肋，在右锁骨中线与第 5 肋相交，于前正中线处横过胸剑结合的后方，至左锁骨中线平第 5 肋间隙。肝下界与肝前缘一致，右侧起自肋弓最低点（第 10 肋），经第 8、第 9 肋软骨结合处离开右肋弓，在剑突下 3～5cm 斜向左上，至第 7、8 肋软骨结合处进入左肋弓，移行于肝的上界。成人在剑突下 3～5cm 范围内可触及肝前缘，但在右肋弓下不应触及肝前缘。

（五）胆囊底的体表投影

胆囊底稍突出于肝下缘，其体表投影相当于右腹直肌外侧缘与右肋弓的交界处。胆囊炎时，有压痛。

（六）阑尾根的体表投影

阑尾根部附于盲肠后内侧壁，为三条结肠带的会合点，其体表投影在脐与右髂前上棘连线的中 1/3 和外 1/3 交界处，即 McBurney 点；亦可用左、右髂前上棘连线的右 1/3 和中 1/3 交界处作为投影点，即 Lanz 点。阑尾炎时，常有明显压痛。

（七）脾的体表投影

脾的长轴与第 10 肋一致，其上端在左腋中线平第 9 肋，离后正中线 4～5cm；下端在左腋前线平第 11 肋。

（八）肾的体表投影

肾位于脊柱两侧，贴附于腹后壁，两肾的肾门相对。左肾上端平第 11 胸椎下缘，下端平第 2 腰椎下缘；因受肝右叶的影响，右肾比左肾低半个椎体（1～2cm）。左侧第 12 肋斜过左肾后面的中部，右侧第 12 肋斜过右肾后面的上部。肾门约平第 1 腰椎体平面，距正中线约 5cm。临床上常将竖脊肌外侧缘与第 12 肋之间的区域，称为肾区（脊肋角）。当叩击或触压肾病患者此区，会引起叩击痛或压痛。在肾区手术或针刺时，注意勿伤及胸膜，以免发生气胸。

在后正中线两侧 2.5cm 和 8.5cm 处各作两条垂线，通过第 11 胸椎和第 3 腰椎棘突各作一水平线，肾的体表投影在上述 4 条纵、横线所围成的两个四边形范围内。肾门的体表投影在腹前壁位于第 9 肋前端，在腹后壁位于脊肋角。

八、针刺意外事故的处理与预防

针灸学是中医学的一个重要组成部分，具有疗效独特、经济简便、应用广泛、安全而无副作用的特点。但是，我们必须清醒地认识到，尽管针灸疗法本身是安全的，如果医者操作不慎，或针刺手法不当，或解剖知识缺乏，或患者体位不适，或精神紧张，或针具质量不佳等，亦可能发生针灸意外事故，轻者可能造成患者一时痛苦，重者则可能导致患者终身残废，甚至死亡。常见的意外事故有滞针、弯针、断针、晕针、气胸、血管损伤、内脏损伤、神经损伤等。

（一）滞针

1. 概念　滞针是指在行针或出针时，医者感觉针下涩滞的现象。

2. 现象　行针或出针时医者感觉困难，若勉强操作，则患者感觉疼痛。

3. 原因　行针时用力过猛及行针捻转时角度过大；提插、捻转时指力不均匀，或向一个方向连续捻转，导致肌纤维缠绕针身；或因患者精神紧张而致肌肉痉挛；或针后患者体位移动所致等，均可造成滞针。

4. 处理　因体位移动而引起滞针，必须纠正体位。如因患者精神紧张或局部肌肉痉挛而引起的滞针，可延长留针时间，以缓解紧张状态；或用手指在邻近部位按揉，或在附近部位加刺一针，以宣散气血，缓解痉挛。如因单向捻转而引起的滞针，须向相反方向退转，并左右轻捻使之松懈。

5. 预防　对初诊患者及精神紧张者，先做好解释工作，消除患者的紧张和顾虑。进针时必须避开肌腱；行针时手法宜轻，捻转角度不宜过大过快；避免单向连续捻转；选择舒适的体位，避免留针时移动体位。

（二）弯针

1. 概念　弯针是指进针时或针刺入腧穴后，针身在体内形成弯曲的现象。

2. 现象　针柄改变了进针或刺入留针时的方向和角度，行针时及出针时医者感觉困难，患者感觉疼痛。

3. 原因　医者进针手法不熟练，用力过猛、过快；或针下碰到坚硬组织；或因留针时患者体位移动；或因针柄受到外力压迫和碰撞；或因滞针未及时处理等，均可造成弯针。

4. 处理　如系针身轻微弯曲，不可再行提插、捻转，应将针缓慢退出；如针身弯曲角度过大，必须轻摇针体，顺着弯曲方向将针退出；如针体弯曲不止一处，须视针柄扭转倾斜的方向，逐渐分段退出，切勿强行拔针，以防断针；如因患者体位移动而致，应嘱患者恢复原来的体位，使局部肌肉放松，再行退针。

5. 预防　医者进针手法要熟练，指力要轻巧；患者应选择适当的体位，留针期间不要移动体位；注意保护针刺部位和针柄不受外力压迫和碰撞；如有滞针现象应及时处理。

（三）断针

1. 概念　断针又称折针，是指针身折断在人体内的现象。

2. 现象　行针或出针后发现针身折断，其断端部分针身尚露于皮肤之外，或断端全部没入于皮肤之下。

3. 原因　针具质量欠佳，针身或针根因患者体位移动，外力压迫和碰撞针身和针柄；或因滞针、弯针现象未及时处理；或在使用电针时骤然加大强度等，均可造成断针。

4. 处理　发现断针后，医者态度必须镇静，嘱患者保持原有体位，以防断针向肌肉深部陷入。如断端部分针身尚暴露于体外时，可用手指或镊子夹住断端取出；如断针断端与皮肤相平或稍凹陷于体内时，可用左手拇、食二指垂直向下挤压针孔两旁，使断针断端暴露于体外，右手持镊子将针取出；如断针断端完全深入皮下或肌肉深层时，应在 X 线下定位，手术取出。

5. 预防　医者应认真细致地检查针具，对不符合质量要求的针具应剔出不用；针刺时，不要将针身全部刺入，应留一部分在体外；进针过程中，如发生弯针，应立即出针，不要强行刺入；对于滞针和弯针，应及时正确处理，不可强行硬拔；电针仪在使用前要加以检查，并注意输出强度旋钮应先置于 0 位，不可突然加大电流强度。

（四）晕针

1. 概念　在针刺过程中患者发生晕厥的现象。

2. 现象　患者在针刺过程中，突然出现面色苍白、头晕目眩、心慌气短、出冷汗、胸闷泛恶、精神疲倦、脉象沉细；严重者会发生四肢厥冷，神志昏迷，仆倒在地，唇甲青紫，二便失禁，脉微欲绝。

3. 原因　患者体质虚弱，精神过度紧张；或疲劳、大汗、饥饿、大泻、大出血之后；或因体位不适；或医者在针刺时手法过重等，均可造成晕针。

4. 处理　立即停止针刺，并将已刺之针全部拔出；使患者平卧，松开衣带，注意保暖。轻者静卧片刻，饮温开水或糖水后即可恢复；重者在上述处理的基础上，可针刺水沟、内关、涌泉、足三里等穴，并可温灸百会、气海、关元等穴，即可苏醒。若仍不省人事，呼吸细微，脉细弱者，可考虑配合其他急救措施。

5. 预防　晕针重在预防。首先应该注意患者的体质、神志及对针刺反应的耐受性；对于初次接受针刺治疗和精神紧张者，应先做好解释，消除对针刺的顾虑；选择舒适持久的体位，最好采取卧位；取穴不宜太多，手法不宜过重；对于饥饿、过度劳累的患者，应待其进食、恢复体力后，再进行针刺。在治疗时，医者要精神专一，随时注意观察患者的神色，询问患者的感觉，一旦有不适等晕针先兆，应及早采取措施，防患于未然。

（五）血肿

1. 概念　血肿是指针刺部位出现肿痛或青紫的现象。

2. 现象　出针后，针刺部位肿胀疼痛或皮肤呈青紫色。

3. 原因　针刺时刺中血管，尤其是针尖弯曲带钩时。

4. 处理　微量的渗血或针孔局部小块青紫，一般不必处理，可自行消退；如局部青紫肿痛较甚或活动不便者，先行冷敷或局部按压止血后，24 小时后再行热敷或在局部轻轻按揉，以促使局部瘀血消散。

5. 预防　仔细检查针具，熟悉人体解剖知识，尽量避免刺中血管。对于肉眼能看得见的皮下浅静脉，进针时，应尽量避开；对于用手能触及的动脉，应左手寻找搏动的动脉，按压动脉后再进针；对于不能触及的深部动、静脉，需要掌握腧穴解剖结构，应缓慢进针，进针过程中，如果患者呼痛，说明可能刺及血管，此时可退针改变针刺角度，避免刺中血管；对于眼区的穴位，针刺时少提插、少捻转；出针时，立即用消毒干棉球按压针孔半分钟。

（六）气胸

1. 概念　气胸是指针刺伤及肺组织，空气进入胸膜腔而出现的一系列症状和体征。

2. 现象　患者突感胸闷、胸痛、气短、心悸，严重者呼吸困难、紫绀、冷汗、烦躁、恐惧，甚则血压下降，出现休克等危急现象。检查时，患侧肋间隙变宽，叩诊呈鼓音，听诊肺呼吸音减弱或消失，气管可向健侧移位。经 X 线检查，可见肺组织被压缩现象。有的轻度气胸者，起针后并不出现症状，而是过了一定时间才慢慢感到胸闷、胸痛、呼吸困难等。

3. 原因　针刺胸背部及颈根部腧穴时，直刺过深，伤及肺组织，引起创伤性气胸。

4. 处理　一旦发生气胸，应立即起针，并让患者采取半卧位休息，要求患者心情平静，切勿恐惧而翻转体位。一般漏气量少者，可自行吸收。医者要密切观察，随时对症处理，如给予镇咳、消炎类药物，以防止肺组织因咳嗽扩大创口，加重漏气和感染。对严重患者应立即由专科人员实施抢救，如胸腔排气、输氧、抗休克等。

5. 预防　针刺时医者思想必须集中，选好适当体位。根据患者体形的肥瘦，掌握进针的深度和角度，提插手法的幅度不宜过大；胸背部及颈根部腧穴可采用斜刺、横刺，不宜直刺、长时间留针。

（七）刺伤内脏

1. 概念　刺伤内脏是指由于针刺的角度和深度不正确而造成的相应内脏损伤。

2. 现象　刺伤肝、脾，可引起内出血、肝区或脾区疼痛，有的可向背部放射，有的没有明显不适症状。如出血不止，腹腔聚血过多，会出现腹痛、腹肌紧张，并有压痛及反跳痛等急腹症症状。刺伤心脏时，轻者可出现强烈刺痛，重者有剧烈撕裂痛，引起心外射血，即刻导致休克等危重情况。刺伤肾脏，可出现腰痛、肾区叩击痛、血尿，严重时血压下降、休克。刺伤胆囊、膀胱、胃、肠等空腔脏器时，可引起疼痛、腹膜刺激征或急腹症等症状。

3. 原因　主要是医者缺乏解剖学、腧穴学知识，对腧穴和脏器的部位不熟悉，加之针刺过深，或提插幅度过大，造成相应的内脏损伤。

4. 处理　损伤轻者，卧床休息一段时间后，一般即可自愈。如损伤较重，或继续有出血倾向者，应加用止血药，或局部做冷敷止血处理，并加强观察，注意病情及血压变化。若损伤严重，出血较多，出现休克时，则必须迅速由专科人员采取急救措施。

5. 预防　掌握腧穴的解剖结构，明了腧穴下的脏器组织；针刺胸腹、腰背部腧穴时，应控制针刺深度，行针幅度不宜过大；对肝肿大、脾肿大、心脏肥大、尿潴留的患者，针刺腹部腧穴时，不宜深刺。

（八）刺伤周围神经

1. 概念   刺伤周围神经是指由于针刺操作不正确而造成的周围神经损伤。

2. 现象   针刺腧穴时，当针尖刺入周围神经时，出现电击样的放射感觉后，如再反复实施提插捻转等手法，则有可能损伤神经纤维。由于神经损伤程度的不同，可引起受损神经的感觉或运动等功能障碍，如出现局部麻木、发热、疼痛、痛温触觉减退、肌肉瘫痪、反射性肌肉痉挛或挛缩等现象。

3. 原因   多数由于穴位注射、穴位埋线、火针不当造成，少数为毫针引起。

4. 处理   在损伤后 24 小时之内即采取措施，或以针灸、按摩、理疗、中药治疗，嘱患者加强功能锻炼。

5. 预防   医者要学好解剖学知识，掌握腧穴的解剖结构，明了腧穴下的神经干和主要的皮神经。针刺腧穴时，特别是穴位注射、穴位埋线，进针宜慢。若出现电击样的放射感觉后，不宜继续进针，应退针，然后改变针刺方向，再行针刺手法。

（九）刺伤延髓或脊髓

1. 概念   刺伤延髓或脊髓是指由于针刺的角度和深度不正确而造成的延髓或脊髓损伤。

2. 现象   由于延髓内有心跳、血压、呼吸等生命中枢，若误伤延髓时，可出现头痛、恶心、呕吐、呼吸困难、休克和神志昏迷等现象，甚至死亡；若刺伤脊髓，可出现触电样感觉向肢端放射，甚至引起暂时性肢体瘫痪，有时可危及生命。

3. 原因   延髓和脊髓是中枢神经，针刺项部、督脉等一些腧穴，如风府、哑门、风池、大椎、背部正中线第 1 腰椎以上棘突间腧穴和华佗夹脊穴时，若针刺过深，或针刺方向、角度不当，均可伤及延髓或脊髓，造成严重后果。

4. 处理   当出现上述症状时，应及时出针。轻者需安静休息，经过一段时间后，可自行恢复；严重患者应请专科人员实施抢救。

5. 预防   凡针刺督脉第 12 胸椎以上腧穴及华佗夹脊穴，都要认真掌握针刺深度、方向和角度。如针刺风府、哑门穴，针尖不可向上斜刺、深刺；风池穴，不可向内侧斜刺、深刺；悬枢穴以上的督脉腧穴及华佗夹脊穴，均不可深刺。上述腧穴在行针时，只宜行捻转手法，避免行提插手法，禁用捣刺手法。